现代著名老中医名著重刊丛书·《第五辑》

中国针灸学

承澹盦　编著

U0803935

人民卫生出版社

图书在版编目(CIP)数据

中国针灸学/承澹盦编著. —北京:人民卫生出版社,2008.2

(现代著名老中医名著重刊丛书 第五辑)

ISBN 978-7-117-09584-6

Ⅰ. 中… Ⅱ. 承… Ⅲ. 针灸学 Ⅳ. R245

中国版本图书馆 CIP 数据核字(2007)第 186236 号

人卫智网	www.ipmph.com	医学教育、学术、考试、健康,购书智慧智能综合服务平台
人卫官网	www.pmph.com	人卫官方资讯发布平台

现代著名老中医名著重刊丛书

第五辑

中国针灸学

编　　著: 承澹盦
出版发行: 人民卫生出版社(中继线 010-59780011)
地　　址: 北京市朝阳区潘家园南里 19 号
邮　　编: 100021
网　　址: http://www.pmph.com
E - mail: pmph @ pmph.com
购书热线: 010-59787592　010-59787584　010-65264830
印　　刷: 北京虎彩文化传播有限公司
经　　销: 新华书店
开　　本: 850×1168　1/32　　印张: 17.875
字　　数: 353 千字
版　　次: 2008 年 2 月第 1 版　2024 年 7 月第 1 版第 5 次印刷
标准书号: ISBN 978-7-117-09584-6
定　　价: 32.00 元

打击盗版举报电话: 010-59787491　E-mail: WQ @ pmph.com

(凡属印装质量问题请与本社市场营销中心联系退换)

出版说明

自20世纪60年代开始，我社先后组织出版了一批著名老中医经验整理著作，包括医论医话等。半个世纪过去了，这批著作对我国近代中医学术的发展产生了积极的推动作用，整理出版著名老中医经验的重大意义正在日益彰显，这些著名老中医在我国近代中医发展史上占有重要地位。他们当中的代表如秦伯未、施今墨、蒲辅周等著名医家，既熟通旧学，又勤修新知；既提倡继承传统中医，又不排斥西医诊疗技术的应用，在中医学发展过程中起到了承前启后的作用。这批著作均成于他们的垂暮之年，有的甚至撰写于病榻之前，无论是亲自撰述，还是口传身授，或是其弟子整理，都集中反映了他们毕生所学和临床经验之精华，诸位名老中医不吝秘术、广求传播，所秉承的正是力求为民除瘼的一片赤诚之心。诸位先贤治学严谨，厚积薄发，所述医案，辨证明晰，治必效验，不仅具有很强的临床实用性，其中也不乏具有创造性的建树；医话著作则娓娓道来，深入浅出，是学习中医的难得佳作，为近世不可多得的传世之作。

由于原版书出版的时间已久，已很难见到，部分著作甚至已成为学习中医者的收藏珍品，为促进中医临床和中医学术水平的提高，我社决定将一批名医名著编为《现代著名老中医名著重刊丛书》分批出版，以飨读者。

第一辑收录13种名著：

《中医临证备要》　　　　《施今墨临床经验集》

《蒲辅周医案》 《蒲辅周医疗经验》

《岳美中论医集》 《岳美中医案集》

《郭士魁临床经验选集——杂病证治》

《钱伯煊妇科医案》 《朱小南妇科经验选》

《赵心波儿科临床经验选编》 《赵锡武医疗经验》

《朱仁康临床经验集——皮肤外科》

《张赞臣临床经验选编》

第二辑收录 14 种名著：

《中医入门》 《章太炎医论》

《冉雪峰医案》 《菊人医话》

《赵炳南临床经验集》 《刘奉五妇科经验》

《关幼波临床经验选》 《女科证治》

《从病例谈辨证论治》 《读古医书随笔》

《金寿山医论选集》 《刘寿山正骨经验》

《韦文贵眼科临床经验选》 《陆瘦燕针灸论著医案选》

第三辑收录 20 种名著：

《内经类证》 《金子久专辑》

《清代名医医案精华》 《陈良夫专辑》

《清代名医医话精华》 《杨志一医论医案集》

《中医对几种急性传染病的辨证论治》

《赵绍琴临证 400 法》 《潘澄濂医论集》

《叶熙春专辑》 《范文甫专辑》

《临诊一得录》 《妇科知要》

《中医儿科临床浅解》 《伤寒挈要》

《金匮要略简释》 《金匮要略浅述》

《温病纵横》 《临证会要》
《针灸临床经验辑要》

第四辑《方药中论医集》收录6种名著：

《辨证论治研究七讲》 《中医学基本理论通俗讲话》
《黄帝内经素问运气七篇讲解》 《温病条辨讲解》
《医学三字经浅说》 《医学承启集》

第五辑收录19种名著

《现代医案选》 《泊庐医案》
《上海名医医案选粹》 《治验回忆录》
《内科纲要》 《六因条辨》
《马培之外科医案》 《中医外科证治经验》
《金厚如儿科临床经验集》 《小儿诊法要义》
《妇科心得》 《妇科经验良方》
《沈绍九医话》 《著园医话》
《医学特见记》 《验方类编》
《应用验方》 《中国针灸学》
《金针秘传》

这批名著大多数品种原于20世纪60年代前后至80年代初在我社出版，自发行以来一直受到读者的广泛欢迎，其中多数品种的发行量都达到了数十万册，在中医界产生了很大的影响，对提高中医临床水平和中医事业的发展起到了极大的推动作用。

为使读者能够原汁原味地阅读名老中医原著，我们在重刊时采取尽可能保持原书原貌的原则，主要修改了原著中疏漏的少量印制错误，规范了文字用法和体例层次，在版式上则按照现在读者的阅读习惯予以编排。此外，为不影响原书内容的准确性，避免因换算造成的人为错误，部分旧制的药名、病名、医学术语、计量单位、现已淘汰的检测项目与方法等均未改动，保留了原貌。对于犀角、虎骨等现已禁止使用的药品，本次重刊也未予改动，希冀读者在临证时使用相应的代用品。

人民卫生出版社

2007年11月

卷头语

学习针灸疗法之认识问题

一、端正学习态度，提高为人民服务的思想认识

医学原为治病救人之事业；卫生工作者，实负有保护人民健康之重要责任。故吾人首先必须认识医务工作者本身任务之庄严重大，从为人民服务之观点出发，而端正其学习态度，则不但在学习中，能保证有可靠之成就，即将来为人民服务时，亦必能有较大之贡献。如将医疗技术作为谋生之工具，仅为个人将来出路问题着想，从自私出发，则于学习时，必不能虚心切实，将来实际应用时，亦决无足够之技术与优良之作风可言。思想态度迥然不同，其后果亦必迥然不同，孰为群众爱护，孰为群众鄙弃，固可不言而喻矣。编者于此，故首先提出此一问题，希望初学者于提高思想认识，多加注意。

二、正视对针灸疗法之不正确的看法

针灸疗法，虽为祖国精粹遗产，但近数百年来并不普遍，因此知者极少。解放后，政府重视针灸，大力提倡，逐渐引起社会人士之注意，各地医界应用渐广，群众需要亦更见迫切，于整个医学界中，已占有重要之一席。但一般对此未有真切了解之人，仍有不少不正确之看法，爰举数点如下：

（一）不信任与反对针灸：针灸素为多数劳动人民所信任，自经政府提倡之后，其信心益为坚定；但尚有少数人遗留崇拜英美医学思想，对于祖国之宝贵医学遗产，始终表示怀疑，甚至盲目反对；此种态度与看法，实为错误。

（二）过分夸大针灸疗效：以往对针灸治疗，每有“万病一针”之夸大宣传，及至见到针灸治疗亦有无效之事例时，遂又目为江湖术士之骗人行为，不再置信。此种盲目推崇与偏见否认，皆由于对此学术未能有正确认识所致。针灸应用范围，确较广泛，但非万病可治，当知针灸对于各系统疾病，有确具特效者，有为一般适应者，亦有只可作助治，需与药物配合应用者，亦有治疗无效，非属适应者；此点必须有明确认识，切不可认为针灸万能，妄自夸大，自贻错误。

（三）对针灸疗法要求过高：每多慢性疾病患者，经数次针治，即希望得到迅速痊愈，甚有曾经中西医施行各种疗法，或久治而未能收效，而试行针治，亦希望迅速得愈。思想上以为针灸疗效如神，可以迅速解决一切问题，实际对于针灸并无正确认识，亦无信心，故针治数次，效果如不理想时，每多失望疑心。在临床上针灸收效迅速之事实固多，但皆有其原因，非每病均是如此。故对针灸疗法要求过高，亦为不正确的看法之一也。

（四）把针灸疗法看成神秘：以一金属之细针丝，或数粒之小艾炷，仅在皮肤面予以针刺或烧灼，并无实质物品之补充，而竟能收到疗效，无正确认识者，每视为神秘之举，或认为系偶然之事，无坚定信心。亦有不肖之辈，偶得针灸一、二治法，故为神秘以惑人，因而影响针灸之信誉者，均应纠正。实则此种治疗，为直接调整生理之异样，自有其科学之论据存在，毫无神秘可言。

（五）把学习针灸看得太轻易：学习针灸疗法，在入门阶段，确较学习其他各科医疗技术为易，此只是属于认识经穴部位与能运用机械式之针灸法之类之基本技术而已。如认为即此已足，以针灸治病，已可运用自如，实无此简单而轻易之事；必须更于解剖、生理、病理、诊断等之基本学科加以研究，并多积累临症经验，下一番实际工夫，然后于临床应用中，方能灵活处理。

以上五点，为学习针灸疗法者，首先应该注意之问题；即经明了，乃可按照后列序次，进行学习。

学习针灸疗法的方法与步骤

欲将针灸疗法学习好，先应学习医学上之基本学科，如解剖、生理、病理、诊断等。如无上述基础，则于穴位解剖不明，更不能了解病理变化；诊断方法不明，即不能辨病症，更不能确定治疗方法。所以基本学科，必须首先学习。

单纯之针灸疗法，即技术与初步知识，比较易于学习；但在初学者，每感到无从入手。今将学习方法与步骤，作简略之介绍，使学习者，可不致枉费时日而易于成功。

一、书本以外之学习

（一）修养性情：性情修养之目的，是使思想集中，操作镇静，不但可以避免一切可能避免之医疗事故，而且于效果上亦有相当补助。如果思想紊乱，精神分散，心粗气躁，草率从事，不但能影响治效之降低，而且常易造成错误，发生事故。

至于如何修养性情，则首先当端正思想与作风，明确认识卫生工作者之任务重大，而真诚为人民服务；其次，则于生活有规律，提高纪律性与公德心，使精神充沛而不散乱，则可以克服一切无谓之刺激与冲动；平时再多加学习，则临床操作时，自然能思想集中，精神专一，可以发挥其技术，得到良好之效果。

（二）练习指力：各个针灸医生，同样用一支针，在同一病者与同一部位针刺，所发生之感应与效果，并不完全一致。有感觉相当疼痛者，有只感极微痛或不痛者，有使针下酸胀感传甚远者，有只限于局部者，有能迅收良效者，有则须久治乃效，或少效以至无效者，此皆与取用穴位准确与否及手术操作上有莫大关系；而于指力之强弱及纯熟与否，所关亦巨。或谓近有无痛进针法，可以进针不痛，用强刺激法，可以感应增强，刺激适当，自有效果。此一说法，当然完全正确，吾人并不否认，但是指力之优劣，对于治效之影响，并非唯心之论，或故作神奇之说，根据临床经验，事实至为明确。凡指力纯熟者，用针一刺即进，痛感极微，轻微捻动，感传至远，操作各种手法时，亦轻便而灵活，并能体察针下反应感觉，可随时作适当之刺激。因此，对于进针、感应、效果，均有相当之补助，实为无可怀疑与反对之事实。于此不妨设有比喻，说明其意义：如写字、作画，用同样之笔、纸、墨等，技术纯熟者，写字则笔势结构如龙飞凤舞，精神奕奕，作画则姿态逼真，生气蓬勃；如为未经学习或技术不够深造者，虽依样模仿，亦只能得其貌似，决无气韵可言，其问题即在技术之深浅、手法之优劣而已。学习针灸疗法之练习指力，其意义与目的，亦正与此相同。所以吾人主张在学习针灸时练习指力，是有其一定之意义而且是必要的。

至于练习指力之方法，本编针科学中另有说明，可按照方法练习之。

二、书本之学习

（一）理论之学习：关于针灸疗法之起源及作用，以及治病之原理等，凡有关理论解释，本书在每一编首，均有简略介绍，虽甚幼稚而未能具体，但在目前一般之针灸理论，未能经过科学上进一步之研究整理，仅能如是而止。读者能于此类理论介绍阅读一过，对于针灸疗法，亦可得一概念。再于针科学、灸科学、经穴学，循序渐进，最后学习治疗，奠定临床基础。

（二）经穴之认识：关于经穴之意义与作用，在本书第三编经穴学中已有介绍。针灸疗法与经穴，恰如方剂治疗与药物，故经穴学习，亦极重要。取穴部位准确与否，与治疗效果之关系至大。虽然近代学者认为刺激点之区域面积并不太小，此由实验证明，绝对可信，但初学者决不能因此而忽视穴位之正确性。

寻取穴位，为初学者最感困难之事，但不是一个严重问题。按照古书，以全身所有经穴，编为十四经络，作成歌诀，使初学者易诵易记。所以本书并不考虑十四经络之学说是否合理，仍采用此种分类法，俾能利用其歌诀十四篇，以帮助初习者之记忆。学者能熟读歌诀，再按照所说之部位，对照插图及挂画或经穴图解，并依书本部位说明及取穴法，在自身寻取，勤于练习，自能得到准确。

穴位已有认识之后，即研究每一穴位之解剖组织，如穴位内部是某肌肉及某骨骼，某神经与某血管所分布区，以其与治效原因及针刺深浅、针灸宜忌，皆有关系。

最后复研究每一穴位之主治，借以明了各个穴位之作用。本书各穴之主治条，似较繁杂，不易记忆，如能取其概要而记之，如本书第一穴“中府”主治条；喘息、支气管炎、鼻茸、四肢浮肿、扁桃腺炎、回归热、肺病、心脏病等，名目似多，而归纳之，都为呼吸系之疾患为多，且偏重于肺，如是即知本穴能治肺及鼻喉胸腔之疾患，秉此原则而记之，亦不甚难也。

他如可针可灸、禁针禁灸、针刺分寸等，本书有总的说明，比较易记。

（三）手法之研究：用针手法，古书名目繁多，其中不少涉于空洞玄虚，且以古今针具不同，吾人可以不去理会，只需根据现代学者之手法研究，即易学而易行。本书针科学中所列各种手法，如能分析研究，并于练习指力时，作各种手法之练习，使之纯熟，将来临床实用时，即能操作自如。

手法之要练习，其原因极简单：盖同一穴位可以治疗各种性质不同之病变，即在手法之不同。所以用针手法之研究与练习，为学习针疗之重要一节。

至于灸法，虽有多种，并无特殊手法，能知其适应症与各种灸治方法即可，不须如何进行练习。

（四）治疗方法之研究：于上列各科学习之后，即可学习治疗方法。本科比较困难，以疾病多种多样，非常复杂，必须根据病之变化，作适应之处置，方能收得相当效果。所以研究治疗方法，必先记住病的系统，如呼吸系疾患、循环系疾患等；次则记住病名，而研究其原因、症状与预后等。本书之治疗篇中，对每一病的原因、症状，均有简单扼要介绍，学习时，可先加以研究、理解与记忆，然后再学习治疗方法，将治疗条之取穴手法等一一记住，于临床应用时，即可应付裕如。

（五）临床实验：对于经穴之部位、主治、针灸手法、病症辨别、治疗方法等皆已学习，得到相当认识与巩固，即可作初步临症实验。但必须极其谨慎而周详，不可草率从事，然亦不能过于气馁，应能掌握“胆大心细”之精神。并先择轻浅之病症，应用四肢之穴位，作为实验；经过多次之试验，取得相当之成果，再进一步取较复杂之病症治疗；取得更多之成果与经验，乃可应用针灸疗法去医治各种疾病。

如在条件许可之学者，学习得到相当阶段，应往正式针灸医师之诊所中见习，不但可以解决一些自学所不能解决之问题，并且可以吸收书本以外之知识与经验，比之单独去寻取实验，易于进步多矣。

以上所述学习针灸方法与步骤，虽非定律，如能依此而进行，当可以事半功倍。所以本书之编写法，即本此方针，分为针科学、灸科学、经穴学、治疗学四大编，学者可循序渐进，以底于成。

但是，本书内容，只介绍一般之普通学识，且偏重于针灸疗法之介绍，对于高深学理，当于其他各书中求之。如生理、解剖、病理、诊断，以及各种疾病原因、症状、经过、预后、并发症等，更应在各种专书中求得更丰富之知识。不能以学习本书而即认为满足，是编者应予说明者也。

自序

吾家世业医，先祖父凤岗公尤专精儿科，故乡华墅附近百里内，咸知其名。先二伯父爵廷公悉得其传。先父行四，字乃盈。十三岁，凤岗公弃养，稚年失怙，迫于生活环境，遂往邻镇顾山习商，实非其志，业余辄自研读医籍。十八岁即投当地名外科周氏家半工半读。三年学成，归里施诊；诊余并随其二兄习儿科；其后又随同邑陈氏习针灸。好学不倦，凡闻有专长之医家，莫不虚心请益。故其所学皆切实用。业既行，仁济为怀，盖专以救病为乐事，不以名利存心者也。

吾之针灸科及外科、幼科医学，皆为先父所传。以见于吾父之仁慈为怀，辛勤治病，其志殆欲世无病人，而以限于境地，欲求溥利广济，实有力不从心之憾。吾故秉古人“施药不如施方”之义，编行《中国针灸治疗学》一书以问世；并愿为读者作义务指导，以期读者均能学有所成，而广行济病。嗣后十数年中，且教且学，又有《中国针灸学讲义》之编行。抗日战争期间，辗转播迁，亦不敢稍自暇逸。虽所学非精，不敢遽言行远垂久，然我中医界因此两书之介绍引导，相从研究者，计可逾千，通函讨论者，数将近万。则其间接有助于病人者，当复不少。而此湮没不彰之祖国遗珍，亦得以渐广流传，以宏其治病利人之效。

然学术不厌精进，中医学亦不能外是。针灸疗法，在往昔以倡导乏人，督促无方，业此者皆鲜知奋发。曩者编者尝谓:“针灸之功效，既广既捷，针灸之施用，亦便亦廉，易于普及，宜于贫病，允为利民之国粹，实有推行之必要。”但以人微言轻，不为世重，发扬改进之呼吁，徒为不知者笑。解放以来，政府对于卫生事业深加重视，针灸一科，尤予大力发扬，已引起社会上之普遍重视。研习者日多，采用者日广，在改进中医学术途中，实已先呈推陈出新之势。则往昔所编之讲义，原只为适应当时中医界之学习针灸者而作，已不能完全适用于今时；故予重新改编，并借以补充十数年来之临症心得以及同道中交流之经验，统一病名，审定处方，俾研习者能适应时代，增加疗效，可以更利于病人。

复次，本书新编，仍以实用为主旨。学理方面，以编者科学根柢未深，所知不广，故除略有引述之外，不敢妄自侈言。现在针灸之学理，正在整理改进途中，尚未建立成为完整之理论系统，故宜首先从实际经验方面多多整理介绍，以利于推广应用。从此则可累积新经验新资料，丰富研究基础。倘使强不知以为知，空谈学理，或推衍古籍陈言，妄为解释，或摘取西洋论述，强作说明，均足以贻误学人，实非所宜。故编者认为空谈不如藏拙也。巴甫洛夫神经生理学说，已为针灸学理之改进，开辟光明之前途。倘能本精考旧学，发明新知，源于实用，究其真理之精神，基于巴甫洛夫学说之途径，结合本身实际之经验，从而发挥充实，完成整理改进之任务，则有赖于我辈在今后共同虚心钻研与加强努力者也。

公元一九五四年七月 江阴承澹盦叙于苏州再生斋

凡例

一、《中国针灸学讲义》，自正式制版发行以来，迄今已十五年，中医界之学习针灸者，每以此书为范本；其体材与内容，亦颇蒙读者赞许。但凡百学术，无不随时代以发展，特别自解放以来，我中医界响应政府“中医科学化”之号召，热烈展开学说与技术之改进，对针灸法之改进为尤多。因此本书亦重为改编，定名为《中国针灸学》。

二、本书体例仍分四编：第一编针科学，第二编灸科学，第三编经穴学，第四编针灸治疗学。内容则什九改写，博采诸书之长，以简赅完备、显明易习为原则。

三、针科学，凡分三章：第一章总论，计四节，述针术之起源及其构成。第二章各论，计二十二节，举凡学习针法与施针技术，以及临床应变等，悉于此章中述之。第三章计八节，介绍针科之科学原理，以明了针治与生理上之作用。

四、灸科学，凡分三章：第一章总论，计九节，述灸法之起源与灸炷大小及温度强弱之常识。第二章计十七节，举凡灸法之实施应用及临床处置，并灸后调护等，悉于此章中述之。第三章计四节，介绍灸法之科学研究提要，可以明了灸与生理上之作用。

五、经穴学，凡分二章：第一章总论，计四节，述经穴之定义、人身部位与其尺度，为寻取穴位之必要常识。第二章各论，凡全身经穴之“部位”“局部解剖”“主治”“取穴法”“针灸”等,各穴皆分条胪列。其中“主治”条,概以西医病名为主，傍注中医旧称，俾便中西医皆可适用，且可有助于新旧病名之沟通。“取穴”条为本章之重点，编者三十年临床经验取穴法及各家之经验取穴法，皆于此公开，可以解决学者之取穴困难；并附经穴插图，对于取穴，益可了如指掌。并附录经外奇穴计一百三十二穴，各穴均介绍其“位置”“针灸”“主治”等，在应用上颇多特效，故录出以供临床采用。

六、针灸治疗学，凡分三部：第一部总论，共分三章：第一章计九节，说明针灸与疾病之重要作用；第二章计五节，说明症候之主要刺激点，并附皮肤针之叩打部位等；第三章计六节，提供初学针灸临床上几点问题。第二部各论，共分十一章，统计三十二节、二百二十目，叙述各病之“原因”“症状”“治疗”“护理”“预后”等。其中“症状”条说明病之主要症候，使学者可以扼要记忆。“治疗”条多为编者与各名家之经验处方，删繁择要；凡病症之需用药物治疗者，择三数有效成方，且就经过屡用获效者介绍之。第三部分类摘要，录针灸集成之古人经验处方，内多亲自应用有效者，故录出以备临床采用。

七、本书之参考书目：《邱氏内科学》（邱倬著）《实用内科学》（张崇熙著）《新编针灸学》（鲁之俊著）《新针灸学》（朱琏著）《实用针灸学》（陈景文著）《灸法自疗学》（叶劲秋著）《新编内科针灸治疗学》（邱茂良陆善仲辑）《中国针灸治疗学》（自辑）《经穴图解》（自辑）《经脉俞穴新考正》（张山雷著）《针灸集成》（徐瑞廷著）《经穴图考》（黄竹斋著）《针灸大成》（杨继洲著）《十四经发挥》（滑伯仁著）《铜人腧穴针灸图经》（王惟德著）《外台秘要》（王焘撰）《千金方》（孙思邈撰）《皇帝甲乙经》（皇甫谧撰）《黄帝内经》（张马合注本）《针灸医学精义》（日坂本贡著）《针灸医学教科书》（日山崎良斋著）《针灸病理学》（日辰井文隆著）《经穴医典》（日玉森贞助著）《孔穴学》（日柳谷素灵著）

目录

第一编　针科学篇

第二编　灸科学篇

第三编　经　穴　篇

第四编　治　疗　篇

中国针灸学

第一编

针科学篇

第一章 总 论

第一节 针术之由来

针术治病之发轫，远在五千年以上，绝非一人一时之发明。溯自我国石器时代，即有人利用尖锐之石块，作为发溃决脓、捶击筋骨及缓解疼痛；复由脑力不断精进，于缓解病苦中，寻取捶击点；经无数人民几千百年之经验累积，并随工具之改进，由石器时期而转入冶金时期，因而创作铁针，代替砭石；更从无数人民治疗经验之汇集，始成为后来独立之针疗技术。

我国自有文字后，关于医疗技术而兼有条理者，首推内经一书。于疗病诸法中，虽有汤液、膏醴、针石、灸焫、毒药、导引诸法，而十之九为针术治疗。内经中之素问九卷，有刺热病、刺疟疾、刺腰痛诸篇，纯为针疗之详录。而灵枢九卷，则专言针之形式与使用各病治疗之刺点部位，故后人有针经之称。

内经一书，咸称为黄帝所作，实则为战国时期之作品，而托名于黄帝。寻绎书中记述，推究针术之由来，如素问异法方宜论一篇中有“南方者……其民……其病挛痹，其治宜微针，故九针者，亦从南方来”，则针术应用最多之地区与针术创造之地区，首自南方先哲；而其创造时代，必更在数千百年之前，内经仅集当时先哲之记录或传述，整理成为专书而已。

综而言之，针术，在冶金术成功之后，由砭石改进而成可无疑义。初为铍针、镵针、圆针之类，渐进而为锋针、鍉针，再进而为圆利针、毫针之类。其间又不知经过几多岁月，若干先民之不断改造，而成为微针。又经若干岁月始入内经之记录，而流传至今，成为治疗部门之一种学术。

第二节　针术之定义

所谓针术，是以一定方法，用金属制成之细针，在身体一定部位刺激点，如骨关节之间、肌肉组织之中而刺入之，行一定之手法，以刺激其内部之神经，激发其本体主宰之大脑皮质，发生调整其生理生活机能变异之作用，以达到治愈疾病之一种医术。

第三节　针之构造与种类

针之本身，稽古以马衔铁制；以其质脆易折，近代改用钢丝；复以其易锈，有以金或银或合金制成。针分针柄、针体、针尖三部：

针尖作卵圆尖形，不钝亦不锐；针体全部圆柱形，上下粗细一致，光滑尖韧，富有弹力；针柄缠绕铜丝或金银丝，易于捻持旋转提插。

言其种类，分古代针式与近代针式两类：

古代针式分九种：镵针、圆针、鍉针、锋针、铍针、圆利针、毫针、长针、大针，总称九针，包括浅刺、深刺、放血、决脓等使用；近代已不适合，故不复为之详述。

近代针则分粗、细、长、短与放血用三棱针、浅刺之皮肤针三种（图1）。

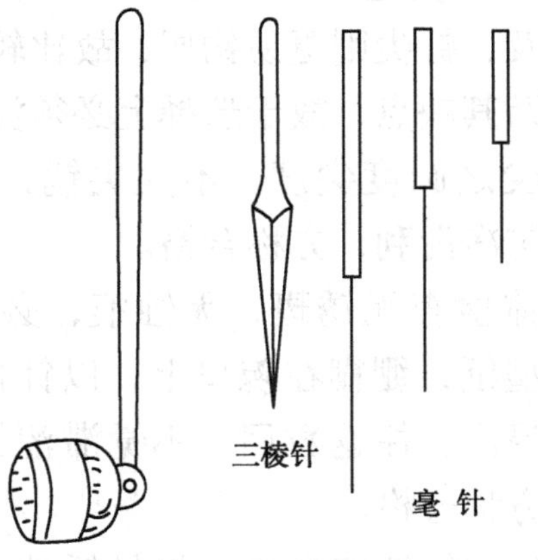

图1　针具

针之粗细长短，至不一致。黄河流域与长江上游所用之针，大都银制或铁制，粗而短，针体自针尖向上渐粗，约有麦穗管大小或有过之，长只寸余，最长者二寸，为古代之毫针遗法；近年渐改用细针矣。编者使用与教学概用细针。细针分26号、28号、30号三种。长短以针体计，自七分、一寸、一寸五、二寸、二寸五、三寸、三寸五数种。三棱针为三角形之尖锐针，作点刺放血之用。皮肤针用6、7支小针聚于半方寸之特制针柄上，仅露针锋于外面，挝击皮肤之用。本书所言之针，悉以细针为标准。

第四节　针之选择与保存

近年针科医师所用针具，都以钢丝制成；亦有用金丝银丝者，惟质地柔软易屈，不如钢针之有弹性，其滑利亦不及，针尖则更易钩屈，故比较以钢针为佳；惟易锈蚀，乃其缺点，故于选择上必须注意几点：

一、针尖之圆度尖度，不太尖锐，亦不太圆钝，不扁不缺，匀净滑利，方称合格。

二、针体检查无锈斑，无蚀痕，必须圆滑一致。以致密之薄型纸，绷糊在碗口上，以针捻刺而全没针体，捻转而退出，往返数回，不觉滞涩，而纸亦不作顿挫振动，方称合格。

三、针体与针柄接合之处最易锈蚀。锈蚀之处最易断折。

四、凡钢针起锈，虽可用针砂擦去，为安全计，还是废弃为佳。

五、金银丝制之针虽不起锈，必须随时注意其针锋有否起毛，针体则须检视其圆度如何。

六、针柄至少有一寸二分至一寸半长，如太短则在使用上不甚合度。

新针具必须用细砂擦针纸勤擦，以后则愈用愈滑利。用过之后，必须妥善保存。如久置不用，必须涂上凡士林乃可久藏；但每经二三月仍须取出擦去油质，拭擦之后，重行上油。金银针则不必上油，但宜置于固定之针夹中，以不伤针尖为主。

第二章　各　论

第一节　刺针之练习

一、指力之练习

学习针术，对于锻炼指力与刺针手法练习，如书画家之运用腕力与笔法，雕琢家之运用指力与刀法，同有练习之必要。意在能进针迅速，捻转提插纯熟，减少病者之进针刺痛，与提高疗效。稍稍练习，即能运用，并不如书画、雕琢家之必经长久岁月而后精也。

指力练习之法有二：

（一）棉线球练习法：以棉花搓紧如小皮球大，外绕棉纱线一层，每日以 28 号二寸长针，用右拇、食、中三指持针柄，作回旋式之捻进捻出。棉球每日加纱线一层；经十余天后，二日加纱线一层；再经半月以上，三日加纱线一层。棉球屡经加线，则大而结实，已能不十分用力将针捻进，则指力已有，施于人体，即可一捻而迅速穿过皮层之知觉神经末梢区，深入肌肉，如此可以减少捻入摩擦之痛感，或竟不痛（图2、图3）。

（二）纸张练习法：以手工纸制之旧账册，悬挂壁间，高与肩齐，初取 2、3 页，以针如上法捻进退

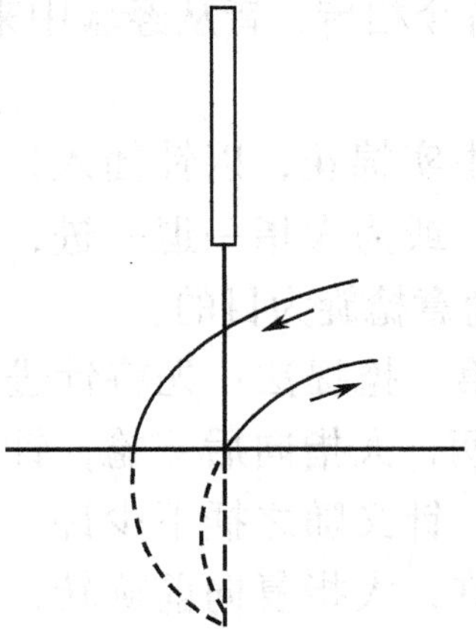

图2　练习捻旋式

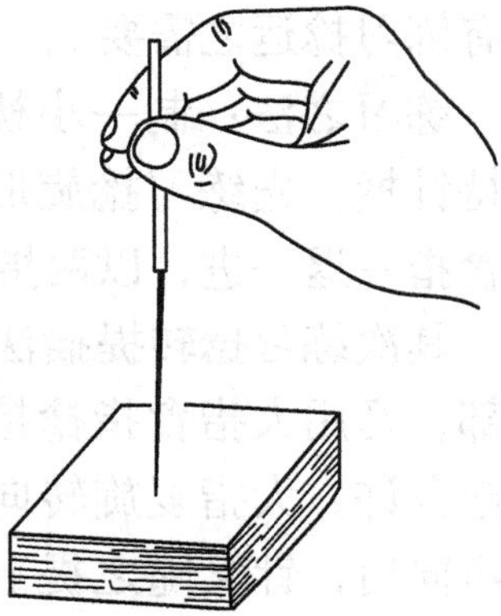

图3　草纸上练习指力式

出。以后日加1页；至10页以上，二日加1页；20页以上，三日加1页。至40页左右，能不十分用力，可将二寸长针捻入，则在临针入体时，有减轻痛感之效。

又法：以杂货店出售之稻草纸制成八寸方之包干果纸，切作四开，约40～50小页，重叠之，四周用麻线扎紧，初以一寸长针捻入练习，渐用一寸五分长针练习，逐加至二寸五分长针，捻入时不甚费力，则刺肌肤可以迅速而入。

练习之时间不拘，能每日有10分钟至20分钟即可。

二、捻运之练习

用针之技术，首要为进针不痛，其次则为捻运提插。作刺激神经之手法，视病候之情况，或须兴奋，或须抑制，或作诱导，或作反射，皆在针刺激之强弱与深浅，完全有赖于手法。古今相传，皆从经验中来，故有练习捻运之需要。

练习之法：制一小枕，中实棉花，以针插入，三指持针柄，先练习捻旋形式，或为大指一退一进，或为食指一退一进，以两指能随意捻旋为目的。

其次练习捻转提插法：第一捻提法：先将针进入深部，乃用大指食指捻持针柄，大指向后一捻，针丝提起分许，大指复旋转向前，针又随之插下少许，大指再向后，针又随之提上分许，大指复向前旋转，针又随之插下少许。如是一退一进，针即随其捻转而自上自下，提上之距离较多，插下之距离转少，因此随捻随提，针丝提至肌肉中部时，即作一深插法，达至原深度，如是往返，名捻提法。

第二捻插法：针先达肌肉中部，拇食二指持针，用大指捻转向前，针丝随之捻转插下分许，大指向后退转，针丝复提起少许，如是大指捻转向前向后，针则随之自下自上，以插下之距离多，提上少，因此三数次之插提，即达肌肉深部，于是乘大指捻转向后，即一提而至中部原处，再行上法，随捻随插，随退随提，至深部仍一提而上。如是往返，名曰捻插法。

第二节　刺针之方式

进针之方式有三：一为打入式，二为插入式，三为捻入式。

一、打 入 式

其针短而粗，针尖挟于左手拇指食指之间，按诸穴位，尖着皮肤，二指保持其针体之角度，然后以右手食指叠于中指之上，藉中食二指分离之弹力，用食指扣打而入。约二三分深，乃持针柄而捻运之。此法今已不用。

二、插 入 式

其针似古针之圆利针，针体亦粗。其法以左手拇食两指固定穴位，右手拇食二指挟持针体下端，露出针尖一二分，针柄上端支于虎口，然后以针尖紧接于穴点，配准入针角度，藉虎口掌腕之力，一压而刺入皮内一二分或三四分，转由左手拇、食二指挟持针体，右手行爪括指循搖摆提插等法（图4、图5）。此法即针灸大成之杨氏行针八法，近人用者已少，本编不复详述。

三、捻 入 式

近今所用之针，皆为细针，一般多作捻入法，大都用右手拇、食二指持针柄，针尖着肤，即旋捻入至适当之深度。编者则用一捻压进法。兹将短针与长针捻进法分述如下：

（一）短针进针法：一寸五分以下之针，皆作短针进针法。经消毒后，以左拇指爪甲掐在进针点上，右手拇食二指持针柄，中指旁扶针体，针尖紧靠左拇

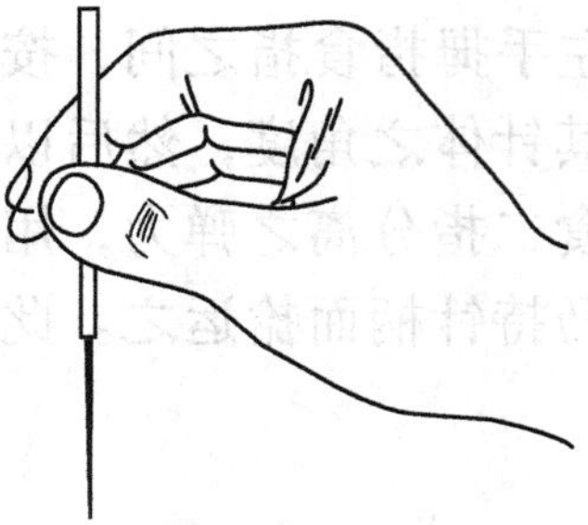
图4 短针持针式

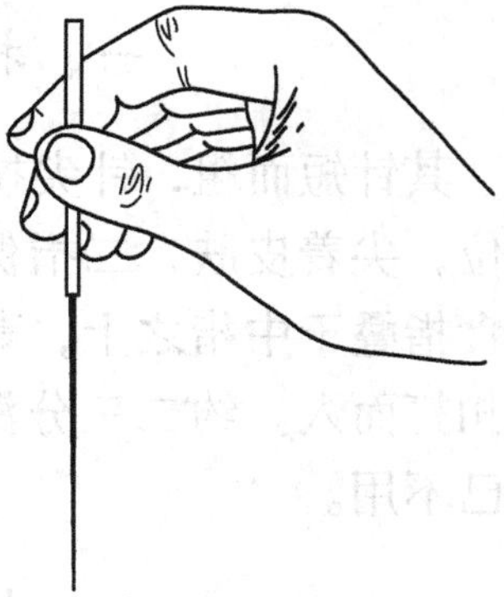
图5 长针持针式

指爪边，按着皮面，于是右手拇食二指将针柄作 90°之旋动，同时加以压力，将针尖直透皮下进入肌肉，当针柄旋动进针时，左拇指爪甲亦协同作向下掐，针尖迅速刺入肌中后，微停三数秒钟，两手协同动作，一掐一压，将针送到适当之深处，然后作捻运提插之手术（图6）。

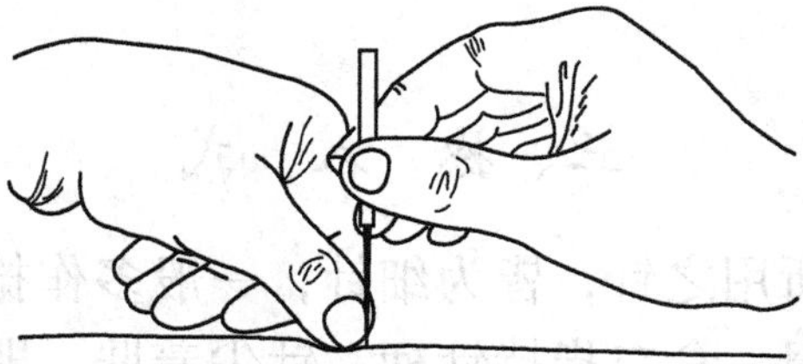
图6 短针进针式

（二）长针进针法： 经消毒后，在应刺点上，先以左手爪甲掐一爪痕，即以右手持针，轻点在爪痕中心，以左手拇、食二指持针尖部分与右手协同动作，当右手拇、食二指旋动针柄时，左手持针随同压入皮下，于是移上三四分，随右手之旋动，助针体压进肌肉，随旋随压，至应适当之深度，乃作捻运之手术（图7）。

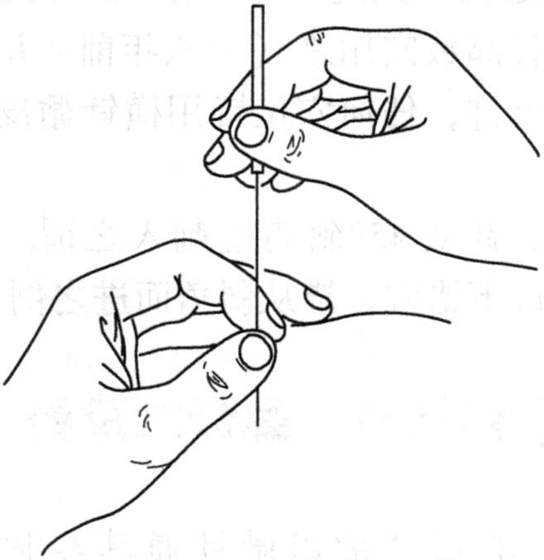

图7　长针进针式

第三节　刺针之方向

进针之方向，系针进肌肉中应保持之角度。可分别直针、横针、斜针三种（图8）：

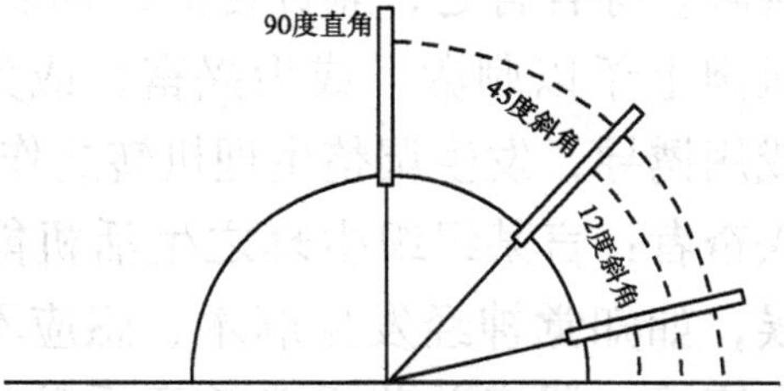

图8　刺针角度

直针者，不论直下或并进，皆保持其90°之直角。人体经穴大部分皆从直角式进针。

横针者，即沿皮进针，针入皮下，不进肌肉，针从锐角进入之谓。大约为12°角。横针之穴甚少，仅头盖部与胸骨部数穴用之（十八年前入川，见有几位针医之针长尺许，任何穴位皆用横针循皮下而进亦有效用）。

斜针者，针从45°斜角度刺入之谓。如列缺穴背脊胸椎七节以下诸穴，皆从斜角而进之例。

第四节　刺针之目的

《内经》有曰："欲以微针通其经脉，调其血气……"又曰："虚则实之，满则泄之，菀陈则除之，邪胜则虚之。"此为古人用针之目的。从今日科学观点言，通经脉、调血气、即为刺激其神经，使机能复常。虚则实之，乃指某组织之生理机能减退予以兴奋；满则泄之，乃指某组织之生理机能亢进予以抑制；菀陈则除之，邪胜则虚之，乃指充血郁血之病候，予以放血或诱导缓解。综合言之，刺针目的，视证候之如何，在身体之肌肉上予以刺激，或为兴奋，或为抑制，或用反射，或用诱导，发生调整生理机转之作用。

一、兴奋者：言某组织生理之生活机能发生衰弱而成之症候，如知觉神经发生麻木、感应不灵敏、运动神经发生麻痹、肌肉关节不能随意活动、内脏机能减弱（如肺萎、心脏衰弱、胃肠消化不良等），此等症候，予以轻微之刺激，可以激动其生活机能；中等度之刺激，可以兴奋其机能，使之旺盛。因此刺激能达到机能之恢复，是为针术之兴奋作用。

二、抑制者：言某组织生活机能之异常亢进所引起之症候，如肌肉痉挛、搐搦，神经过敏、疼痛，分泌与血液充血炎肿等。此等症候，予以持长的强刺激，可使之缓解、镇静、消炎，达到其机能正常，是为针术之抑制作用。

三、反射者：凡内脏、五官、脑髓所发生之症候，针术不能直接刺激其局部，而于其组织之神经干或于其组织能起反射之联系点（即过敏点），予以适当之刺激，以调整其生理机能之异常，如四肢末梢及风池、天柱之于脑病、五官病，肺俞、太渊之于肺病等，是为针术之反射作用。

四、诱导者：凡属机能亢进之症候，不从其患部直接使用刺激抑制，而在远隔之部位加强刺激，以吸引其患部之充血，或分散其患部之神经兴奋性，而达到缓解其患部之症候，如脑充血之刺四肢末梢，内脏炎症或充血郁血而取四肢之刺激点等，是谓针术之诱导作用。

第五节　直接刺激与间接刺激

各种肌肉麻痹症、痉挛症、神经痛症，针治都从其患部取刺激点，使用各种手法，以达到疾病治愈之目的，此为直接刺激。

如头部、五官、内脏等，因充血、郁血、炎症等，都从四肢取适当之刺激点，利用反射作用或诱导作用，以达到疾病解除之目的，此为间接刺激。

第六节 刺针之感通作用

当针刺入身体肌肉中，如电气之感传，发生一种电掣样之刺激，向他处放散；亦有始终如酸如痛、如胀如麻者，此随部位而异，或随人而异，统称之为针之感通作用。以前针家谓之针下得气，或以针行气。其感通之范围不一，有仅发生于其一部而不放散至他处者，如针上膊，仅在其针之一二寸周围有针感。有沿其神经通路而发感通者，如针上膊而感传至指，或感传至肩。亦有不循神经之径路感传者，如针足部有感传至头者，针胸部有感传至足者，针腹部有感传至头面者。此等现象，由于神经之交综错杂，在临床上时有发现。按前苏联巴甫洛夫研究神经学说中，当谓神经感传另有反射弧，并不皆从神经通路传达。即中医相传之十二经及奇经八脉，亦视为内脏五官与四肢躯体表层之道路。此中西两学说，与针灸之作用颇有关系，倘得生理学家与针灸家作进一步研究，求得真相，则针灸之学理，更可得一实际的证明。

更因感通作用之强弱，可以预知其症候之是否易于解除。凡下针即感觉酸胀，感传至远者，其病有即愈之希望；感觉有传达而不远者，治愈则较须时日；如酸胀之感甚微者，且不向外放散，其病有相当之时日乃可向愈，或竟不能向愈。

第七节　刺针前之准备与注意

在临床施术前，应将术者之手掌、手指与诊察用具进行严格消毒。诊病时，审明症状，以定治疗之方针，确定应取之穴位，次就手术室，使患者或卧或坐，端正其适当之体位，于应针部位充分消毒，乃取已经消毒之针具，择定适当之针，进行针治。

在未针之前，有须注意下列几点：

一、患者是否有受针经验，如从来未经针治，必先告以进针时与进针后之感应情状，劝勿惊骇不要随时移动。又告以或有晕针之情状，如觉头晕、欲呕，须立即说出，可以停针。取穴位应尽量减少，俟经一二次针治后，方可多取。

二、患者呈衰弱与贫血现象者，须注意发生晕针，必作卧式针治。对于强刺激之捻运与持久之捻运应绝对避免，虽欲为抑制之手术，只可采用留针方法。关于穴位，不可超过三穴以上。即不发生晕针，亦应适宜停止，以防针后疲劳。

三、在针治中，有于下针后发生肌肉挛急，捻动不能，提插亦不能时，切不可强力捻提。必须沿针之上下左右用爪甲切循，待其肌肉挛急缓解，然后徐徐提出。原位必经一二日后乃可针治。

四、如遇皮肤过于紧张者，刺下每感剧烈疼痛。皮肤十分弛松者，坚韧不易进针，痛感较常人为重。

凡遇此等患者，必先施以强烈之按揉。弛松者，以左手拇、食二指，紧张其皮肤，然后为之进针，可减少痛感。

五、对于小儿、妇女之针刺，尤宜注意病人体位之移动。下针宜浅而速，不能久留，否则有折针屈针之可能。小儿以使用皮肤针为适合。

六、慢性病症，如久经岁月，病势衰弱已极，绝不可施用针治。

急性病症，形似虚脱（休克），若予以强刺激之反射急救，每有因此更生者。但须与病家说明其症情之危险后果，绝不可许其必效。如附近有医院，以送院治疗为是。或与他医配合药剂治疗。

第八节　刺针时之消毒

施行针治之前，医者两手与应刺之部位，皆用75%酒精消毒。针则应煮沸10分钟，取起用消毒纱布擦干后应用。凡经煮沸消毒之钢针，其针柄与针体结合部分，水汽未干，易生锈蚀，故每日针治时间已过后，必将钢针在炭火上烤干保存。如属不锈钢针或金针银针，则可不必。

第九节　刺针时医者与病者之体位

将为针治之先，医者与患者须有一定之体位。如患者之体位不正，则按取骨骼、肌肉亦不正确，神经径路之索取亦不可能，欲求穴位之准确，亦不可能。医者之体位不正，而草率施术，往往因为偏侧，难于进针，或者发生屈针。故针治时之体位，至为重要。

经穴篇，各经穴条下，关于取穴之法，皆有说明，如仰卧、俯伏、正坐、拱伸、蹲跪等各有定法。然病有轻重，力有盛衰，因而所取体位，坐卧侧伏，可随宜权变。兹定二者之体位如下：

一、患者之体位

患者之体位，以病人舒适与肌肉弛张为宜。若姿势出于勉强，必难持久，每因中途转侧，每可能引起屈针折针。故列各部施术采取体位如下：

（一）在头部侧面施术之时，用坐式、仰卧式或侧卧式；如属头之后面，则取坐式、伏卧式或侧卧式。

（二）在颜面部，取正坐、仰卧式或侧卧式均可。

（三）在颈部及胸部、腹部之前面，则使其仰卧而针之，正坐亦可。

（四）在侧胸部、侧腹部时，取侧卧式为妥。

（五）在后颈部及肩胛部、背部时，则用坐式或伏卧式。

（六）在四肢及臀部时，取坐式或侧卧式，以患部向上方或侧方为原则。两肘、两膝腘使其屈曲为合式。

二、医者之体位

医者之体位无定，必随患者之体位如何，而采取适当之位置，总以易于进针、易于发挥腕力与指力为原则。

第十节　进针时之程序

进针之时，其先决条件为消毒，于第七节“刺针时之准备”已详言之。刺针之实施程序有三：

一、爪　　切

针医进针，必先在穴位上按摩，或在骨隙，或在腱侧，或在肌肉间，寻取进针点。穴位既确，以爪掐一横纹或十字纹，即以爪甲掐定，用针于纹之中心刺入之。如此可减少进针时之痛楚，并可固定穴位。故中医甚重视爪切手技。

二、持　　针

持针之事，内经甚重视之。即至明季，针家杨继洲氏仍极言其重要：“持针者，手如搏虎，势若擒龙，心无外慕，若待贵人。”盖言持针者必须端正心情，聚精会神，属意于指端针端，采用直刺、横刺或斜刺时，以保持其进针角度而后下针。

三、进　　针

古人于进针时，先定其应补应泻之要，而后行进针之法。灵枢经篇曰：“凡泻者必先吸入针，补者必先呼入针。”后之医者，令咳嗽一声以代呼，口中收气以代吸，乘患者呼气吸气之间而进针，其规则本极谨严。然今从人体生理解剖学言之，除转移患者之注意以减少其痛感外，别无其他理由，故不必尽泥古说。惟医者总须心静、手稳，依照上面进针之方式进针，最为妥善。

〔附〕 徐鉴泉先生的新进针法

“押手压刺法”如下：

过去针灸医生使用铁质粗针，往往容易损坏组织和刺破血管而引起出血。不重视消毒，引起化脓、发炎等现象。并且病人看到针体粗大，就会先建立一个刺入“必痛”的信号。因为病人怕痛，针灸不易推广，这是一个很大的原因。在人体神经末梢，本散布着各种不同的痒、冷、热、压、痛点。粗针接触面比细针为大，触到痛点更加疼痛，如果扎在两个痛点的中间，用细针刺入可以无痛，当然这很理想，但事实上可能这种情况可遇而不可求。同时使用细针较短者虽可比较易于掌握，使用长一点的需要找深在部的神经感觉时，如果技术不熟练，就会感到针体柔软，不易着力刺进，在未通过真皮之前，往往捻转困难，也会引起痛感；就是通过真皮之后，因针体柔长，难掌握重心，进针捻转费时，影响医生的工作。

为了使进针安全迅速，为了使病者尽可能减轻不必要的痛苦，提高工作效率，不能不从多方面的改良进针方法，希望发明一种便于初学既无痛又快速的操作方法。

我近年来在临床上曾试用一种自己感觉比较好用的进针方法，根据经验，可以较快地刺入，并可以减少疼痛，以致毫无疼痛。命之以名为“押手压刺法”。

一、针前准备

（一）针——越细越有弹性的越好——钢针、铜针和马口铁针都易锈，不便消毒；用合金、合银和不锈钢制成的针最好。

（二）详细检查针体不要弯，针尖不要钝，亦不要过尖。

（三）施术前把手洗干净消毒。

（四）所使用的针和纱布、棉球，须经过消毒。

（五）病人和医生体位要适当，以都能自然舒适为原则。

二、如何操作：“扎针必痛”的信号一部分是由于社会条件语言文字（第二信号系统）引起的反射，更主要部分是刺激物加于感受器强化作用所造成。肯定这点，就会找到“压刺法”新技术造作的窍门，使之无痛快速。

这是系列地应用条件反射的外抑制法则去进行操作的技术：先确定刺激点（穴位），消毒后，以左手拇、食两指拈一小块干纱布或脱脂棉夹住针尖，使指端与针尖并齐，针尖要稍突（见图9①），轻置刺激点上，左手其他三指则稍稍着力压在皮肤上面，有意地使病者产生一种错觉——有多处的压触，让大脑皮质分析器分析不出何处有痛感，病者肌肉就会松弛，不致注意集中于滞针难进之处（见图9②）。此时左手五指微微续加压力，在五个指头很轻微的压力下，压力重点放在食、拇二指上，特别是针尖重压表皮，使该刺激点产生麻痹，不让向心性神经纤维过度兴奋去强化大脑皮质。此时右手便可轻加压刺的力量，徐徐将针柄捻转（角度越小越好，最多不超过180°），稍稍再行压捻。如是反复实施十数秒钟，麻痹加深，遂即用右手食、拇两指与左手食、拇二指四个指头协力合作掌握针柄针体的全部重心，续加压力，通过皮肤层感觉游离细胞，进入组织肌肉内，当敏感的痛觉消失或减弱，能够迅速行针，便可专用右手（左手收回），使针体达到一定深度，探寻适当感觉（见图9③），以期获得疗效。

这一系列操作过程中，要聚精会神，要手法轻巧，这样就会避免强烈的刺激去冲撞大脑，达到无痛快速的目的。

三、讨论：过去针灸医生常时叫病人咳嗽或深呼吸，使病人痛觉意识转移到别处，趁机刺入。这个方法——把阳性刺激诱导为阴性刺激——原理上很合巴甫洛夫学说。但施术时往往因针体粗大，不懂得皮肤神经的生理现象，很难达到这一目的；相反的有时使病人烦厌不舒适，更建立必痛的信号；并且在空气不好的室内，呼吸咳嗽，更易感染他病。因之这一原理虽可以采纳，这一方法是需要改进的。

改进的方法我以为在实施“压刺法”时，医者应保持庄严和蔼的态度，询问病人有无压痛，或说明这样进针的优点及其他有趣的故事，用言语方法消除或

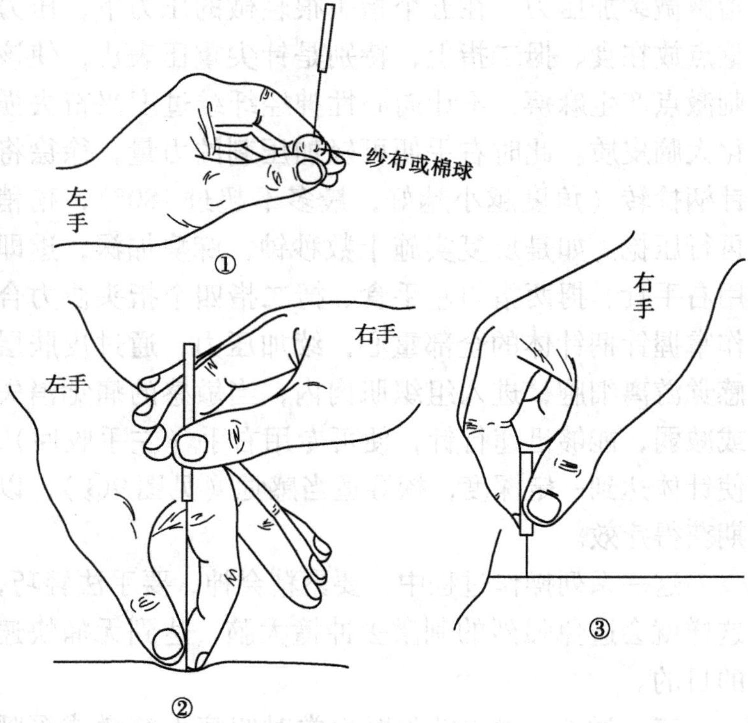

图9　进针法

减弱其“扎针必痛”第二信号系统的反射，作为消失性内抑制法的重要诱导手段，也是非常必要。

另外很多医生有用“押手重切法”。就是用左手大指压紧刺激点（穴位），右手持针靠紧指甲，或随咳刺入，或捻转刺入。这种刺法只适用于钢铁之类的针和较粗的其他金属针，不适用于上述细软的毫针；同时，指甲重切有感染细菌可能，且用力猛时又易刺破血管，损伤组织，发生不良后果。他的优点，重切处产生麻痹，固然也可使痛感减轻，但指甲重切所产生的麻痹，则是构成一个面，和用针尖重压下只产生一个麻痹点的两相比较，“押手重切法”还不如“压刺法”之无痛、轻巧、安全。

四、结论：在巴甫洛夫学说指导下，一切医学理论和技术上获得了初步结合和提高；在针灸临床操作上也同样可以应用巴氏学说改进手法。这一“压刺法”，个人认为还是一种不够成熟的东西。根据临床统计，它比旧式手法有了进步。如果掌握好内外抑制诱导方法，把针刺必痛的阳性反应转为阴性的条件反射，是完全可以做到的。

第十一节 进针后之手技

进针后，即作主要之捻运手法。手法古今不同，就古法言，目的在乎补泻；以新理论，则为抑制与兴奋。如何谓之补，如何谓之泻，古今各家所说不一致。至元明时，手法名目更多，但皆属粗针浅刺，今之细针，不能效仿其法。故本编对于以前之针法，概不论列，只言进针后应作兴奋或抑制之手技及反射或诱导之针法。至兴奋与抑制的意义，在第四节中已论及。

兴奋作用之针法：选用 28 号或 30 号针，作轻缓之刺激，约数秒或半分钟之捻运，病者略感酸胀，即予出针。刺激部位，大都于其患部及其周围，或为其神经通路之处为多。

抑制作用之针法：选取 26 号或 28 号之针，作持长之强刺激，约 1 分钟至 2 分钟之强力捻运，并作 5

分钟至20~30分钟之留针。刺激部位，大都于其患部周围及其神经通路之处为多。

反射作用之针法：视其症候之如何而手法不同。如须使之起兴奋，以加强其机能作用时，可选用28号或30号之针，予以短时间之中刺激（捻运不轻不重不疾不徐，提插均等）；如须使之起抑制，以减低其亢奋作用时，可选取28号针作稍长时间之中刺激。

诱导作用之针法：选用26号或28号针，作较长时间之强刺激，约1、2分钟，并作留针法。

本条针法，可与第四节“刺针之目的”及下节“一般应用之新针法”参阅。

第十二节　一般应用之新针法

一、单刺术

单刺术系刺达肌层间，立即将针拔出，是属于极轻微之刺激。此法应用于小儿及无受针经验，或身体极度衰弱者。

二、旋捻术

旋捻术在针刺入中，或刺入后，或拔出之际，右手之拇、食指，将针左右捻旋之一种稍强刺激之手法，适用于抑制（强力捻）或兴奋（轻缓捻）为目的之针法。

三、雀 啄 术

雀啄术在针尖到达其一定深度后，将针体提上插下，如雀之啄食，频频急速上下运动，专用于以刺激为目的之一种手法。然而在提插之缓急强弱中，不仅能起抑制作用，亦能应用于以兴奋为目的之一种针法。

四、屋 漏 术

屋漏术与雀啄术之运用稍有不同。即针体之 1/3 刺入，微行雀啄术，再进 1/3，仍行雀啄术；更以所剩之 1/3 进之，仍行雀啄术。在退针之际，亦如刺入时，每退 1/3，行雀啄术而出针。此为专用于一种强刺激为目的之手技，适用于抑制、诱导法。

五、置针术（即留针术）

置针术为以一针乃至数针，刺入身体各穴，静留不动，放置 5 ~ 10 分钟，然后拔针之一种手技，适用于抑制、镇静为目的之针法。对身体衰弱或畏针者，须用强刺激作抑制及镇静之手法，此法最好。留针时间由 5 分钟至 1、2 小时皆可，视其症候缓解之情况而出针。

六、间 歇 术

间歇术为针刺入一定深度之后，时而捻动提插数次，复留置片刻，再提插捻动数次，再留置之，往复数回。此术应用于血管扩张，或肌肉弛缓时，为兴奋目的之针法。如用强刺激，亦可作为抑制法。

七、震 颤 术

震颤术者在针刺后,行一种轻微上下震颤手技,或于针柄上以爪搔数回,或以食指频频轻叩,摇动针柄之上端。此术专用于血管肌肉神经之弛缓不振者,即兴奋法。

八、乱 针 术

乱针术在针刺入一定深度后,立即拔至皮下,再行刺入,或快或迟,或向前向后,向左向右,随意深进,此为强刺激。此术专应用于诱导及解散充血郁血之针法。

八节针法,参酌日本新针法编写,彼亦由我国旧针法中改进而来。其中应用最多者为雀啄术、旋捻术、置针术三种。

第十三节 出针之手技

古法出针有补泻二法之区别：泻则摇大其孔，补则疾闭其孔；今则不复分别，不论何种手法，出针时，必须将针作轻缓之捻动，徐徐退出，而在针孔处以消毒棉花盖上，略揉数转。绝对不许将针一抽而出，否则有遗感觉之发生，或血液随之而出。

第十四节 晕针之处置

神经质、腺病质之患者或身体衰弱者，在下针时，往往因神经受刺激而起剧烈反射，发生急性脑贫血，名曰晕针（休克），危险殊甚；尤以腺病质之患者，发生晕针更严重。故下针前后，应予特别注意。第七节“刺针前之准备与注意”中，已经详述。如发生晕针，宜急速予以救治，万不可惊慌失措，忽于处置。

兹略述晕针之病理与情况，俾知处置挽救之办法。

病理：神经衰弱与贫血者，在下针捻拨时，神经猝受刺激而反射脑部，先为兴奋，旋即麻痹，血压急速下降，全身微血管猝然收缩，尤以头部为甚，形成急性脑贫血，意识不清，心脏机能亦急速减退，或竟停止搏动。

晕针之情状，轻者头晕目眩、恶心欲呕、心悸亢进，重者面色陡白、四肢厥冷、汗出淋漓，甚至脉伏心停，知觉尽失，陷于危险状态。

救治之法，则不外重复刺激其知觉神经，再反射脑皮，唤醒其机能作用。当发觉病者有头晕恶心时，立即出针，如坐者，使其卧床，给予热开水，稍停即复。如眩晕甚者，面色苍白，知觉半失，肢冷脉细，则使其卧床后，灸百会穴，复以爪掐水沟穴，使其感受剧痛；在灸时一手按其脉，脉搏由细微而渐明显，即可停灸，并减轻水沟之爪掐，同时饮以葡萄酒或热开水，亦可注射樟脑强心注射剂。晕针虽可救治，但应尽量避免，故对体弱与未经受针之人，以卧位施针为宜。进针必在刺激点先予爪掐，使其感受成习惯而后进针。进针透过皮下分许，即停止不进，视其面色与感觉，如无反常现象，始可轻缓深入，并将捻动减轻。应作抑制时，则用留针法。如是，晕针事故则不致发生。

第十五节　出针困难之处置

施行针治时，每有发生出针困难之事。其理由不外三点：一为体位移动，致针丝屈曲；二为针身有伤蚀痕，肌纤维嵌入伤痕中；三为运动神经突然兴奋，引起肌肉痉挛，吸住针身。欲解决出针困难，必先分别其原因，再予以适宜之处置。若不明其因而欲强力拔出，徒使病者感受剧痛，非惟不能出针，且有折针之危险。

如发现针柄角度与进针时不一致，捻动不能，深进不能，退出亦不能，乃因针体弯曲，应矫正其体位，再探求其屈度与方向。如针柄仅略偏，乃为小屈，以左手拇、食二指重按针下肌肉，右手持针柄，轻微用力即可提出。若针柄偏侧过甚，则屈度较甚，左手二指不可重按，右手起针，须顺其偏侧之方向，与左手协同动作，轻提轻按，一起一伏，两手互相呼应，则针可取出。千万不可用力强拔。

针体可以捻转，而提起或深进时觉痛者，属于针体有伤痕，宜反其方向而捻动。于捻转之中，轻轻上退前进，反复行之，觉针疏松，即可出针。若较前仅可多退，犹不能全部提出时，再依上法捻动。如引出时，痛感较前大减者，可如第一法，微用力提出之。此针不可再用。

如觉针下沉紧，捻动困难，按其肌肉结硬者，属于肌肉痉挛，当以爪甲于针之上下左右掐切，以缓解其挛急。如仍不解，另以一针或二针，于其上下相去二三寸处针之，用中刺激之捻法，即可使之缓解出针。

第十六节 折针之处置

针丝坚韧，本来不易折断，偶或有之，必针丝已有伤痕，医者疏忽而未检出，病者复不守医戒而移动体位；或医者用强刺激时，病者之肌肉突起痉挛强直，遂致针折于内。此时医者态度宜镇静，告病家保持原来地位不要稍移。如折在与针柄接合之处，则有一段针身露出外，可以用钳摄出之。如折在皮面时，则以左手食中两指重压针孔之周围，使折针外透，露出皮肤面时，以钳摄出。如在皮下可按得而不外露者，以指按准针端，以刀消毒，微剖开其皮，检视针端，以钳摄出。若折在深层，可送医院剖开取出。有主张可不必摄出，任其自化，然总不如取出之为愈。

第十七节 出针后后遗感觉之处置与防止

通常针刺之中，发生酸、胀感应，即第六节“刺针之感通作用”，出针后立即消失。然有时依旧酸痛，持续一二日始失者，此谓之后遗感觉。由于医者手术过重，予以极强之刺激后，未待其酸胀减低而即行出针之故；或在施术中强刺激之时间太长，引起该神经周围发生炎症状态所致。有此情状，在其附近予以按摩轻擦，或于其相距尺许处针之，此种后遗感即消。

欲防止后遗感觉之发生，在施行强刺激时，患者已有极重之酸胀感，即不能再继续作强刺激之手法，应将捻动之力渐次减低，捻动速度，渐次减缓，使其酸胀感逐渐减低而至于无，乃可渐渐出针，即无后遗感之发生。

第十八节　出针后皮肤变色及高肿之处置

出针之后，时有小红赤点，在针孔部位发现，或皮肤呈青色而高肿，患者感觉酸楚不舒，此为微血管被针刺后之出血现象，一为略粗之静脉管支受刺激而发生血管痉挛之现象，在十数小时后，自然平复。但欲促使其速愈时，可予轻揉抚摩，在数小时中即能平复。

第十九节　针尖刺达骨节时之处置

在刺针时，觉针尖刺达骨节时，宜急速提起二三分或提至皮下处，转其他方向而入；否则刺伤骨膜，有发生炎症之危险，行针时不可不注意。如出针后骨部觉有微痛，应用热水毛巾敷之。

第二十节　针治之适应证及不适应证

一、适　应　证

针治之适应证虽多，但对于官能的疾患，能奏特异之效果；于机质的疾患或炎症性疾患，以其病症之施术方法，亦有时可收显效。今于其适应证中，举其主要者如次：

（一）神经系统之疾病：各种末梢神经之神经痛、麻痹、痉挛、神经衰弱、癔病、头痛、偏头痛、齿痛、书痉、脚气。

（二）血行器系统之疾病：神经性心悸亢进、神经性狭心。

（三）运动器系统之疾病：急性慢性之关节风湿病、肌炎、关节炎。

（四）消化器系统之疾病：耳下腺炎、急慢性胃炎、胃痉挛、神经性消化不良、胃肌衰弱、急慢性肠炎、肠疝痛、肠肌衰弱、肠痉挛、便秘、下痢、痔。

（五）泌尿生殖器系统：肾脏炎、膀胱炎、膀胱痉挛、淋病、尿道炎、睾丸炎。

（六）妇人科病：子宫内膜炎、卵巢炎、子宫痉挛、月经异常。

（七）小儿科病：消化不良、夜惊、急疳、遗尿。

其他诸症之恢复期应用之亦有著效。

二、不适应证

不适应证者，对于其症候施以针治，不仅不收效果，反而使其病有恶化之势，故谓之不适应证。今举其主要者如次：

恶性皮肤病、恶性热性病、急性腹膜炎、急性阑尾炎、寄生虫、变性及肥大、坏疽、血友病、败血病、梅毒等。

第二十一节　针治之禁忌

旧针家，于针治上有时日之禁忌，例如：甲不治头，乙不治喉，子踝丑腰、一脐二心等，谓有人神相值，犯之不利者，以其属于前人迷信，略而不述。至经穴之禁忌，有合于现代解剖观点上之重要部位，故附录于后：

禁止针刺者：脑户、囟会、神庭、玉枕、络郄、承灵、颅息、角孙、承泣、神道、灵台、膻中、水分、神阙、会阴、横骨、气冲、箕门、承筋、手五里、三阳络、青灵。

不能过深者：云门、鸠尾、客主人、肩井、血海等穴。

妊娠及妇女避忌者：合谷、三阴交、石门。

就临床之经验而言，今日针家所用之针，仅为0.2~0.4毫米之细针，比从前之针要小六至十倍，故古人认为禁针穴，每有行之反得良好之效果者，亦有不发生恶影响者。日本若干针家，谓今日之针细，不论如何之部位，皆可刺云。虽然，古人之认为禁穴，悉从经验而来，决非向壁虚造，吾人若手技不精，经验未宏，总以慎重避免为是。其他关于身体之重要器官部分，如延髓部、大囟门部、眼球、鼓膜、心脏、肺脏、喉头、气管、胸膜、睾丸、阴核、乳头等部，虽手术娴熟者，亦应禁针或不能深刺，毋冒险以蹈危机。

此外对于孕妇，不论其怀孕已有三个月或六七个月，关于荐骨部、腹部、侧腹部诸穴，皆不可深针。

第二十二节　皮肤针之应用法

皮肤针，即所称之小儿针，今有称为七星针者，(汉口孙惠卿老医师以之治病，奏效显著，时人以其所用之针为七枚并陈，故称七星针）使用简便，痛感极微，尤以妇幼等之畏针刺者更适用之。其作用藉皮肤之敏感，因针刺之叩打刺激，起反射作用，引起中枢神经的机能调整，在刺激之局部有旺盛新陈代谢，增进营养机能，活泼神经与血行等作用。

皮肤针之适应证颇广，凡一切慢性疾患，需要针治灸治之病症皆适用之。

使用之方法，分轻叩打、重叩打两种方式：久病体气已衰，则轻叩打三下；体气衰弱不过分者，则重叩打三至五下。

叩打之法分下列三种：

一、局部叩打法：于有病之一部及其四周叩打之。叩打之距离，每隔四五分部位叩打三下。例如目疾红痛，于目眶周围叩打三下。耳鸣于耳壳周围叩打三下。肘关节痛，则绕肘关节及其疼痛点上下四周叩打三下。前膊酸痛，则沿其酸痛范围叩打之。

二、脊髓中枢叩打法：自后头骨下方之颈椎起至尾闾骨止及其两侧，皆为可以叩打之处。视其病之所属，择其应叩打部位叩打之。

三、末梢叩打法：上肢自肘至指尖，下肢自膝至趾端，皆属末梢叩打之范围。可视其病之所属而叩打之（各病之叩打部位，参阅治疗总论第三章）。

叩打之次序有一定，先打中枢脊椎，次打局部，三打肢末。

例如上举之耳目疾患，先打二三四颈椎，次打局部，最后打肢末之大趾四趾小趾外侧。

吾人应用皮肤针，如能再与针灸取穴配合，如上述之目疾，于风池、太阳、攒竹、睛明、合谷、光明等穴，作叩打帮助，在理想中效果定可增加。

在叩打治疗之前，如针法灸法，应作消毒，将针浸在酒精内 10 分钟，叩打处用酒精擦过拭干之。

第三章　针科之科学原理

第一节　刺针刺激之种类

关于针治刺激之医学科学理论，经日人三浦博士等学者之研究，其说各异，今译其主要各说，作为研究之参考。

一、电气说（岡本愛雄氏研究）

岡本氏之说：根据“佩尔兹利斯之电气分析法”之理论，针为金属所制，含有积极性及消极性电气，故针刺入身体组织中时，组织中发生消极性电气，因此两者相交流之电气，发生针治之效果云。但是，其说不足信，因与身体组织之刺激，不独为金属所制之针，用木制竹制者，亦能发生同一程度之作用也。

二、机械的刺激（大久保适斋氏研究）

针治为一种机械的刺激，此说信者最多。即针刺激神经及肌肉，予以冲动时，因其刺激之轻重，时间之长短等，因而神经分子之形态及配列发生变化，或使神经机能亢进，或使之减弱，此皆因机械的刺激而发生之证明。

三、变　质　说

据医学博士三浦谨之助之研究，以不同之大小长短针，予肌肉、神经以损伤，其损伤部分之下，可看出发生变质及所损伤之程度量，其部发生麻痹，在麻痹之前段为兴奋，故能善于应用，因而对疾病能起作用。

就上述之针治作用，诸说各有不同，何者可信为正确，尚待研究。

第二节　刺针刺激之绝缘传导

神经在身体各部，无处不至，恰如网状之分布。神经纤维，各处交通，复集合而成一般之神经干，以针刺之，仅传达其刺激于神经纤维，而不放散于他部。大久保适斋氏之研究，以为由于理学上之一般的选择机能之故，恰如药品之仅对有病变之脏器发生作用，同一原理。即有病的神经比其他神经之感受力为敏锐，须待其他之刺激而可恢复常态。

据以上之理由，于病体连日施术，患部渐次恢复，并不诱发其他之弊害。

第三节　针治对血液之影响

不问病体与健体，予以适度之刺针刺激，则白血球增加，尤以幼小之中性多核白血球之增加为显著；

而且血液中之纤维素原亦增加，血清中之凝集素及溶血素并有增进数量之作用。

第四节　针治止血法之理由

凡轻度出血，应用针治之固有刺激作用，刺激末梢神经，反射的传达其刺激于血管神经，使出血部之血管收缩；或从出血部之远隔处所行兴奋术，使其部之血管扩张，诱导出血部之血液，以得止血。

第五节　针治之科学研究

一、小儿针对于血液象之影响

小儿针，于一定之时间中对皮肤表面为极轻微之施针刺激，不论在动物实验，人体实验，乳儿与年长儿，皆有血液像之变化，尤其白血球之一定变化。其变化于免疫学上意义最深，尤以中性多形核白血球之增加，阿尔纳笃氏所谓之第一型及第二型，即幼小型之元气旺盛的中性多形核白血球之显著增加。

如血液像之变化，在皮肤知觉失去之时及皮肤知觉机能虽健全而交感神经之机能废绝之时，则不能发起变化。

从小儿针之刺激，先自皮肤之知觉神经起兴奋，其兴奋从其刺激部位，到达交感神经节，在交感神经节内，传达到交感神经固有之远心性神经，经由末梢之交感神经，再经过今尚未明之复杂径路，遂达到造血器官，刺激该脏器使新生中性多形核白血球而输送于血液中。

二、于交感神经紧张状态下施针之影响

切除交感神经节，使其机能废绝时而施针，因不起血液像变化之事实，复因施针而中性多形核白血球之幼小型增加，基于交感神经之媒介作用，而同时使交感神经之兴奋比平常更易于兴奋时再施针时，更可招致显著的血液像变化。

为阐明上述之事实，于兔之耳静脉注射一定分量之阿托品，使全身之副交感神经麻痹，使交感神经紧张，于胸部、腹部、背部、头部等施针之后，采其血液检验，白血球之各种类型之比率，并阿尔纳笃氏核之移动状态，比不注射该药品之兔施针时更显著，即施针前10%以下的第一型施针后30分钟、1小时、3小时、6小时，随时间经过而渐次增加，由20%至25%。若不注射阿托品之兔，大概到达顶点之时期，再经过24小时乃至48小时而后返回原有之数目。由注射阿托品而交感神经紧张状态时，更进24小时、48小时，甚至72小时，而且核之向左偏移度增加至40%或50%以上，毫无减少之倾向；而第四第五之老衰型，适得相反，每随时间之增长而减少。

三、对于血管之广径影响

对于施针血管之影响，探求其原理，且确定其效

果上，亦为重要问题。为此实验的证明者，仅二十余年前三浦谨之助博士，于蛙之坐骨神经施针，其脉皮之血管起收缩作用的事实报告外，其他仅为想像之学说。其后藤井氏从小儿针与血管之关系，得发表新成绩。

藤井氏先自家兔之耳之毛细血管固定于显微镜下，预以测分布于皮肤血管之米克龙计测器测定之，于兔之背部腰部耳部施针，使计测血管之变化状态，起初针时，血管缩小，少则1/5、多则1/3之收缩。如此变化，虽由动物之个性程度不同而异，但皆呈收缩现象，与三浦博士之实验完全一致，即直接刺激神经干，刺激皮肤之知觉神经，到达同样之结果。

又，以针施之于耳，或背部、腰部、下肢等远隔部位针之，亦有如上述同样的耳之血管反应现象。并且不仅为耳之血管收缩，分布于皮肤之表在性血管，皆一律同样收缩。而收缩之状态，于施针中持续1分钟乃至2分钟时间，施针停止，立即如旧。又，刺激之时间及3分钟以上时，在施针中，亦渐次见到扩大。即刺激持续超过一定限度时，其反应渐渐迟钝，与血液像之变化相同，亦与生理学上之刺激原则成为一致。

其次，实验施针之刺激，能使血管收缩之原因首先注射阿托品（副交感神经麻醉剂）于家兔，为麻醉副交感神经，破坏交感神经之平衡状态，起交感神经之过度兴奋状态（即交感神经紧张），然后施针，与普通之情形相比，血管之收缩程度，并不显著。但停针之后，恢复原状之时间，则显著延长。又以相反之扣灵（副交感神经兴奋剂）注射，激起副交感神经之兴奋，抑制交感神经之作用后（即副交感神经紧张），为之施针，不起血管收缩现象。

从以上二种之事实考之，施针确于皮肤血管收缩作用有关系，可予证明。

又为更进一步明了其关系，切除一侧之上颈神经节（行于头部之交感神经起根部），于两侧之耳交互施针，于切除神经一侧之耳施针时，其侧之血管不起收缩现象；他侧之耳施针时，其侧之血管忽起收缩。

然于此有一疑问：皮肤面积颇广，皮肤之血管总量比全身之血管占重要地位之关系上，皮肤之毛细血管、小血管皆起收缩，其中之血液量亦同时减少，此减少之血液，从广大的皮肤逐走后流向何处？即头部之皮肤血管，即在施针时收缩，则内部之血管尤其是脑之血管，此际作如何状态？为欲解决此问题，可作尝试实验：先以家兔固定于台上，乃于其颅顶骨凿一小孔，露出脑膜，注意脑膜为之徐徐切开，分布于大脑表皮之血管明显展开，装置一毛细血管显微镜，计测其血管之广径。

如是，在兔之腰部背部施行皮肤针，观测脑血管之变化，皮肤之血管于施针同时，与脑血管同起收缩；施针之持续中，血管亦持续收缩；施针终止，渐次回复其原样，与皮肤血管之情形完全一致。

其次，为确知皮肤针与腹腔血管之关系，可切开家兔之腹壁，引出小肠，展开于毛细血管显微镜之下，注视其血管之分布，一方面在兔之胸部皮肤施针时，血管立刻扩张，在施针中持续扩张；终止施针时，回复旧广径。由此推定，知施针时，皮肤与脑之大部分血液，被逐流入于腹腔脏器。

第六节　吉村、后藤、越智三博士之研究报告

吉村喜作博士，有应用针术之便，检出颜面神经之库保斯特克氏现象之报告。后藤道雄博士，有针术奏效之理由，为应用黑特氏知觉过敏带的反射作用之报告。越智真逸博士，有于家兔之肾脏部试取相当之要穴施针不发生尿之变化报告。

第七节　刺针孔之大小

关于刺针孔之大小，依二木博士之研究发表，如以五号针的针孔计算，中等大之霉菌二十一万八千九百六十五个可以并列而入。以中等大之霉菌比作蚂蚁，则五号针之周围五尺四寸七分，即等于一抱粗之松树。又于显微镜注视之，针之周围有无数之纵沟，为制针时之痕迹。因其纵沟之媒介，细菌得侵入于身体，极为容易。因此，刺针之时，针具不可不作充分之消毒。

第八节　关于刺针点

刺针点即经穴，于经穴学篇已有详记。为初学者

更明了起见，以古来先哲之说引证如下：

凡诸病之起，皆为气（神经）血（血液）不能宣通所致，故以针开导之。欲施针之得效，必详知脏腑与经络，洞悉邪气所伏之处，揆取俞穴，必中肯綮。故俞穴为针科之金科玉律，诸般之病，皆循此而施行之。

在医心方，俞穴定六百六十穴；在千金方，举六百五十穴；至日本大正七年12月由文部省经穴调查员之研究，改正为一百二十穴，即左右合二百二十四穴。然而，在针科之临床上，俞穴尚嫌不足。依编者常于解剖学生理学之基础上研究所得各脏器之位置与作用，神经、血管之分布情状，以定刺点及应用之经穴多能奏效显著。故希望有志于斯道之士，不可不通晓解剖学生理学。

结　论

本篇，编者本30年之临床观察，复参酌日人针科学而编写，举凡针之常识与临床实施及应变，已罗列条陈。复简述针之科学原理，可得针对生理作用的概要。吾人诚能因此益求精进，使中国数千年之针术步上科学之途，实深企幸；今再以板本贡氏之“针刺之关于健体病体之作用”一文，为本编之结论。

针术为一种器械刺激，由一定之刺激手术，使神经机能发生兴奋作用或抑制作用。故健体与病体，由针刺激不同性质之神经与刺激之强弱，而呈不同之效果，兹分别述之：

一、针对健体之刺激影响

（一）知觉神经支：在刺针时，发生如通电之感觉；针支拔除，则感觉立即消失。若予短时间轻刺之刺激，从求心性神经传至中枢起兴奋作用，以其兴奋向其有联系之远心性神经末梢传布，此一作用，谓之反射运动。此运动能使肌肉起收缩或弛缓，血管则初为收缩，继仍扩张，导致血液循环之旺盛。然而，以长时间之刺激，神经之兴奋性反形衰弱，甚至完全消失，遂致传导机能亦为之减低。

（二）运动神经支：于此刺针之时，肌肉发生痉挛，若经去针，痉挛立止。此种现象，与知觉神经之发现显著之作用相同。予以短时间之轻刺，起兴奋作用；长时间之强刺，则兴奋性完全消失，肌肉反陷于麻痹状态。

（三）交感神经支：刺激之时，神经所分布之脏器起索引样之感觉；去针后，脏器之机能有若干之旺盛，故谓健体。常行此种刺激，能使抵抗力增加，以达养生之目的。

二、针对病体之刺激影响

（一）知觉神经支：知觉神经支，起有异状之兴奋，其结果发为神经痛或知觉过敏。此种异状，欲使其复常时，宜以针为持续之强刺激以制止之。如对于机能减弱之疾患，予以轻而且短之刺激，使其兴奋，可回复其固有之机能。

（二）运动神经支：运动神经支有异状兴奋时，其神经所分布领域内之肌肉发生痉挛或强直；若予强烈之刺激，可发挥镇静缓解之作用。如运动神经因机能减弱，而发生之麻痹性疾病，若予以轻度刺激，可引起其兴奋而回复常态。

（三）交感神经支：此神经之异常亢奋，则引起心运动之急速，呼吸迫促，胃肠蠕动增进，各脏器分泌机能亢进等。对于此类症状，以强刺激之抑制，可使复归正常。反之，在交感神经机能减弱之疾病，则以轻刺激之兴奋作用，可促进其生理机能之复盛。

第二编

灸科学篇

中国針灸学

第一章 总 论

第一节 灸法之起源

灸法之起源，在文字上可稽者，《内经》已有记载。异法方宜谕曰:“北方者，天地所闭藏之域也，其地高陵居，风寒凛冽，其民穴居野处而酪食，藏寒生满病，其治宜灸焫”，灸焫，即灸法。按内经之文，灸法之发源，当自北方始，究其发明之时期，则不可考矣。

推想灸法之起源，当在针术之前，发明取火之后，与砭石之应用或在同时。盖石器时代，民皆穴居野处，病多创伤，风雨荐侵，病多筋挛痹痛，治宜灸焫，以得温则舒，得热则和，故当时发明砭石针焫之法，殆可谓出于自然。人具有自卫自治之本能，如身体酸麻疼痛，自然以手按压，或取石片以杵击，或就火热以熏灼，或置燃烧物于皮肤，用种种之尝试。求病痛之免除，每在无意识之中，获得疗治之方法。无数先民，积长时期之自然经验，知何种病苦，宜砭石杵击，何种疾患，宜用火热熏灼，并从经验中得出施治的部位，流传愈久，即成为砭石之法，灸焫之方，传数千百年而至于今，逐为中国最古之疗法。

第二节　灸术之定义

以特制之艾，在身体表皮一定之部位（经穴）点上燃烧之，使其发生特有之气味与温热之刺激，以调整生活机能，且增进身体之抗力，而收治病防病之效。

第三节　施灸之原料

灸必用艾，古人言其性温而降，能通经络，治百病。然古人最初未必能知艾之功用，而以之作艾炷。乃因艾蒿遍地皆有，可为燃料，最易引火，且气味芬芳，闻之可清心醒脑，于是用作灸炷。久之效验颇著，乃为灸治之要品。

艾属菊科植物，为多年生草。我国各地皆产生，春日生苗，高二三尺，叶形似菊，表面深绿色，背面为灰白色，有绒毛，叶与茎中有多数之细胞孔，具有油腺，发特有之香气。夏秋之候，于梢上开淡褐色花，为筒状花冠，作小头状花序排列，微有气息，但不入药用。入药或作灸炷者，乃为艾叶，每于旧历五月中采之。

第四节　艾绒之制法

艾虽遍地皆有，而以蕲县产者最良，以其得土之宜，叶厚而绒毛多，性质浓厚，功力最大，称为蕲艾。

于五月中采其艾而晒之，充分干燥，于石臼中反复筛捣，去其粗杂尘屑，存其灰白色之纤维如棉花者用之，称为艾绒，亦称熟绒。为灸之无上妙品。

艾绒愈陈愈佳，因艾叶中含有一种带黄绿色之挥发性油，新制艾绒，其油质尚存，灸时因火力强而经燃，病者较为痛苦；若久经日晒，油质已经挥发，艾质更为柔软，灸之则火力柔和，不仅痛苦较少，而反有快感，精神亦为之振奋。

第五节　艾绒之保存法

艾绒易吸收空中湿气，艾绒过湿则灸时不易着火而痛增，故艾绒应置于干燥箱中而密盖之，于风和日丽时取出晒之，约二三时，晒过复密盖之。日常施用者，取出一部分，置于紧密之小匣中，用完再取，则大部分不致受潮。

第六节　艾灸之特殊作用

日本东京针灸学院院长板本贡氏曰："在人体予以温热之刺激，其最适宜之燃料，莫如艾叶，因其有种种特长。兹就施灸言之，艾叶燃烧将终，在瞬息间，艾之温度直入深部，感觉上似有物质直刺之状，且发生畅快之感觉。若试以燃热之火箸或烟草，则觉表面热痛而无畅快感觉，且灸点在同一点上，不论何壮，皆有快感。其灸迹虽予以极强按压，或水浸，或热蒸，皆不变若何异状。此种奇效，实为灸时特有之作用，发明用艾灸治，诚古人之卓见也。”按氏之说，与中国本草所谓性温而下降之说相合。编者以为艾灸之特殊作用，不在热而在其特具之芳香气味。中国对于芳香性之药，多谓其能行气散气。所谓行气散气，乃对神经引起兴奋传达作用，与神经细胞之活泼现象。艾灸后之觉有快感，即因艾之芳香气味，由皮下淋巴液之吸收，而渗透皮下诸组织，于是神经因热与芳香之两种刺激，起特殊兴奋，活力为之增加，得发挥其固有之作用，而病苦即可解除。

第七节　艾炷之大小

艾炷大小，稽之书册，各从灸之部分而定，头部肢末宜小，胸部腹背部宜大。小者知雀粪、如麦粒，大者如箸头，如枣核。明堂下经云：“凡灸炷欲下广三分，若不三分则火气不达，病不能愈，”是用较大之艾炷。其上经则曰：艾炷以小箸头作，如其病脉粗细，状如细线，但令当脉灸之，雀粪大者，亦能愈矣。是用较小之艾炷。皆古之灸法。

有清末叶，艾灸之法已不多用，几乎失传。考查扶桑针灸，彼灸炷之大小，大者如米，小者如粞，如饭粒大者，甚少见，大如枣核者，间亦有之，但须病家同意而后行之。

编者以为灸炷大小，不但以其部位而有不同，大人小儿，壮体羸躯，亦当有别。大者壮者，炷如绿豆，小则如鼠粪；幼或弱者，如麦粒，如雀粪。灸炷过大，效益虽有，而害亦随之。古法灸之不能盛传于后，虽因火灼苦痛，人所畏避，更以炷大则利害兼有，不大药用，亦为主因。

第八节　艾炷之壮数

燃烧艾炷一枚，谓之一壮。凡灸，少则三壮，多则至数百壮，如千金有灸至三百壮者。扁鹊灸法有三五百壮至千壮者，未免用火太过。吾人施灸，固宜遵循古人遗规，然气候有变迁，人体有偏胜，体格有大小强弱，疾病有轻、重、久、新，既有不同，壮数则必因而各异。若泥于一说，不予变通，则有太过或不及之弊。不及，不足以去病，太过，则体有所不胜。

第九节　灸刺激之强弱与温度

灸术原属温热性刺激疗法，病有轻重，体有强弱，则治疗时所予之刺激，当分别强弱，以适应其症状，此炷之所以分大小与壮数之多寡也。大体标准，刺激可分强中弱三种：

一、强刺激之标准：其艾炷如绿豆大，捻为硬丸，自十二壮至十五壮。

二、中刺激之标准：炷如鼠粪大，捻成中等硬丸，自七壮至十壮。

三、弱刺激之标准：炷如麦粒大，宜松软而不宜紧结。

因艾炷之大小与软硬，其燃烧之热度，亦有高低。日人樫田原田在东京帝国大学医学部，就动物尸体及患者行学理之试验，以各种大小之艾炷，测计其温度量，结果得下列之报告：

在空气中，以寒暑表之水银柱，裹以鸠卵大乃至鸡卵大之艾绒，从周围燃烧之，呈640℃之高热，更送以风，助之燃烧，则达至670℃。又以电温计测算之，巨大艾（枣核大）之热度，在350℃上下，大切艾（绿豆大）为130℃，中切艾（大米粒大）为100℃，小切艾（麦粒大）为60℃。当于家兔之腹壁上，以寒暖计测之，巨大艾平均为100℃，大切艾为93. 5℃，中切艾为82. 5℃，中小切艾为62. 5℃，小切艾为61℃。

于身体施用灸法，以血液不绝流行，其温度较低。

第二章　各　论

第一节　灸法之种类

以艾灼肉体，为达疗病或防病之目的，是谓灸法。后人以其灼肤伤肌，痛苦难堪，改变其法，下衬姜、蒜、附子、盐、泥，以冀减少痛楚，名曰隔姜灸法或隔蒜灸法。所以灸法在中国有五六种之多，即隔姜灸、隔蒜灸、附子灸、麦饼灸、盐灸、黄土灸等。日本灸法尤多，有二十余种，为我国古昔所流入，但在我国除上述数种外，其余都已失传。

又有名雷火针及太乙神针者，以艾绒与其他药料卷成纸卷，着火隔布按于肌肉以治病，为灸法中之特殊者，通经舒络，效果亦佳。

近年日人后藤道雄发明温灸，灸不着肉，隔器温针，以无灸痕为标榜，但费时费药，既不经济而效力极微，较之雷火针、太乙神针，相去不可以道里计。

念盈药艾灸条灸，以麝香沉香等不甚辛烈之药物，如太乙神针作法，改为小型之灸条熏灸，火力轻而流弊少，效果亦较太乙神针等为佳。

温针灸法：以艾绒置于针柄上点燃，其热力由针丝传入深部，为针灸并用之一法。

第二节　灸术之现象

直接灸术，于皮肤必呈火伤现象，是谓灸术现象。但火伤现象，因灸法轻重之不同，其所呈现象亦有不同，关于轻度之施灸，其局部发现赤晕，且感热痛，停灸后其赤晕渐消失，经数小时后，留一黄色之瘢痕。如稍强之灸，则表皮浮起，成一水泡，经数日结痂而愈。其最强度之灸，皮下肌肉成坏死状态，表皮超大水泡，即陷于化脓溃烂，周围扩大，经若干之时日，新肌生长，表面结成痂皮而愈，但留一黑色之斑痕，经一二年后，黑色渐退，惟灸痕永不消灭。此皆为直接灸法。

第三节　灸术之应用

不论何种灸法，当应用于临床之时，医者必先有一番详细诊察，如男女、年龄、体质，疾病轻重，及受灸之有无经验等，然后定灸炷之大小、软硬、壮数，予以适度之刺激，则不使太过，亦不致不及。若太过失度，不特不能奏效，疾病亦成恶化，兹为便于初学计，定其适度之标准如下：

一、小儿与衰弱者：炷如雀粪，10 岁前后之小儿，以五壮至十壮为度。大人灸炷如米，以五壮至十壮为度。灸穴以五穴或七穴为适当，否则灸炷过多，反令发生疲劳。

二、男女之分别：男子灸炷之壮数，可以稍多，普通男子胜任力较女子为大。

三、肥瘦之不同:肥人脂肪较多,肌厚肤壅,不易传热,感艾气不足,壮炷宜较瘦者为多,炷大如米粒。

四、敏感性者与迟钝性者：对于感受性之敏感者，当灸炷燃至中途时，即移去之，重更一枚，待燃近皮肤，即去之，反复更换，至着肤为止。灸小儿亦须如此，迟钝性者，炷宜稍大。

五、施灸经验之有无：关于未经施灸，初起亦宜小炷，壮数亦宜少，以后逐日增加。

六、症状情况：凡病属亢进性疾患（如疼痛、痉挛、搐搦等）炷宜稍大，壮数宜多。虚弱症候、机能减退、麻痹不仁、痿弛无力，宜小炷而壮多。

七、劳动情况：体力劳动者，比精神劳动者，其炷宜大，壮数亦多。

八、营养不良者：壮炷宜小而数适中，大炷则绝对禁忌之。

上列八条，系参考日人所定者，不能云为详尽，总之灸炷大小，施灸壮数，须视病之种类与病者之体质等而变通之。

第四节　灸术之医治作用

日本樫田、原田两博士之研究，谓施灸后，白血球显著增加，几达平时二倍。时枝博士研究白血球之增加，至第九日达最高度，以后能持续一个月。原博士之研究，谓施灸之初期，嗜酸性白血球增加，后淋巴腺白血球亦增加，同时赤血球赤血素亦增加，旺盛最良之营养。宫入氏之研究，谓与紫外线有同样作用。

从诸氏研究之结论，施灸后有害物及细菌之吞噬作用与免疫体血液之新陈代谢一致旺盛，因此关于生活机能之诸种症变，如疼痛痉挛，能使之镇静缓解。属于生活机能之衰弱不振，能使之鼓舞兴奋。关于充血郁血，能使之解散与调节，其他营养增加，能抵抗一切病变，而恢复健康。

综合日人研究，证明灸有消炎、镇痛、促进营养诸作用，与古人之散热解郁，起陷复温之理适合。

第五节　灸术之健体作用

语云:“若要安，三里常不干，”是言常灸足三里，可免除一切疾病，千金方云:“宦游吴蜀，体上常须三两处灸之，勿令疮暂瘥，则瘴疠瘟虐毒不能着，”是灸之能预防毒疠，预防疾病，亦是保健作用，上节所述灸能增加血球，活泼机能，促进营养，则自有保健作用，用艾灸病，复能利用防病，此古人之卓见也。读日本帝国文库，名家慢笔载，灸足三里，寿长340余岁，则艾灸又能益寿延年。

第六节　施灸之目的

灸术应用于临床时，关于所取之部位，必从疾病之症状而定治疗法之目的。内经有病在上取之下，病在下取之上，病在中旁取之，深合今日所谓诱导法，反射法。当病痛之处取穴，名曰阿是穴，而灸之，即得快，此所谓直接灸法。兹将直接灸，诱导灸，反射灸，其学理如何，分述于后：

一、直接灸：直接灸者，于病苦之局部，直接施灸，以刺激其内部之知觉神经，使其传达中枢，更于中枢移传于运动神经，使之兴奋，血管扩张，血流畅行，促进产物渗出物之吸收，而治疗浮肿、痉挛、疼痛、知觉异常等症状。

二、诱导灸：诱导灸者，关于患部充血或郁血而起之炎症疼痛等疾患，从其有关系之远隔部位施灸，刺激其分布之血管神经，诱导其血液疏散，调整其神经之生理，以达治疗之目的。

三、反射灸：其病变属于内脏诸器官在深层时，非直接刺激所能达其目的时，乃择神经干或神经支之相当要穴，利用生理反射机能，为间接之刺激，以达治疗之目的。

第七节　灸　法

一、隔姜灸法

隔姜灸是以姜切片，约三分厚，针刺数孔，置于应灸之穴上，上置艾丸如豆大燃之。感觉灼痛，则以姜片稍微提起，热觉稍减仍放原处，或持姜片往复移之，视其肤上汗湿红润，按之灼热，即可止灸。如不知火热之轻重，任其灸燃，可能发生水泡。处置水泡之方法，以微针在水泡边，刺入贯透之，压去其水液，以脱脂棉拭干，外以消炎油膏敷于纱布盖之，外衬棉花，为之包扎，每日更换，至愈而止。

二、隔蒜灸法

隔蒜灸与姜灸相同，惟觉灼痛时不与移动。姜灸通用于慢性疼痛麻痹性疾患，蒜灸则适用痈疡初起之症。医学入门，谓隔蒜灸法，治痈疽肿大痛，或不痛而麻木。先以湿纸覆其上，候先干处为疮头，以独头大蒜，切片三分厚，按疮头上，艾炷灸之，每五炷换蒜片。如疮大有十余头作一处生者，以蒜捣烂摊患处，铺艾灸之，若痛灸至不痛，不痛灸至痛。若疮色白不发红，不作脓，不问日期，最宜多灸。

三、豉饼灸法

治疽疮不起，以豆豉和椒、姜、盐、葱，捣烂作成饼，厚三分，置疮上灸之，觉大热，稍提起复置于上，灸至内部觉热，外肌红活为止，如脓已成者不可灸。

四、附子灸法

治诸疮瘘，以附子研粉，微加白及粉，以水和之成饼，约厚三分，覆瘘孔上以艾灸之，使热气入内，附子饼干则复易一饼，至内部觉热为止。

五、雷火针灸法

雷火针灸以沉香、木香、乳香、茵陈、羌活、干姜、穿山甲，各三钱，麝香少许，蕲艾二两，以棉纸二方，一薄一厚，重覆几上，先铺艾绒于其上，然后以药末掺匀，乃卷之如爆竹，外以鸡子青涂之，糊一层薄纸，防其散开，应用时，一端着火燃红，另以红布一尺，折成六层或八层，垫于穴上，燃红之艾针，即按于布上，随离随按，如针端火熄，即另换一针继之，当按时热气药气，俱从布孔中直透肌肤，每穴按数十次，内部觉热而后止，另按他穴。治筋骨疼痛，经络不舒，沉寒积冷，功效甚伟。

六、太乙神针灸法

太乙神针灸是为雷火针药方，加味所制者，制法用法俱相同，效亦无甚上下，其药方如后：

艾绒三两、硫黄二钱、麝香一钱、乳香一钱、没药一钱、丁香一钱、檀香一钱、桂枝一钱、雄黄一钱、白芷一钱、杜仲一钱、枳壳一钱、皂角刺一钱、独活一钱、细辛一钱、穿山甲一钱。

按：此方与原方已更动，原方有人参、千年健、钻地风、山羊血等。立方者，取参与血，无非为补气补血，千年健、钻地风、不识为何药，顾名思义，无非取其健筋骨，通经络之意。血参二药，力在质地，宜乎内服，断非薰其气味，能得功效者，因去之，余二药，普通药铺不备，亦为删去。

七、温 针 灸 法

温针法，亦名热针，苏南病家每喜热针，言其收效较大也，针医家以灸治灼痛，用温针法即认为灸治，温热由针丝传入肌肉之内，较之单用针丝刺激，于生理变化上是否有不同之处，则待生理学家去实地研究，就表面言，至少在针灸上有两种作用，一为合乎留针法，一为灸之温热刺激。

温针法之操作，有一定技术，先审视应用之穴位，其肌层厚度，择取适当之针针入肌肉，其针体露出皮肤外者，至多一分半，最适当为一分。乃以薄纸板剪一寸方，中央钻一小孔，从针柄套下按着皮肤上，以粗制艾绒捻作一小球（如枣核大）包于针柄上，与针体须接近，针柄之下段约露一分余，与皮肤面约离二三分，将艾燃着，觉皮肤灼痛太甚时即去之，第二次之艾炷可略小，以燃至内部觉热为止。但经五六炷灸后，皮肤觉热，而内部仍不觉热，亦只可停止，俟二次再灸，否则必将针捻动提起，重复插下再灸，否则针体已热，知觉敏感减低而不觉热，灸时过久，则组织中之胶液胶着针上而不易抽出。有许多针灸医师，针体露出皮肤寸许，仅于针柄上端置一艾炷燃着，距离皮肤二三寸，虽名温针，实为留针，不足法也。

八、温 灸 法

温灸以金属所制之圆筒，下置木制之圈，圆筒中另有小圆筒内装药物与艾绒烧之，筒外置一木柄，持之而按于穴上，艾之燃烧热，传于皮肤，即发生疗治之功能。

九、艾 炷 灸 法

艾炷灸以艾作炷，直接燃灼皮肤，一炷为一壮，为中国最古之灸法，亦为灸术之滥觞。本编所讲之灸，即本此灸法。上述数种，仅供参考，惟雷火针、太乙神针改制之念盈药艾灸条灸，确有伟大之价值，较之今日流行之温灸，相去不可以道里计。

第八节　施灸之方法

灸法与针法，手术不同，灸必先以墨点穴，然后行灸，坐点则坐灸，立点则立灸，取穴既正，万不能移动姿式，于是于墨点上以水微润之，即以艾炷黏上，以线香燃着去点引之，待其燃毕，不去艾灰，即另黏上一枚续灸，如须续灸五六枚以上，则去其积灰续灸。

另一直接灸法，以稍大如饭粒之艾炷，置于皮肤上点燃，待燃至中途，受者已感热痛，即以一狭长之物如钳子之柄，压在灸炷上，一面将艾压熄，一面使其火力直透皮下而深入，待其灼热直入之感已解，再换一艾炷续灸，其效与针之直刺深部神经相同，并不起泡。

第九节　施灸之前后

自19世纪显微镜发明后，随之而发现细菌。很多病症，都因病原菌所感染而成，消毒之学，应予注意。针灸之术，属于创伤治疗，若不严密消毒，难免细菌侵入，故当施灸之前，应有两种准备。

一、施灸用具：坐则须椅，卧则须床，点穴之笔，燃烧之艾，引火之香，皆须具备。

二、消毒：从简单之方面言，棉花，石炭酸水，或75%酒精，为必需之品。术者手指应先自消毒，然后为之点穴施灸。灸毕之后，以棉花拭去其灰烬，复以棉花蘸石炭酸水于灸点上及其周围拭之，可防止细菌从创伤之处侵入。

第十节　施灸之注意

施灸之际，患者之姿式既正，而医者为施术上之便利，亦须采取适当之位置，且旋灸直接著于皮肤，故医者之态度，尤宜谨慎沉着。施灸之时，初灸二三壮，艾炷宜小，当火将着皮肤时，按压其周围，以减少其灼热痛感，后数壮，以右手中指轻抚其周围即可。

施灸室之选择上，亦有注意者二：一为光线充足，窗明几净，与室外有障隔，既避外人之窥视，又可免施术者与受灸者之分心。二为室内之温度，夏秋之间，气候温暖，裸裎受灸，原无感受风寒之弊。若在春冬，气候寒冷，易于感冒，故宜有火炉设置，以调节室内之温度，决不可草率为之。

第十一节 灸痕化脓之理由

直接施灸，不论壮数多寡，必起一水泡，水泡不论大小，若以其有痒感而抓破之，则化脓菌易于潜入，遂引起化脓，此为化脓理由之一。灸后水泡大者，其内部组织，为灸火所伤，引起炎症，分泌物增多，贮留于泡皮之下，易于擦破，即引起化脓之症状，此又为化脓理由之二。惟水泡之小者，可能不尽化脓，盖其范围小，炎性产出物甚少，容易干燥结痂，肉芽之形成，可较迅速。

第十二节 灸后处置法

因灸而起之水泡，如为米粒大，或麻实大者，若注意不予擦破，则不易化脓，可以自然干燥而愈。若水泡如饭粒大，或指头大者，当以微针沿肌贯透之，使水液外流，然后以硼酸软膏，敷于纱布上盖之。若水泡之大者，内部起糜腐之状，当剪去其泡皮而后盖药，每日更换两次，见其炎性已退，已无水液分泌，乃以锌氧粉软膏盖之，至愈为止。

如因火伤过度，发生化脓溃烂时，先去其泡皮，以黄碘软膏盖之，待脓腐已尽，呈露粉红色之肉芽时，换以锌氧粉软膏，以竟其功。

第十三节 灸痕化脓之防止法

灸痕之所以化脓，已于十一节言之。就其原因而加以防范，则化脓溃烂之弊，不致发生。

一、避免大炷，凡宜以强刺激为目的者，则不妨将灸炷捻紧，不使灸痕扩大，则火伤之范围小而水泡亦小，因而炎症性分泌之液汁亦少，痂皮易于干燥而成硬盖。

二、于灸后注意消毒，发生痒感时，绝对不予抓擦，偶因不慎而擦破时，即重行消毒后严密包扎，如是决不致化脓溃烂。

第十四节 灸疮之洗涤法

直接施灸，不论灸炷大小，皆有灸痕，如灸炷大者，则灸痕大而皮之组织伤，往往发生溃烂疼痛，不易收功，善后之法，古人有药汤淋洗法，略述于后：

大炷灸后，以赤皮葱、薄荷等煎汤，淋洗疮之周围，约一时之久，自然易愈。若炷疮愈后，新肌黑色不退，可以取东南向之桃枝嫩皮煎汤温洗之。若灸疮黑色而烂，用桃枝柳枝，胡荽等分煎汤洗之。如灸疮发生疼痛者，再加黄连煎汤洗之，立可止痛，此皆古法也。若此法嫌不便，宜从十二节之灸后处置法，惟于天热之时，灸疮之分泌液较多，宜常以净纸或棉花纱布拭干之，不宜用凉水洗涤。天寒时，肉芽不易生长，宜常以葱汤淋洗其周围，以助药膏之不及，如是疮痕之收效甚速。

第十五节 于灸痕续行施灸之方法

灸，大都属于慢性病症，必连续施灸，方收功效，施灸之后，必有灸痕水泡，续行施灸之时，宜以微针贯透之，去其水液，痂皮涂以墨汁，然后置灸。如灸痕之痂皮已擦去，仍以墨汁涂上而后灸之，不但不再化脓，且结痂甚速，然此指灸炷小者而言，若用大炷而形成大如龙眼之灸痕，则不宜再灸。

第十六节 灸与摄生

古人对施灸异常慎重，于施灸之前三日，禁房事，避劳役，节饮食，戒忧愁忿怒。灸后不能立刻饮茶进食，宜静卧片刻，平心静气。饮食务宜清洁，禁厚味生冷，此所以养气和胃也。

第十七节 施灸之禁忌

古法施灸，关于月日每多禁忌，千金方言之最详，不能以科学解释，故略而不述。其他关于风雨雷电，大雾大雪，奇寒盛暑，亦在禁忌之例，此由于气候暴变，气压猝起变化，不适于施灸，理有可通，吾人可以参酌采择。惟对于症状上应否禁忌，甚少涉及，今采日人研究所得，不适宜灸治之病举其大者如后：

伤寒、赤痢、麻疹、鼠疫、天花、白喉、脑脊髓膜炎（惊风刚痉之类）、猩红热（喉痧）、丹毒、恶性肿疡（疔疽癌肿之类）、急性阑尾炎（缩脚小肠痈）、心脏瓣膜炎（心痛寒热）、急性大叶性肺炎（肺风痰喘）、急性腹膜炎（脐腹疞痛寒热）、传染性皮肤症（疥疮之类）、肺结核之末期（肺痨）、血压高度症、高度贫血症（失血症）。

古法禁灸之穴如下：

哑门、风府、天柱、承光、临泣、头维、攒竹、睛明、素髎、禾髎、迎香、颧髎、下关、人迎、天牖、天府、周荣、渊腋、乳中、鸠尾、腹哀、肩贞、阳池、中冲、少商、鱼际、经渠、阳关、脊中、隐白、漏谷、条口、犊鼻、阴市、伏兔、髀关、申脉、委中、殷门、心俞、承泣、承扶、瘈脉、耳门、石门、脑户、丝竹空、地五会、白环俞。

以上诸穴，虽未说明灸之发生何种危害，然古人经验，未可忽视，吾人当从生理解剖学上观测其确有可信之处。此外，颜面有关美观，亦不宜大炷，而眼球与近眼之部，以及心脏部、睾丸、妇人阴部、妊娠后之腹部、血管神经之浅在部等，亦应禁灸。酒醉之后，身心极度衰疲时，则尤须绝对禁忌。

第三章　灸之科学研究

灸法发明于我国周、秦之前，迄今五千余年。关于灸之应用于疾病之记载，如《明堂灸经》、《千金方》、《扁鹊心书》等，可谓详尽矣，于学理方面，仅从其治疗之成绩而推测之，谓能助元阳，通经络，温中逐冷，补虚泻实，发郁散邪，历数千百年，一贯相传，未尝有进一步之新理发现。三十余年前，日本医学博士三浦谨之助氏，及医学士大久保适斋氏等，为针灸医学术作科学化原理之研究，其成绩发表之后，世界医者为之震动，迨后日本医学界继续研究者甚多，屡有新之成绩发表，故各国医者对灸术亦一致推崇。今摘录日人之研究，以资借鉴，若谓日人已洞明灸之原理，则犹未也，吾人当更努力，作进一步之研究。

日本医学界研究灸之总括

一、灸对于红血球及血色素之影响

（一）樫田、原田两博士之研究已述如前，以为红血球之增减，未能得出定论。

（二）青地博士之研究，谓施灸后，从 15 分钟至三日间，检验其红血球与血色素，断定皆无大影响。

（三）时枝博士之研究，与青地之说大致相同。

（四）原博士之研究，其发表之结果，与青地、时枝两氏之结论相反，即原氏以红血球与白血球共同研究，为六周间之长期施灸，行每日检查，在施灸中，红血球，血色素虽不起明显之变化。而施灸中止后，从第一周中渐渐增加，平均至第八周而达顶点，是后有持续至十周间之效果，以后乃复旧状。原博士之由实验七名（男子四名女子三名）之人体中，其结果，平均血色素加16%内外，红血球在一立方毫米中，增加50万个乃至100万个。

二、灸对于白血球之影响

（一）樫田、原田两博士之研究报告，在家兔施灸，于2分钟内，采其血而验之，白血球常见增多，最多时约为平常时之二倍，少时亦有34%之增加。

（二）青地博士更以两氏之说，为详细之观察，从时间上计算之，在家兔之实验，从施灸后15分钟，渐渐明显，在1～2小时间，连平常之二倍，至4～5小时间，略感稍稍减少，至8小时间乃至12小时间，又复增加。其多时达二倍半以上，其持续之时间，短者三日，长者一周间平均为四五日。对于人体亦行同样之实验，所得成绩，与家兔之试验相同，施灸后，白血球立即增加，在1～2小时间，已达平常之二倍，在24～25小时间后，尚可认出其在增多中云。

（三）时枝博士实验白血球之增多，在施灸后，

2～4 小时间为最多，平常约达二倍至三倍，其后即渐减少，在 24 时复旧状云。

（四）原博士之报告与以上四氏之报告，有若干不同点，即博士在施灸后，要确知白血球之增加或减少，对于家兔，一回施行十点七壮之灸，灸后立即在一定时间采血，继续一周，检索其数之消长，由施灸之后多少增加，在 8 小时前后达至最高，满 24 小时间，持续其高度。虽在第三日仍有多少减少，但数日间又继续增加。更在同点，同壮数，每日反复，在四日外各七壮，在六周间连续施灸之动物，施灸中止后，约十三周间，持续的白血球增多，而在人体大略亦为同一之现象。但须注意者，在连续施灸之时，有多少之相差，施术后，假定嗜酸性白血球增加，虽比一回施灸时低，而淋巴细胞则明显增加，为白血球增数之主因。而大单核细胞及移行型，施灸后一时减少，于一定时间后复旧，而盐基性嗜好细胞则不定。

以上由施灸关于白血球之增加，三者之意见，大略一致，在时间的关系，亦大致相同，惟关于白血球之种类，时枝、青地两博士，断定其增多之主因，为中性多形核白血球之增加，原博士则述前为中性多形核白血球增多，后为淋巴细胞之增多。

三、灸对于噬菌作用

白血球之作用为噬菌作用，所谓噬菌作用者，存在血浆中之血球，与调理素共同协力吸食从体外侵入之细菌，或异物而杀灭之，或移运至无害之场所之现象，故噬菌作用乃为人体之自然抵抗力，甚为重要。据青地博士之实验，噬菌作用在施灸后15分钟开始亢进，2~3小时间，平常增达至二倍乃至三倍。其持续之时间，约为一周间。以上试验，专从家兔之胸腹背腰等部，随意选定左右各两个，合计四点，各点三回乃至四回施灸之，后在种种之时间（30分钟乃至6日）采血，分离其血清，而后测知之。又博士在人体为同样之实验，其结果与前者略同，平常增进一倍半乃至二倍。在最近受灸之人体，亦认为有亢进效果。

四、灸对于补体之影响

所谓补体者，存在血浆中之杀菌性物质，有溶菌性补体与溶血性补体之两种。

青地博士对于溶血性补体，欲检索灸之影响，曾作多次实验之结果，报告认为补体量之增加为适当。

时枝博士亦与青地同样之实验补体量，在施灸后第二天开始增加，至第十一日达最高度，后渐减少，约一个月后，恢复旧状。

五、灸对于免疫体发生之影响

免疫体者，是从其他之免疫处置，而血清中新产生之抗体。时枝博士研究灸之对于免疫产生，有良好之结果。以伤寒杆菌，免疫家兔作第一回注射后，其凝集价为400，以对照之普通家兔为1200，表示为四与一之比。由此可知免疫家兔，从施灸之影响，所产生之凝集素，比普通家兔有明显增加。

六、施灸对于血液凝固时间

就时枝博士之实验，施灸之家兔，于30分钟后，认为有明显之血液凝固时间迟缓，至6小时后，尚不能复常，24小时后渐复常态，但有一例，其复常时间尚认为有多少缩短。依灸之作用，已明了血之凝固时间迟缓，且其经过，与血糖量之变化平衡。

七、施灸对于血糖之影响

时枝博士更以研究灸之关于血糖量之影响，发表其结果，谓以家兔施灸后，血糖量立即增加，在多数之场合，于20分钟间达至高度，其量约二倍或至二倍半，从此渐成减少之倾向，至翌日较施灸前减少，或反形增加，再至翌日而复旧，亦有不复旧者，共得三种结果。如此家兔之血糖量，由施灸而得确实明显之增量，可以无疑。

八、灸法之本质

原博士为了研究灸之本质，曾观察施灸后之皮肤组织，灸痕之状态，发觉灸不但为一种热刺激之反应，或许为何种物质溶入血液中，为第二次之时间发挥其作用。于是又从内科诸学者之研究，被认为火伤之关系，从古来诸说纷纭之火伤死之真原因，察知其局部所发生加热蛋白体之异常分解，产生（火伤毒素）之毒素为其起因。原博士研究灸作用之本质以后，检索火伤及火伤毒素关于血球之影响，即以火伤家兔，及施灸之家兔，血球数量，关于红白血球之影响，不单纯为热刺激之结果，且得推断为血清中，火伤毒素特别刺激造血器之作用为起因。更从灸之分量察之，过度施灸之动物，徐徐憔悴，食欲减少，体重减轻而不活泼。其状态恰与误用蛋白体之分量时之副作用，现蛋白体憔悴相似。若即终止施灸，或减少回数与壮数，即渐渐恢复其元气，于此点察知之灸法本质，得归到为一种蛋白体之作用。

结 论

本编自第一章第一节灸法之起源，至第二章十七节施灸之禁忌止，凡关于灸法之应用设施，虽未敢云为详尽，然已括其大概，若能细加体会，可供临床应用。至第三章介绍日人之以科学方法，研究所得之学理，亦皆举其概要，以其于灸之普通一般学说，不适合于临床研究，吾人知其梗概，可矣。灸科学理之真面目，亦仅窥豹之一斑，如百会之治脱肛，肘尖之治肠痈，彼日人均认为有特殊效果，然未能以前者之研究，可得而解释之。夫灸之于疾病，有成效者，何止数百种，所谓治脱肛、肠痈，仅其一端，然而千百年流传之学术，欲一一释其真理之所在，则非易事，一人之学识有限，虽穷年竭力研究，恐亦未必能尽，是希望有志者，引为己任，不断研究，庶真理明而道长存。

第三编

经 穴 篇

中国针灸学

第一章 总 论

第一节 经穴之定义

研究针灸疗病，必须熟谙经穴。经穴之说，凡研究中国古医学家，无不知人身有十二经络、三百六十五穴。关于经穴学说之记载，出于内经，谓直行者曰经，支出者曰络，穴为孔穴，则附属于经络之中，在针灸治疗上，确有治效价值，但无科学指引，故历四五千年，经穴之学识不少变。近代因世界交通，吸收外来学识，一切皆从科学方面研究，于是知十二经络与孔穴，悉为假定名词。所谓孔穴，亦称经穴，为人体之外表，被定之针治或灸治之刺激点；经络，可谓各孔穴之假定联络线，亦可谓刺激点之反射线。编者于二十年前编著《中国针灸学讲义》中对经穴之解释:“穴者，为调整或预防脏腑百骸各种组织发生病变时之刺激点耳；经者，刺激点之反射线耳。”日人后藤道雄博士，研究经穴，谓与海特氏带相一致。

其主要谓经穴之主治症，适为其脏器有病之感应点（压痛点）。自近年苏联巴甫洛夫氏发表高级神经生理活动学说之后，益足以证明经穴刺激点之刺激，反射大脑皮质，发生调整措施，传导组织起调整运动而达症状之解除为可信。巴氏神经学说中，刺激反射之传达，并不完全沿神经通路进行，另有其反射弧。则经络之说，虽属假定，亦有其一定之理由，如手腕部附近之尺泽、太渊治咳嗽，定为肺经；郄门、内关、大陵治心绞痛，定为心包经；曲池、合谷可治大肠下痢，定为大肠经。诸穴皆在前膊内侧，相去无几，而定为三经，则经络称为有系统之反射线，亦可称合理。人身经穴，自元代滑伯仁氏著“十四经发挥”之后，确定为十四经六百五十七穴；而唐、宋、明、清诸医书中未列入十四经络中者，有百位以上，称为奇穴。可见人身穴位甚多，并不限于三百六十五穴。关于经络，虽另有奇经八脉之规定，以原定经线之各穴，从其主治各症状言，其反射方向虽如百川归海，统向脑部；但由脑部传向各器官言，则不知有若干之间接反射线。此皆有待于医学家与科学家共同去进行研究。

〔附〕黑特氏带与经穴之关系

所谓黑特氏带者，是指于内脏有疾患时，与此脏器相当部或一定之皮肤上，有痛感过敏带之存在。自西特赫姆氏之研究发表后，为学者所注意；其次又经德兰克氏及黑特氏等之更深研究，乃得冠以黑特氏带之名称。

后藤道雄氏于证明过敏带之存在后，复探究黑特氏带与经穴之关系，在研究关于内脏疾患的主要经穴之结果，证明此等经穴全与黑特氏带一致，尤与黑特氏之最高点符合，于是提倡此说，发表其业绩。

其结论，认为经穴者，由于古来之经验上，在皮肤所得之内脏知觉过敏带之谓，亦不外今日之黑特氏带之说。于痛觉及温觉过敏之黑特氏带施行针灸时，因反射的作用，能减去与黑特氏带一致的内脏之疼痛，并能减去自觉的障碍。然而全身经穴之全部，是否均与黑特氏带一致，尚须进一步研究，不能遽认为真理。但就大部分而言，有多数相合，例如胃有疾患时，于腰部或胸背部自觉钝重或钝痛；子宫有疾患时，腰部上有疼痛之发现等，不论如何，皆相当于该疾患之主治经穴。以此理由，黑特氏带者，在各疾病上，于一定之皮肤发现其过敏带，所以能为诊断上之补助而应用。

第二节　经穴之分类

十四经为前人所定之名词，似未合于科学真理，但在未得科学确定其真相之前，吾人为便于分类记忆起见，并于治疗取穴上，如内脏病取四肢诸穴时，呼吸系病都从肺经取穴，消化系之胃病、大肠病各从其经取穴等等，多少有若干帮助，故不妨采用原有之名称。如依宋代铜人腧穴图经分部取穴，似较难于记忆，暂不采用。

兹归纳滑伯仁之十四经所定经名穴数，为简单之说明：

经络上之分列于胸腹一面，与上肢手掌一面、下肢内侧一面者，曰“阴经”；分列背侧头部与上肢手背一面，及下肢外侧一面者，曰“阳经”；在胸腹之中央线者，曰“任脉”；背侧之中央线者，曰“督脉”。

阳经之行于手者有三经，统曰手三阳经，皆从手而至头；行于足者有三经，统曰足三阳经，皆从头而至足。

阴经之行于手者有三经，统曰手三阴经，皆从胸而至手；行于足者有三经，统曰足三阴经，皆从足而至胸。

任脉从会阴部，由腹上行，直至下唇。

督脉由尾闾部，循脊上行，直至上唇。

手三阴经，为手太阴肺经（计十一穴）；手少阴心经（计九穴）；手厥阴心包络经（计九穴）。下文则统称肺经、心经、心包络经。

足三阴经，为足太阴脾经（计二十一穴）；足少阴肾经（计二十七穴）；足厥阴肝经（计十四穴）。下文统称脾经、肾经、肝经。

手三阳经，为手太阳小肠经（计十九穴）；手少阳三焦经（计二十三穴）；手阳明大肠经（计二十穴）。下文统称小肠经、三焦经、大肠经。

足三阳经，为足太阳膀胱经（计六十七穴）；足少阳胆经（计四十四穴）；足阳明胃经（计四十五穴）。下文统称膀胱经、胆经、胃经。

任脉一经（计二十四穴）。

督脉一经（计二十八穴）。

第三节　人体各部之区别

人体各部，区分为头部、颈部、项部、躯干及四肢五部。

一、头　部

头部位于身体之最上部，复区别头盖及颜面二部：

（一）头盖部

毛发所生之处为头盖部，又名生发部，亦称头盖。分述如下：

1. 前头：生发部之在前面者，一名前头部，即从前额际有一掌横径之部位。

2. 头顶：前部中央之最上部，称为巅顶，又称颅顶部。

3. 后头：为头之最后部，亦名后头部，即毛发所尽之上部，后头结节存在之所。

4. 左右耳上部：为头顶之两侧与耳轮之间。

5. 左右耳后部：为左右耳轮之后面。

（二）颜面部

从毛发所生之下方，而至颐下，以左右耳为境界，称为颜面部。分述如下：

1. 前额：前头之下部，眉毛之上部，为颜面中最平滑之部分。

2. 眉间：左右眉毛之间，鼻根上部。

3. 左右颞颥：俗称太阳穴处，为眉毛之外侧与耳门前之间。

4. 左右颊部：为眼之下方，口鼻与耳之中间，头部肌肉最多最广之处。

5. 颐部：为颜面最下部之中央，下颚隆突之处。

6. 左右颚部：从下颚之隅角至上下颚关节之处。

二、颈部及项部

颈部及项部，为头颅与躯干连接之圆柱状部分。其部通常有如下之区分：

1. 前颈部：从颐部至胸之上部之间。颈前又称为“喉”。突出头颈之中央部，名喉头结节。结节下之陷凹处，称为颈窝。

2. 后颈部：为后颈之下方，从左右耳后部到达背部之间之所，亦称为“项”。于后头结节之下方，稍稍陷凹之所曰项窝。

3. 左右侧颈部：前颈部与后颈部之谓，一名颈侧。侧颈部之下方，锁骨之上部稍稍陷凹处，称为锁骨上窝。

三、躯　干

躯干，分为胸、腹、脊柱及骨盆。

（一）胸部

诸骨连合成为胸廓，有前面、后面、左右侧面之区分。前面称胸，后面称背，侧面称腰或称腋下。

1. 胸廓前面

（1）胸骨部：在胸前面之中央，从颈窝之下，抵达腹部之狭长部分。

（2）锁骨下部：在胸骨部之左右上部，称为锁骨之下部，或称锁骨下窝。

（3）乳房部：在锁骨之下方，左右乳房之处。

2. 胸廓后面

（1）肩胛骨间：在背之中央，一称脊柱部，即左右肩胛骨间之中间，其正中微成沟状，因棘状突起而凸隆。

（2）肩背：为左右肩之上部，肌肉最丰满之处。

（3）肩胛部：为左右肩胛部。

（4）肩胛下部：为左右肩胛骨下部。

3. 胸廓侧面：胸廓侧面为狭长之部。上方陷凹处生毛，称为腋窝，其毛称腋毛。

（二）腹部

腹部分为前面、后面。前面称为腹，后面称为腰。

1. 腹部前面

（1）上腹部：为腹前中央之上部。在其最上部为三角形之小窝，称为心窝。

（2）脐部：为腹之正中，存在脐之周围。脐部之陷凹处，称为脐窝。

（3）下腹部：为脐之下部。其下际称为阴部或耻骨部。阴部有毛之丰隆处，称为阴阜。

（4）左右季肋部：腹上部两侧。

（5）左右侧腹部：脐部两侧。

（6）左右肠骨部：下腹部之两侧。

（7）左右腹股沟部：为肠骨部之下部，从腹部移行于大腿部处。

2. 腹部后面

（1）腰椎部：为腰部之中央，腰椎骨存在之处。

（2）腰侧：从腰椎部之两侧至侧腹部之间。

（3）骶椎部：为腰椎部之下部，坚硬骨质之处。

（4）臀部：为骶椎部之两侧，肌肉丰满之处，又为下腹部与腰部下部之总称，名骨盆部。

四、四　　肢

四肢位于躯干之上下，分为上肢与下肢二部（图10、图11）：

（一）上肢

上肢复区分为肱、前臂、手三部：

1. 肱：于胸廓之上部的肩胛部，与躯干连接部分之关节，称肩胛关节。其上面丰隆圆满之部，称肩头；下面陷凹之处称腋窝。肱又分内、外、前、后四面。

2. 前臂：肱之下部与前臂之上部，作肘关节，称为肘。前面浅窝，称为肘窝。前臂区分为前面、后面、内侧、外侧。拇指侧为外侧，小指侧为内侧。前臂前面之外侧，即拇指侧之下端，现桡骨动脉之明显搏动，为诊断上检查脉搏重要之所。

3. 手：为上肢之末端，与前臂相连者称腕关节。手掌手背之二面拇指侧为外缘，小指侧为内缘。复有拇指、示指（食指）、中指、环指（无名指，四指）、小指五指之名称。拇指计二节，其他之指皆三节。指节与掌骨连接之关节，称本节。靠本节之指节谓指之第一节，有爪甲之一节谓指之第三节（拇指为第二节），中间一节为第二节。

（二）下肢

下肢区分为大腿、下腿、足三部：

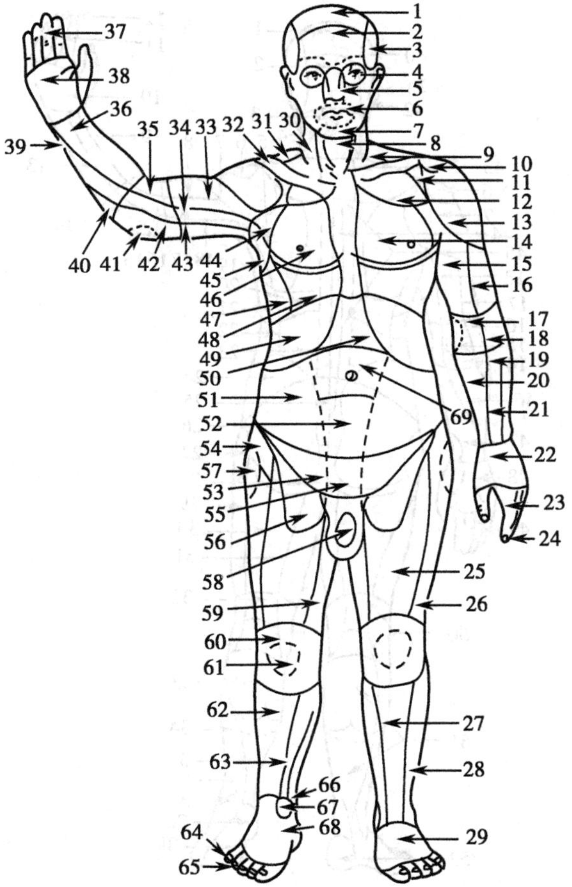

图 10　全身前面分部图

1. 颅顶部　2. 前头部　3. 颞颥部　4. 眼窠部　5. 鼻部　6. 口部　7. 颐(颔)部　8. 前颈部　9. 颈侧部　10. 肩胛部　11. 三角胸部　12. 锁骨下部　13. 三角肌部　14. 胸骨部　15. 肱前部　16. 肱外侧部　17. 肘前部　18. 肘外侧部　19. 桡骨侧臂前部　20. 前臂指掌侧部　21. 前臂背侧部　22. 手背部　23. 指背部　24. 爪部　25. 大腿前部　26. 大腿外侧部　27. 下腿前部　28. 下腿外侧部　29. 足背部　30. 胸锁乳突肌部　31. 后颈部　32. 锁骨部　33. 肱前部　34. 肱内侧部　35. 肘前部　36. 前臂掌侧部　37. 指掌侧部　38. 掌侧　39. 前臂尺骨侧部　40. 后肘部　41. 鹰嘴部　42. 肘内侧部　43. 肱内侧部　44. 腋部　45. 腋窝　46. 乳部　47. 胸侧部　48. 乳下部　49. 季肋部　50. 腹上部　51. 腹侧部　52. 腹下部　53. 腹股沟部　54. 髋(肠)骨部　55. 耻骨部　56. 腹股沟下部　57. 转子部　58. 外阴部　59. 大腿内侧部　60. 膝前部　61. 膝盖部　62. 前下腿部　63. 下腿内侧部　64. 跖背部　65. 爪部　66. 内踝后部　67. 踝内部　68. 跟骨部　69. 脐部

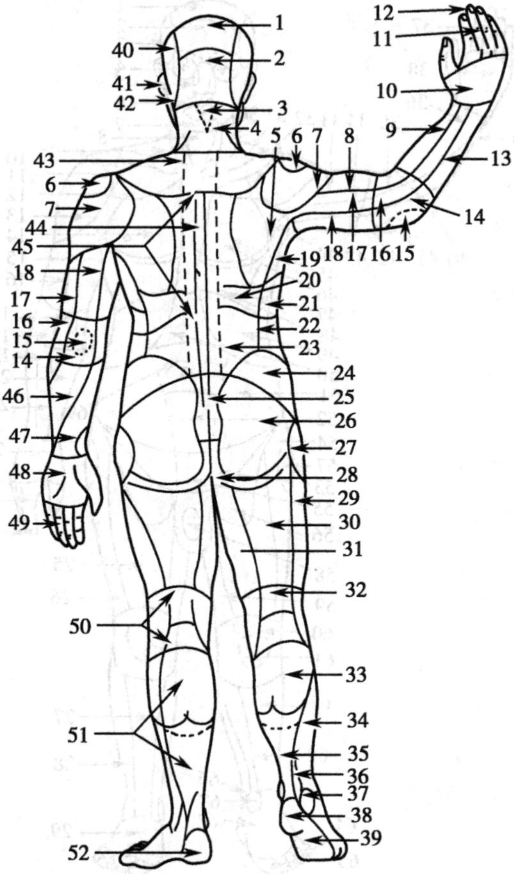

图 11　全身后面分部图

1. 颅顶部　2. 后头部　3. 项窝　4. 项部　5. 肩胛部　6. 肩峰部　7. 三角肌部　8. 肱前部　9. 前臂桡骨侧部　10. 手背部　11. 指背部　12. 爪部　13. 前臂背侧部　14. 后肘部　15. 鹰嘴部　16. 肘外(侧)部　17. 肱外侧部　18. 肱后部　19. 胸(外)侧部　20. 肩胛下部　21. 季肋部　22. 腹(外)侧部　23. 腰部　24. 髋(肠)骨部　25. 骶骨部　26. 臀部　27. 转子部　28. 会阴部　29. 大腿外(侧)部　30. 大腿后(侧)部　31. 大腿内(侧)部　32. 膝腘窝　33. 腓肠部　34. 下腿外侧部　35. 下腿后部　36. 外踝后部　37. 外踝部　38. 跟(骨)部　39. 足跖部　40. 颞颥部　41. 耳壳部　42. 乳突部　43. 肩胛上部　44. 肩胛间部　45. 背正中部　46. 前臂尺骨侧部　47. 前臂掌侧部　48. 掌部　49. 指掌侧部　50. 膝后部　51. 下腿后部　52. 跟(骨)部

1. 大腿（或称上腿，或称腿）：连接于躯干之骨盆部。前面接于肌肉丰满之腹下部分之处，称为腹股沟部，外面称股侧，其上部骨之突隆处称肠骨，内面称股内。大腿后面之上部与臀部之间，有半轮状细沟，称臀皱襞（或臀横纹）。

2. 下腿（或称小腿，或称脚）：自膝关节与足跟之间谓之下腿。膝之前面为膝盖或称膝头，后面之陷凹称膝腘，其部之凹窝称膝腘窝。下腿之前面，皮下有长骨成隆起状称胫骨；后面肌肉丰满部称腓肠。下腿有内外二面。在外面之最下部，有骨突出之处称外踝；内面之下端，有骨隆突处称内踝。

3. 足：位于身体之最下部，为下肢之末端，有足背、足跖、内缘及外缘四部之分。足背为有趾甲之一面，足跖为足之里面，内缘为踇趾侧，外缘谓小趾侧。其他复有五趾，从踇趾侧起算，称第一趾（或踇趾）、第二趾（或次趾）、第三趾（或中趾）、第四趾（或小趾之次趾）、第五趾（或小趾）。

第四节　骨　度　法

骨度法，又名同身寸法，是针灸家以之测量人身长短而定穴位之法。此测量之标准，依人身部位而不同，与一般工业用具之各种计算尺不同，完全要随人之本体长短以定之。例如头部之正中线，规定自前发际至后发际为十二寸，不论成人与小儿，皆依此规定去推算。其测量法：以无伸缩之麻绳（用定制之尺亦可）[1]自前发际正中起，至后发际正中止，量得之长短，分作十二分，每分即为一寸，即以此寸测度其头部穴位。十二寸之规定，曰“骨度法”。以绳（或尺）量得之分寸，曰“同身寸”。换言之，成人头大，其寸长，小人头小，其寸短，必依其本人之长短去定寸，故曰同身寸。针灸家在临床应用上，定头部之穴，必依头部之规定寸法去推算；手足部之穴，必依手足部之规定寸法去定穴。今录人身部位之规定寸法如下：

一、前发际至后发际，为一尺二寸之规定，作头盖部之直寸标准。

二、两头维穴之距离，为九寸之规定，作头盖部之横寸标准[2]。

三、两乳间之距离，为八寸之规定，作颈、胸、腹、肩背、腰部等之横开寸标准[3]。

四、天突至膻中，为六寸八分之规定，作胸前部直寸之标准[4]。

五、歧骨（胸骨下端）至脐，为八寸之规定，作

---

① 可自制较裁尺分寸稍短之尺，以尺量前后发际所得之分寸，用十二除之，所得商数，作为头盖部直寸之一寸，去推算头盖部各穴之距离。其他手足胸背仿此推算。

② 头部横寸，可分正中一线、两侧三线：

正中线：以两眉之中心直上为标准。

第一侧线：以内眦角直上为标准。

第二侧线：以正视，瞳孔直上为标准。

第三侧线：以外眦角直上为标准。

③ 妇女乳头偏向外侧，以锁骨正中为标准。

④ 胸部诸穴，以胸肋骨罅隙中央为标准；胸骨中央之穴，以两肋骨与胸骨接合处正中为标准

腹上部直寸之标准。

六、从脐至曲骨（耻骨上边缘），为五寸之规定，作腹下部直寸之标准。

七、腋窝横纹之前端至尺泽穴（肘窝横纹处），为九寸之规定，作肱前面直寸之标准。

八、肩颙穴至曲池穴，为一尺之规定，作肱后面之直寸标准。

九、尺泽穴（肘横纹处）至大陵穴（腕横纹处），为一尺之规定，作前臂前面之直寸标准。

十、曲池穴（曲肘横纹端）至阳溪穴（腕横纹端外侧），为一尺之规定，作前臂后面之直寸标准。

十一、章门穴（十一肋骨下端）至环跳穴（股关节外侧），为九寸之规定，作侧腹部之直寸标准。

十二、三里穴（胫腓两骨间之上端）至解溪穴（足关节前面中央），为一尺一寸之规定，作下肢直寸之标准。

第二章　各论十四经穴

第一节　肺经

（左右各十一穴图 12）

一、中府（一名膺中俞、肺募）

部位　胸壁前之外上部，第一肋骨之下。

局部解剖　外层为胸大肌，有胸廓侧神经、肋间神经侧行枝、腋窝动脉。

主治症　喘息（喘逆）、支气管炎（咳嗽上气）、鼻茸（流稀涕）、四肢浮肿（肺风面肿）、扁桃腺炎（喉痹）、回归热（伤寒、肺胆寒热）、肺病（少气肩息、尸注）、心脏病（胸满）。

取穴法　正坐或仰卧，自乳头外开二寸，向上按取三枝肋骨与第四肋骨之间是穴位，与任脉之华盖穴平行，相去六寸。若自锁骨向下按，当第一肋骨与第二肋骨之间，去中行华盖穴六寸是穴点。妇女应照此法按取之。

针灸法　针三分至七分深，灸三壮至七壮，坐卧皆可施治。

［附注］　主治条，新书病名病状并列者，为便于西医或中医学习，易于沟通起见。国内中医多西医少，政府虽在改进

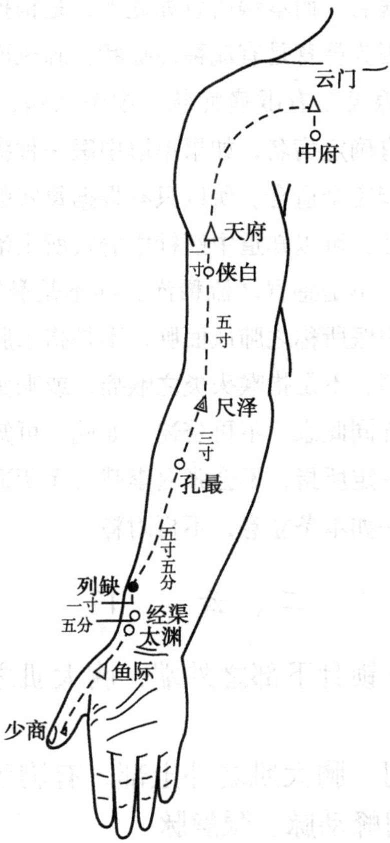

图 12　肺经穴图

○经穴　△古法禁灸之穴　□古法禁针之穴　◬古法针灸两禁之穴　●▲常用之穴

中医，一时尚未能彻底普及，故作此编写，对于中西医之病名病状，或稍可沟通。但新病名下所注中医名称，如本条之鼻茸，应注鼻痔或息肉，不应注流稀涕；四肢浮肿，应注浮肿、肤肿、水气肿，不应注肺风面肿；扁桃腺炎，应注乳蛾或喉蛾，不应注喉痹；以下如回归热、肺病、心脏病等，所注皆不能完全符合新病名，而本编所以如此者，是根据每穴的新旧主治去配合的。因为鼻茸是有流稀涕症状，肺风面肿是有四肢浮肿症状，扁桃腺炎是有喉痛症状，中医治病，多以症状作根据，不似西医有确定病名，如果单取中医一种症状，去配合西医病名，是不能完全适合。所以只有根据每穴的西医中医的主治去分配，如此，可以知道中医针中府穴所主治之流稀涕是鼻茸病之流稀涕，不是感冒之流稀涕，亦不是鼻窦炎的流稀涕；四肢浮肿是指中医所称之肺风面肿，不是指水肿：喉痹是指扁桃腺炎之喉头痛，不是指喉头炎之喉痛，或咽头炎之喉痛。以下诸病注释，皆同此意，不再赘述。如此，可知中医书各穴所记之主治，有一定所指，不会张冠李戴或无所适从。本编以后主治各条，亦一如本条立意，不再附释。

二、云　门

部位　在锁骨下部之外端，胸大肌之上缘与锁骨之间。

局部解剖　胸大肌之外上部，有胸廓侧神经、肋间神经、胸肩峰动脉、颈静脉。

主治症　咳嗽（咳逆）、扁桃腺炎（喉痹）、肩背神经痛（肩痛不举）、胸背痉挛（胸胁彻背痛）、心脏病（喘不得息）、肺病等。

取穴法　正坐或仰卧，按取中府穴，上行一寸部位，适当锁骨下窝外端之处，与中行璇玑相去六寸是穴位。

针灸法　针三分至五分深（过深则令人气短促），灸三至七壮，正坐或仰卧以上臂举平而后施治。

三、天　　府

部位　在肱内侧之上方约三分之一部，当内侧肱二头肌沟处。

局部解剖　三角肌内缘，有肱二头肌、腋窝动静脉，为臂外侧皮神经、正中神经之分布区。

主治症　脑充血（中风）、肺出血（肝肺相搏口鼻出血）、衄血（口鼻衄血）、呕吐（中恶）、风湿病（暴痹）。

取穴法　以手下垂，靠着胸侧，手掌向前，当腋窝横纹之前端起，向尺泽穴点下行三寸是穴位。

针灸法　以手平举，针三至五分。此穴《甲乙经》禁灸，云灸之令人气逆，但千金方主灸治。可见禁针禁灸各书无定，良以其本人之经过中或传闻中，因用针用灸，发生不良反应，遂相戒禁针或禁灸。吾人应根据解剖，如为重要神经，或重要动脉，或重要器官，则禁针灸之。

四、侠白（一名夹白）

部位　在肱前内侧之中央部，肱二头肌与肱前肌沟之处。

局部解剖　有肱二头肌，为后臂皮神经、正中神经之分布区，有肱动脉、头静脉。

主治症　心脏疾患（心痛短气），尤以神经性心悸亢进症及肋间神经痛有效。

取穴法　从尺泽穴直上行五寸，重按有动脉处是穴位。寿世保元取法：以乳头点墨，两手直伸夹之，染墨处是穴位。

针灸法　以手平举，针三至五分，灸三至七壮。

五、尺泽（一名鬼受、鬼堂）

部位　在内肘部之前方，当肱二头肌腱之外缘，肱桡骨肌起始部之内缘，肘窝横纹中央。

局部解剖　有肱二头肌腱，为后臂皮神经及桡骨神经，正中神经之分布区，有桡骨动静脉、头静脉。

主治症　肩胛神经痛（风痹）、半身不遂（中风）、小儿搐搦（振寒瘛疭）、喘息（肺胀息贲）、肺结核（咳嗽）、咯血（吐血）、支气管炎（咳逆上气）、胸膜炎（胸肋支满）、尿意频数（溺数）。

取穴法　手臂斜伸，手掌向上，前膊略向上使肘少屈，从肘窝横纹之中央二筋之间，稍偏桡侧，即二头肌腱之侧，膊桡骨肌之内缘。

针灸法　针三分至五分深，灸三至七壮（金鉴禁灸）。

六、孔　　最

部位　在掌侧前臂之上，约前臂三分之一部，当回旋圆肌之停止部。

局部解剖　肱桡骨肌内缘，屈拇长肌外缘，正中神经之分枝，为桡骨神经与后臂皮神经之分布区，有桡骨动脉、头静脉。

主治症　前臂肌炎（臂厥热痛）、手指关节炎（手指不能屈伸）、肘关节炎（肘臂痛屈伸难）、有发汗作用

(热病汗不出)、咳嗽嘶嗄失声（吐血失音)、咽喉痛（咽痛)。

取穴法 手臂前伸，手掌向上，从尺泽穴直对鱼际穴，下行三寸是穴位。

针灸法 针三分至七分深，灸三至七壮。

七、列缺（一名童玄、腕劳)

部位 在前臂桡侧之下端，桡骨茎状突起之直上。

局部解剖 有内桡骨肌，屈拇长肌之外缘，有后臂皮神经及桡骨神经之分布，有桡骨动脉、头静脉。

主治症 三叉神经痛（偏正头痛)、颜面神经痉挛及麻痹（口噤不开、口眼歪斜)、桡骨部肌炎（手肘痛)、半身不遂（偏风)、阴茎痛溺血（阴中疼痛、溺血精出)。

取穴法 以两手之拇指食指张开，两虎口接合成交叉形，右手食指押在左手之桡骨茎状突起之上部，食指尖到达之处，约去腕关节一寸五分，是穴位。以手侧置，穴位向上，以拇指爪甲在茎状突起之直上探取筋骨陷中，按定下针。

针灸法 针入二至三分，针尖略向肘部微斜进去，灸三至五壮。

八、经　　渠

部位 在桡骨茎状突起之内侧，腕横纹之上一寸处。

局部解剖 内桡骨肌腱之外缘，有回前方肌，为后臂皮神经与桡骨神经之分布区，有桡骨动脉、头静脉。

主治症　扁桃腺炎（喉痹）、喘息（喘逆）、食道痉挛（心痛呕吐）、呕吐、呃逆、欠伸、桡骨神经痛等，小儿急性支气管炎有特效。

取穴法　手侧伸，拇指与掌心侧向上，从腕部横纹端上行一寸部位，当三指按脉时，中指所着处是穴位。

针灸法　针直下二三分，禁灸。

九、太渊（一名太泉、鬼心）

部位　在掌侧桡骨之桡侧，舟状骨结节之外上部。

局部解剖　回前方肌之下缘，有后臂皮神经与桡骨神经分布，有桡骨动脉、头静脉。

主治症　前臂神经痛（臂内廉痛）、肋间神经痛（肩膺胸满痛）、结膜炎（目痛生翳赤筋）、角膜炎（目中白翳）、肺及支气管出血（喘咳、吐血）、咳嗽（咳逆）、肺脏肥大（胸中满喘）。

取穴法　腕之拇指侧横纹头，按其陷凹中有脉搏动处是穴位，适当经渠穴之直下部位。

针灸法　针二至三分深，灸三壮。

十、鱼　　际

部位　在第一掌骨后部之掌侧，当短外转拇肌之停止部。

局部解剖　有桡骨神经之分布与桡骨动脉。

主治症　头痛、眩晕、神经性心悸亢进症、癔病（心痹悲恐）、书痉、胃出血（吐血）、舌上黄色（舌上黄）、咽喉炎（喉痛咽干）、乳腺炎（乳痈）。

取穴法 第一掌骨与舟状骨关节之内侧前方，即第一掌骨后端略前之掌侧赤白肉际是穴位。

针灸法 针三至五分深，灸三至五壮。

十一、少商（一名鬼信）

部位 在拇指桡侧，去爪甲角一分许。

局部解剖 屈拇长肌附着部之外缘，有桡骨神经、桡骨动脉之终枝。

主治症 脑充血（中风）、耳下腺炎（腮颔肿大）、扁桃腺炎（乳蛾）、食道狭窄（呕吐饮食不下）、黄疸、呃逆（善哕）、小儿疳（腹胀膨膨然）、舌下软瘤（重舌）、唇焦（口干引饮）、手指痉挛（手挛指痛）、小儿慢性肠炎与乳蛾有效。

取穴法 取拇指内侧爪甲角一分许为穴位。

针灸法 针一分，针尖略向上方，禁灸。

凡中风暴起，或咽喉急性肿胀，以三棱针刺入半分，立即去针使之出血，有消炎、退热、收缩脑部血管之效用。其他四指放血法皆如此，不复赘。

〔附〕肺经穴分寸歌

太阴中府三肋间。上行云门寸六许。云在璇玑旁六寸。天府腋三动脉求。侠白肘上五寸主。尺泽肘中约纹是。孔最腕侧七寸拟。列缺腕上一寸半。经渠寸口陷中取。太渊掌后横纹头。鱼际节后散脉里。少商大指内侧端。鼻衄喉痹刺可已。

第二节　大肠经

（左右各二十穴图 13）

一、商阳（一名绝阳）

部位　在示指（食指）之拇指侧，爪甲根部。

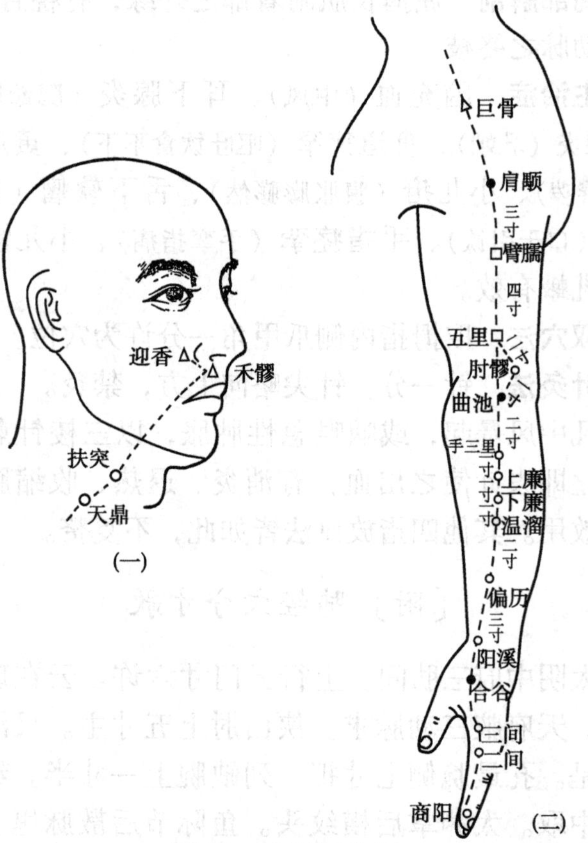

图 13　大肠经穴图

局部解剖 固有示指伸肌与屈肌，有桡骨神经之手背枝分布，有指骨动脉。

主治症 脑充血（中风）、面疔（额肿）、齿痛（下齿痛）、颊颌炎（颐肿）、扁桃腺炎（喉痹不能言）、桡骨神经痛及麻痹（肩背肢臂肿痛）、听觉脱失（耳鸣聋）、间歇热（痎疟）、青光眼（青盲）、喉头炎（喉中闭塞）。

取穴法 取食指之拇侧爪甲角一分，当赤白肉际是穴位。

针灸法 针一分，针尖略斜向上方，禁灸。出血法如少商。

二、二间（一名间谷、周谷）

部位 在示指第一节后部之拇指侧，背侧骨间肌停止部之处。

局部解剖 有桡骨神经手背枝与指背动脉。

主治症 喉头炎（喉痹如梗）扁桃腺炎、齿痛（牙疼）、衄血（鼻衄多血）、肩背与肱部之神经痛（肩背臑痛）。

取穴法 手指蜷屈，当食指本节之前陷中，赤白肉际取之。

针灸法 针入二三分，灸三壮。

三、三间（一名少谷）

部位 在第二掌骨拇指侧方之前端，固有示指肌之外缘。

局部解剖 有桡骨神经手背枝与指背动脉。

主治症 肩背神经痛（肩背浮风劳）、肱神经痛、齿痛（下齿龋痛）、扁桃腺炎、呼吸困难（喉痹咽痛）、肠雷鸣下利（肠鸣洞泄）、眼睑痒痛（目眦急痛）。

取穴法 食指之拇指侧，本节之后陷中，握拳取之。

针灸法 针三至七分深，灸三至五壮。治五指疼痛时，针入一寸五分，名透掌心针法。

四、合谷（一名虎口）

部位 在第一、第二掌骨接合部之上端。

局部解剖 有背侧骨间肌腱、伸拇长肌腱、骨间肌，有桡骨神经、桡骨动脉。

主治症 反射性的头痛（头疼）、耳聋、耳鸣、衄血、鼻茸（鼻痔）、齿痛、扁桃腺炎、角膜白翳（目翳）、视力缺乏（目痛瞑）、肩胛神经痛（手连肩背痛）。

取穴法 以手平伸，拇食二指伸张，视其歧骨前（即第一、第二掌骨）现微凹窝是穴位。

针灸法 针三分至七分深，灸三壮至七壮。按本穴针之可以治妇女经闭；凡孕妇忌针灸，针之有坠胎之虞，其理尚未明。

五、阳溪（一名中魁）

部位 在腕关节之桡骨侧，当伸拇长短肌腱间之陷凹中。

局部解剖 有伸拇长肌、伸拇短肌、桡骨神经、桡骨动脉之分支。

主治症 头痛（厥逆头痛）、耳鸣、耳聋、扁桃腺炎、齿痛、半身不遂、癔病（狂言笑）、小儿疳等。

取穴法 以手掌侧置，拇食二指伸直，拇指向上翘起，当歧骨（即第一、第二掌骨）之后方，现深凹处是穴位，即舟状骨与桡骨端之间。

针灸法 针三四分深，灸三、五壮。

六、偏　　历

部位 在桡侧前臂下约三分之一处，约离腕横纹三寸部位。

局部解剖 为桡骨神经之后枝与外臂皮神经之分布区，有桡骨动脉之分支与头静脉。

主治症 反射性的衄血（鼻鼽衄）、耳鸣、耳聋、齿痛、癫痫（癫疾多言）、肩膊以下后腕部之神经痛与麻痹或痉挛皆有效。

取穴法 以手肘屈置，自阳溪穴与曲池穴对直，上行三寸，当桡骨之外面，稍稍陷凹之处是穴位。

针灸法 针三四分深，灸三至七壮。

七、温溜（一名逆注、蛇头、池头）

部位 桡侧前臂之中央部，即桡腕关节之上方五寸之处。

局部解剖 有臂桡骨肌、长外桡骨肌，有桡骨神经与后臂皮神经分布，有桡骨动脉。

主治症 舌炎、舌肥大（口舌肿痛）、卡他性口内炎（口齿痛）、痈疔等之肿胀有效。

取穴法 以肘屈置，从阳溪穴与曲池穴之中间，当骨之凹陷处，试以手指握拳，前膊部用力，即有肌肉（即短桡腕伸肌）隆起如蛇头之形，其下端即是穴位。

针灸法 针三五分深，灸三至七壮。

八、下 廉

部位 在桡侧前臂中央部之上一寸。

局部解剖 有臂桡骨肌、长外桡骨肌，有桡骨神经、后臂皮神经、桡骨动脉。

主治症 支气管炎（气喘涎出）、胸膜炎、肺结核（痨瘵）、喘息（同）、乳腺炎（乳痈）、下腹部之痉挛（腹痛不可忍）、尿黄色（溺黄）、便血（小便血）、肠雷鸣（飧泄）。

取穴法 温溜之上一寸，分肉之间取之，即总指伸肌与短桡腕伸肌之间。

针灸法 针三五分深，灸三至七壮。

九、上 廉

部位 在前臂桡侧之上，约三分之一处。

局部解剖 与下廉穴同。

主治症 半身不遂（同）、喘息（同）、肠雷鸣（肠鸣）桡骨神经痛。

取穴法 屈肘侧置，阳溪穴上七寸、曲池穴下三寸之所取之。

针灸法 针五至八分深，灸三至七壮。

十、三里（一名手三里、鬼邪）

部位 在前臂桡侧之上约四分之一处，当曲池穴之下方二寸所在。

局部解剖 同上廉穴。

主治症 脑充血（中风）、齿痛（同）、耳下腺炎（颊肿）、瘰疬（同）、肘臂神经麻痹（手痹不仁）、半身不遂（手足不遂）、颜面神经麻痹（口癖）、乳痈等。

取穴法 屈肘侧置，从阳溪穴上八寸、曲池穴下二寸，起肉之中取之，即长桡腕伸肌与短桡腕伸肌之间。

针灸法 针五至七分深，灸三至七壮。

十一、曲池（一名鬼臣、阳泽）

部位 在外肘部之中央，即肱骨外上髁，与桡骨小头之关节间，当肘窝横纹之端。

局部解剖 有臂桡骨肌、后臂皮神经与桡骨神经之分支，有回返桡骨动脉。

主治症 肱神经痛（臂痛背疼）、臂肘神经痛（手肘臂膊疼细无力）、肩胛神经痛（肩肘中痛难屈伸）、半身不遂（同）、脑充血（中风）、扁桃腺炎（喉闭）、胸膜炎（发热胸中烦满）等。

取穴法 两臂屈肘作拱手式，在肘窝横纹端近肘关节部取穴位。

针灸法 针八分至一寸半深，灸三至七壮。

十二、肘髎《甲乙经》作肘窌（一名肘尖）

部位 在前肱之下端，肱三头肌之外缘。

局部解剖 有肱三头肌，为后臂皮神经与中臂皮神经分布之区，有深在肱动脉与头静脉。

主治症 肱神经痛（臂痛不可屈伸）、肩臂部之关节风湿病（肘节风痹）、肩胛部及臂肘部之麻痹（手臂痛麻木不仁）。

取穴法 屈肘，从曲池穴向外斜上约一寸，当肘关节上侧之处是穴位。

针灸法 针五至八分深，灸三至七壮。

十三、五里（一名尺之五里、大禁）（禁针穴）

部位 前肱三分之一弱之所在，当肱三头肌之外缘。

局部解剖 同肘髎穴。

主治症 肺炎（胀满气逆寒热）、咳嗽（吐血咳嗽）、风湿病（肘臂疼痛难动）、腺病（瘰疬）、前膊神经痛、四肢之运动麻痹（风劳）、嗜卧（同）、恐怖症（惊恐）。

取穴法 屈肘侧置，从曲池与肩颙成直线，由曲池直上三寸是穴位。

针灸法 禁针，灸七壮至十五壮。

十四、臂臑（一名头冲、颈冲）

部位 前肱之上，约三分之一部，为三角肌之停止处。

局部解剖 有三角肌，为后臂皮神经及腋窝神经分布之所，有后旋肱动脉。

主治症 肱神经痛（臂痛无力）、颅顶部诸肌之痉挛（颈项拘急）、瘰疬（同）、言语不能。

取穴法 屈肘侧置，从曲池直上七寸直对肩颙穴，当三角肌停止部取之。

针灸法 针三至五分，不宜深针，灸七壮。

十五、肩颙（一名中肩井、偏肩、扁骨、肩尖、颙骨）

部位 在前肱之上端，三角肌上缘之中央。

局部解剖 有三角肌，为腋窝神经与锁骨上神经肩胛上神经之分布所在，有前回旋肱动脉、头静脉。

主治症 半身不遂（中风、偏风）、头部及肩胛部诸肌之痉挛（手臂挛痹、不能仰头）、肱神经痛（肩臂筋骨酸痛）、肩胛关节炎（肩端红肿痛）、三角肌风湿病等。

取穴法 以手臂平举，于肩端之上膊骨大结节与锁骨外端之关节间空陷中央取之。

针灸法 针六分至一寸半深，灸七壮至七七壮。

十六、巨 骨

部位 在肩胛上部，当锁骨外端与肩关节之间。

局部解剖 有三角肌，有腋窝神经与肩胛上神经之分布，有横肩胛动脉。

主治症 齿痛、肱部麻痹（肩背痹不举）或肘不能屈伸（臂痛不得屈）。

取穴法 从锁骨外端之下与肩关节之间陷中取之。

针灸法 针四分至七分，灸七壮至十五壮。

十七、天鼎（一名天顶）

部位 在锁骨上窝之上部中央，当胸锁乳突肌之后缘。

局部解剖 有胸锁乳突肌，肌下有迷走神经干，下行于胸腔，有颈下皮神经与锁骨上神经，有肩胛横动脉。

主治症 扁桃腺炎（喉痹）、咽喉炎（咽痛不得息）、舌骨肌麻痹（失音嗫嚅）、咽下困难（食欲不下）。

取穴法 正坐，按取喉结中央，向颈侧移动约一寸五分，有颈动脉跳动之处为人迎穴，依此为据点，再向侧方移至胸锁乳突肌，由人迎至此一寸五分为扶突穴，再下一寸，即是天鼎穴位。与缺盆穴直对，与气舍穴相隔一肌。

针灸法 针三至五分，灸五壮。

十八、扶突（一名水穴）

部位 在侧颈部之前上部，胸锁乳突肌中。

局部解剖 与天鼎穴同。

主治症 咳嗽（同）、喘息（上气喘息）、唾液分泌过多（多唾）、胸锁乳突肌麻痹、急性舌骨肌麻痹（暴瘖气梗）。

取穴法 参阅上条，由天鼎穴上行一寸取之。

针灸法 针三至五分，灸三至五壮。

十九、禾髎禾窌(一名颇、长频、长髎)(禁灸)

部位 在上颚骨犬齿窝部。

局部解剖 有方形上唇举肌及鼻翼下掣肌，有三叉神经第二支、下眼窝神经之分支，有上唇动脉与颜面动脉。

主治症 急性鼻卡他（青涕出不可止）、鼻腔闭塞(鼻窒)、嗅能减退、衄血（鼽衄）、鼻茸（鼻疮息肉）、咬肌痉挛（口不可开）、耳下腺炎等。

取穴法 鼻翼与上唇之间，水沟穴旁五分取穴位。

针灸法 针三分，禁灸。

二十、迎香（一名冲阳）(禁灸)

部位 在鼻翼根之外端，鼻唇沟之上部。

局部解剖 有鼻翼上唇举肌、鼻翼下掣肌，有三叉神经与下眼窝神经、颜面神经等分布，有下眼窝动脉及颜面静脉。

主治症 急性鼻卡他（多涕）、鼻腔闭塞（鼻窒），嗅能减退（不闻香臭）、衄血（鼽衄）、鼻茸（息肉）、鼻疮（有痈）、颜面神经麻痹（偏风㖞斜）、颜面组织炎(风动面痒)、喘息(喘息不利)。

取穴法 患者正视，从睛明穴直下，鼻孔之两旁五分取之。

针灸法 针三分，禁灸。

〔附〕大肠经穴分寸歌

商阳食指内侧边。二间寻来本节前。三间节后陷中取。合谷虎口歧骨间。阳溪腕上筋间是。偏历交叉中指端。温溜腕后去五寸。池前四寸下廉看。池前三寸上廉中。池前二寸三里逢。曲池曲肘纹头尽。肘髎大骨外廉近。大筋中央寻五里。肘上三寸行向里。臂臑肘上七寸量。肩髃肩端举臂取。巨骨肩尖端上行。天鼎扶下一寸真。扶突人迎后寸五。禾窌水沟旁五分。迎香禾窌上一寸。大肠经穴是分明。

第三节　胃经

（左右各四十五穴图14①~③）

一、承泣（一名面窌、䶑穴）（禁针灸）

部位　在下眼窝部之中央，眼轮匝肌中。

局部解剖　有眼轮匝肌，有颜面神经与三叉神经之分布，有下眼窝动脉。

主治症　角膜炎（目不明）、泪液过多（泪出）、近视（远视䀮䀮）、夜盲（昏夜无见）、眼睑及眼角诸肌之痉挛（目瞤动与喎僻口不能言）。

取穴法　正视，从瞳孔直下，当下眼睑半月缘正中靠骨边取穴位。

针灸法　医书皆言禁针灸，针之则目珠乌色。近十年来试针之，其效甚佳，与睛明同。宜用三十号微

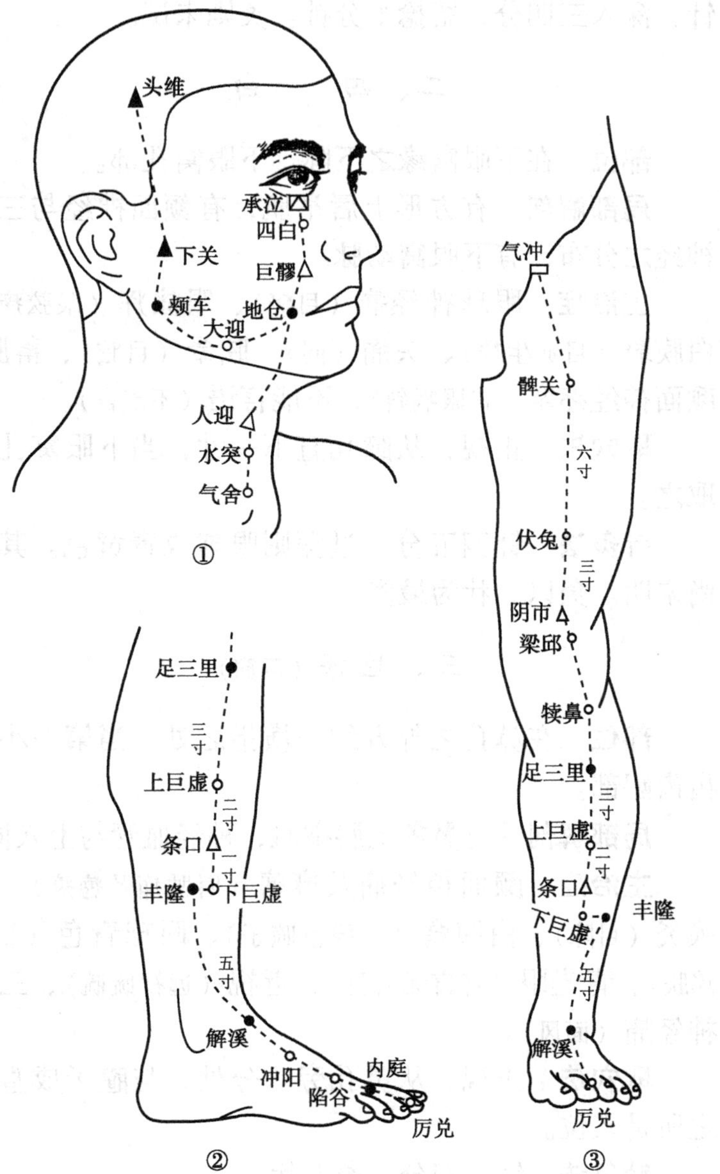
头维
承泣
四白
下关
巨髎
颊车
地仓
大迎
人迎
水突
气舍
①
气冲
髀关
六寸
伏兔
三寸
阴市
梁邱
犊鼻
足三里
三寸
上巨虚
二寸
条口
丰隆
下巨虚
五寸
解溪
厉兑
③
足三里
三寸
上巨虚
二寸
条口
一寸
丰隆
下巨虚
五寸
解溪
冲阳
内庭
陷谷
厉兑
②

图 14　胃经穴图

针，深入三四分，留捻半分钟。灸则未试。

二、四　白

部位　在下眼窝缘之下际，下眼窝孔部。

局部解剖　有方形上唇举肌，有颜面神经与三叉神经之分布，有下眼窝动脉。

主治症　眼球神经痛（目痛）、眼瘙痒（眼弦痒）、白膜翳（目赤生翳）、头痛（同）、眩晕（目眩）、蓄脓、颜面神经痉挛（口眼㖞斜）、不能言语（不能言）。

取穴法　正视，从瞳孔直下一寸，当下眼窝孔部取之。

针灸法　针四五分，过深则眼球成青黄色。其理尚未明。灸以五壮为最多。

三、巨髎（巨窌）

部位　在鼻孔之外方约一横指之处，当第一小臼齿齿龈部。

局部解剖　有鼻翼上唇举肌，神经血管与上穴同。

主治症　颜面神经痛及麻痹（唇肿痛及瘛疭）、角膜炎（目障）、白膜翳（白膜覆瞳子）、眼球青色（目中淫肤）、青光眼（青盲无所见）、近视（远视䀮䀮）、三叉神经痛（面风）。

取穴法　正视，从鼻孔旁八分处，与瞳子成直线之所是穴位。

针灸法　针三四分，灸五壮。

四、地仓（一名会维，胃维）

部位 在口角之外方，口轮匝肌中。

局部解剖 有口轮匝肌，有颜面神经与三叉神经，有颈外动脉之分支。

主治症 颜面神经痛、颜面神经麻痹（口眼歪斜）、口裂诸肌痉挛（牙关不开）、不能远视（远视䀮䀮）、不能言语（失音不语）、眼肌痉挛（目不得闭）、三叉神经痛（齿痛颊肿）。

取穴法 从口角之外侧四分取之。

针灸法 针三至七分，针尖斜向颊车，灸三至七壮。

五、大迎（一名髓孔）

部位 在下颚骨颚舌沟之下端咬肌部。

局部解剖 有咬肌，神经血管同上穴。

主治症 颜面痉挛（口㖞）、唇吻痉挛（口噤不开）、下齿神经痛（牙痛）、间歇热（寒热）、耳下腺炎（颊肿）。

取穴法 从下颚隅，沿下颚骨之前缘，距颐前一寸三分之处，试闭口唇，使两腮鼓起，在下颚骨边缘现一沟形，按之有动脉应手之处是穴位。

针灸法 针三分，灸三壮。

六、颊车（一名曲牙、机关、鬼床）

部位 在下颚隅之后端，当下颚骨乌喙突起后端之下部。

局部解剖 与大迎穴同。

主治症 颜面神经痛及麻痹（口眼歪斜）、嘶嗄失声（失音不语）、颔颊炎（颊肿口急颊车痛）、颈部诸肌之神经痛及肌收缩（颈强不得回顾）。

取穴法 在耳垂下曲颊端按取陷中，试以指按压之，口乃大张，其按压处即现陷孔，如上下齿用力咬紧，则按压处立即弹起，其处即是穴位。

针灸法 针四分，灸三至七壮。

七、下关（禁灸）

部位 在颧骨弓之下缘，下颚骨髁状突起之前方。

局部解剖 有咬肌与外翼状肌，神经血管与颊车穴同。

主治症 耳疾患（耳聋、耳鸣、耳痛）（同）及下颚脱臼（牙关脱臼）、齿神经痛（下牙痛）、颜面神经麻痹（口眼㖞斜）、欠伸（失欠）、眩晕（久风、卒风）。

取穴法 以指按压耳珠之前约七八分处，当颧骨弓之下端，有一凹陷，口合有空，口张则闭，即是穴位。

针灸法 针三四分，禁灸。

八、头维（一名颡大）

部位 在额角发际，当前头骨与颅顶骨之缝合部。

局部解剖 有前头肌，有颜面神经之颞颥支、颞颥浅动脉。

主治症 脑充血与前额神经痛（头风、疼痛如破、目痛如脱）、脓漏性结膜炎（目风泪出）。

取穴法 正坐，从眉心直上发际五分为据点，向外侧平行横开，约四寸五分处，或自耳前之发鬓尖直上，与发际上五分横开平行线之接合点即是穴位。

针灸法 针五分至七分，针尖沿皮向下方，禁灸。

九、人迎（一名天五会）（禁灸）

部位 在前颈部喉头隆起喉结之外方，当胸锁乳突肌之内缘。

局部解剖 有胸锁乳突肌、阔颈肌，有迷走神经、舌下神经、舌咽神经、颈上皮神经等分布，有颈总动脉。

主治症 咽喉炎（咽喉痈肿）、扁桃腺炎、腺病、肺充血（胸中满喘呼不得息）。

取穴法 从结喉旁一寸五分之处，有动脉应手之所是穴位。

针灸法 针三分，不可过深，禁灸。

十、水突（一名水门、水天）

部位 前颈部喉头隆起（喉结）之外下方，当胸锁乳突肌之内缘（图15）。

局部解剖 与人迎穴同。

主治症 扁桃腺炎与咽喉炎（咽喉痈肿）、支气管炎（咳逆上气）、喘息（短气喘息不得卧）、胸锁乳突肌麻痹。

取穴法 人迎穴与气舍穴之中间取之。

针灸法 针三四分，灸三五壮。

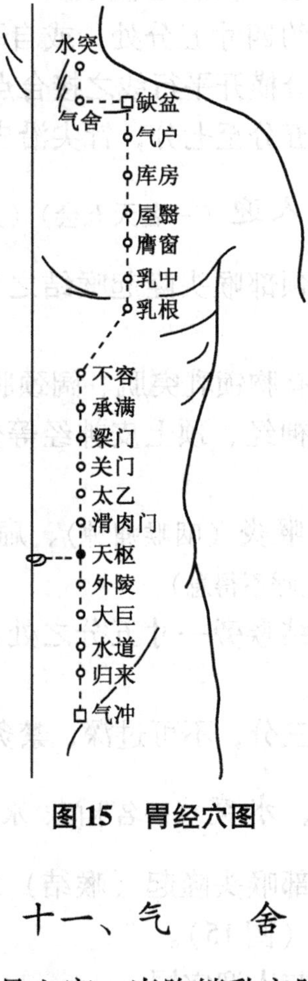

图15 胃经穴图

十一、气 舍

部位 在锁骨上窝，当胸锁乳突肌之二头间。

局部解剖 与人迎穴同。

主治症 咳嗽(咳逆)、扁桃腺炎与喉头炎(喉痹哽咽食不下)、颈项强不得回顾(同)、瘰疬。

取穴法 从人迎穴直下，当天突穴横开一寸五分之处是穴位。

针灸法 针三五分，灸三五壮。

十二、缺盆（一名天盖）

部位 在锁胃上窝之中央，内当肺尖之部。

局部解剖 有颈阔肌、胸骨舌骨肌，有锁骨上神经、颈下皮神经、锁骨下动脉。

主治症 喘息（喘急息贲）、胸膜炎（咳逆胸满）、扁桃腺炎（喉痹）、瘰疬（同）、颈肩部诸肌之炎症（项臂不举、缺盆中肿痛）。

取穴法 正坐，从天突穴外开四寸，当锁骨之上凹陷中，下与乳头成直线，乃是穴位。

针灸法 针三至五分深，下为肺尖，过深则压力及肺尖，立生咳嗽、呃逆等不良症状，是应注意。灸三五壮。

十三、气　户

部位 在胸前部锁骨之下，乳头之直上。

局部解剖 有胸大肌、肋间内外肌，有锁骨下神经、胸廓前神经、肋间神经之分布，有长胸动脉、第一肋间动脉。

主治症 胸膜炎（胸胁支满疼痛）、慢性支气管炎（咳逆上气）、横膈膜痉挛（噎不住）、百日咳。

取穴法 正坐或仰卧，从璇玑外开四寸处，当锁骨下与乳头直对之处是穴位。

针灸法 针三至五分，灸三至五壮。

十四、库　房

部位 在胸前部第一肋间，乳头之直上。

局部解剖 与气户穴同。

主治症 肺充血（胸胁满）、支气管炎（咳逆上气）、因胸膜炎而呼吸困难（呼吸不利）。

取穴法 正坐或仰卧，从锁骨之内侧端轻按下一肋间而向外侧移行，上与气户直，下与乳头直对之处是穴位，适与中线华盖穴平，相去四寸之处。

针灸法 针三至七分，灸三至七壮。

十五、屋　翳

部位 在胸前部第二肋间，心脏之部位。

局部解剖 与气户穴同。

主治症 咳嗽（咳逆上气吐脓血浊痰）、胸膜炎（胸胁支满）、肋间神经痛与胸肌风湿病（皮痛不可近衣）、全身浮肿等。

取穴法 仰卧，自库房按下一肋间，与乳直对，即是穴位。

针灸法 针三分，灸七壮。

十六、膺　窗

部位 在胸前部第三肋间，乳头之直上。

局部解剖 与气户穴同。

主治症 肺充血（胸满短气）、胸膜炎、支气管炎、肠炎（肠鸣飧泄）、乳腺炎（乳痈）。

取穴法 仰卧自库房按下二肋间，即第三肋之下，对准乳头是穴位，当玉堂之旁四寸。

针灸法 针三四分深，灸三至七壮。

十七、孔中（禁针灸）

部位 在胸前部第四肋间，乳头中央。

局部解剖 同上穴。

本穴不针不灸。

十八、乳根（一名薜息）

部位 在前胸部第五肋间，乳房之直下心尖之部。

局部解剖 有胸大肌、肋间内外肌、胸前廓神经、肋间神经、胸长动脉。

主治症 乳腺炎与乳房脓肿（乳痈、乳痛）、乳汁不足、咳嗽（咳逆）、胸膜炎（胸痛）、肋间神经痛及麻痹、手臂神经痉挛、呃逆。

取穴法 仰卧从其乳头按下一肋间，或从中庭穴旁开四寸取之。妇女以缺盆穴直下，按取肋间取之。

针灸法 针三四分，灸五壮。

自膺窗穴起至本穴止，胸之左侧为心脏部，针不可深，灸不可多。

十九、不　容

部位 在季肋部，第八肋软骨附着部之下端。

局部解剖 有腹直肌、腹内外斜肌、肋间神经前穿行枝与腹壁上动脉。

主治症 胃扩张（腹虚鸣不嗜食）、喘息（喘嗽）、咳嗽、呕吐（同）、肋间神经痛（胸背胁引痛）、腹直筋痉挛（痃癖疝瘕）、肩胛部痉挛。

取穴法 仰卧，从胸歧骨至脐分作八寸，由脐上六寸，横开二寸是穴位。

针灸法 针五分至一寸深，灸七壮至十五壮。

二十、承　满

部位 在第八肋软骨附着部之下端一寸。

局部解剖 与不容穴同。

主治症 咳嗽、咽下困难（食饮不下）、腹部膨胀（腹胀）、黄疸、腹直肌强直（胁下坚痛）、吐血（同）下痢（同）、肠中雷鸣（肠鸣）。

取穴法 仰卧，脐上五寸横开二寸取之。

针灸法 同上穴。

二十一、梁　门

部位 在第八肋软骨附着部之下二寸处，内为胃脏。

局部解剖 同不容穴。

主治症 各种胃痛，尤以急性胃炎（呕吐）、食欲不振（饮食不思）、消化不良（大肠滑泄）为有效。

取穴法 同上穴，下行一寸即是穴位。

针灸法 同上穴。中医书注孕妇禁灸。

二十二、关　门

部位　在梁门之下一寸。

局部解剖　同不容穴。

主治症　急性胃炎、食欲不振（不食）、消化不良、胃痉挛（侠脐急痛）、水肿、肠疾患（肠鸣切痛、泻痢）、间歇热（痎疟）、遗尿（同）、便秘等。

取穴法　同上，由脐上三寸，横开二寸之处取之。

针灸法　同上穴。

二十三、太　乙

部位　在小肠部，当第八肋软骨附着部之下四寸处。

局部解剖　同不容穴。

主治症　急性胃炎、食欲不振、消化不良、胃痉挛、心窝苦闷（心烦）、肠疝痛、癫狂病（同）、脚气病之心下烦满。

取穴法　同上穴，再下一寸取之，即脐上二寸，外开二寸之处。

针灸法　同上穴。

二十四、滑肉门（一名滑幽门）

部位　在上穴之下一寸。

局部解剖　同不容穴。

主治症　慢性胃肠病、呕吐（呕逆）、胃出血（吐血）、胃痉挛、肠疝痛，慢性下痢、舌炎（舌强）、舌下腺炎（重舌）、精神病（癫狂）、子宫内膜炎、月经不顺、不孕症等。

取穴法 仰卧，脐上一寸，横开二寸处取之。

针灸法 针五分至一寸，灸七壮至十五壮。

二十五、天枢（一名长溪、谷门、长谷、循际、补元）

部位 在脐旁二寸之处。

局部解剖 有腹直肌与腹内外斜肌，有肋间神经前穿行枝与肠骨下腹神经，有上腹壁动脉与下腹壁动脉。

主治症 慢性胃肠炎（呕吐、泄泻、下痢、食不化、腹胀、肠鸣）、寄生虫病、绕脐切痛、水肿病（同）、肾炎（小便不利、大便数）、子宫内膜炎（女子胞中痛，月水不以时休止）、月经不顺（月潮违限）、不妊症（久冷）、慢性下痢（久泻不止）。

取穴法 仰卧，脐旁二寸取之。

针灸法 针五分至一寸，灸七壮至十五壮。小儿慢性疾患，灸之有大效。

二十六、外　陵

部位 在脐之外下方，当天枢下一寸之处。

局部解剖 腹直肌之外缘，有肋间神经前穿行枝及肠骨下腹神经、肠骨腹股沟神经等分布，有下腹壁动脉。

主治症 腹直肌痉挛（腹中尽痛）、腹下神经痛

（腹痛）、肠痉挛、脱肠（疝气）。

取穴法 仰卧从天枢穴下一寸取之，当耻骨边缘直上四寸外开二寸之处。

针灸法 同上穴。

二十七、大巨（一名腋门）

部位 在腹股沟窝之中央直上,天枢直下二寸之处。

局部解剖 同外陵穴。

主治症 腹直肌痉挛（小腹胀满）、肠疝痛（厥疝）、便秘、尿闭（小便难）、不眠（惊悸不眠）。

取穴法 仰卧从天枢穴直下二寸取之。

针灸法 同上穴。

本穴与下髎穴同灸,治男子失精、早泄。

二十八、水 道

部位 天枢直下三寸之处，当腹直肌之外缘。

局部解剖 同外陵穴。

主治症 肾炎及膀胱炎与尿闭（三焦膀胱肾气热结大小便不利）、睾丸炎与肠脱（疝气偏坠）、子宫病与卵巢病（妇人小腹胀，痛引阴中，月经至则腰腹胀痛，胞中瘕，子门寒）。

取穴法 仰卧由天枢直下三寸取之。

针灸法 同上穴。

二十九、归来（一名溪谷、溪穴）

部位 在腹股沟窝中央之上约一寸。

局部解剖 同外陵穴。

主治症 睾丸炎（七疝）、阴茎痛（痛引茎中）、卵巢炎与子宫冷却（妇人阴冷肿痛）、月经闭止（妇人血脏积冷）、男女生殖器病。

取穴法 仰卧从耻骨缝边缘上一寸，外开二寸，当天枢直下四寸之处取之。

针灸法 同上穴。

三十、气冲（一名气衔、羊屎）

部位 在腹股沟窝内，腹股沟韧带中央之内下部。

局部解剖 腹直肌停止处，有肠骨腹股沟神经、肠骨浅旋动脉。

主治症 男女生殖器疾患与腰痛（阴肿茎痛、妇人月水不利、小腹痛无子、产难、胞衣不下）。

取穴法 仰卧从耻骨缝际上边缘外开二寸取之。

针灸法 针三、五分，灸三至七壮。

三十一、髀 关

部位 在前大腿部之上端，髂前上棘之下部。

局部解剖 在髂前上棘之外下侧，有股外大肌、股外皮神经、臀上神经、臀下动脉。

主治症 腰神经痛（腰痛膝寒）、股内外肌之痉挛（股内筋络急）、脚气与下肢之麻痹（足麻木不仁）。

取穴法 仰卧，从气冲至伏兔，成一斜直线，即从伏兔穴上行六寸处是穴。又一取法：患者正坐屈膝，术者以右手掌后之横纹，对准患者之左膝盖按覆之，中指尖着处即是伏兔穴，于是以中指点定伏兔穴上不稍移动，将手掌立起，中指成垂直状，指尖着穴，乃将中指第二节弯曲向前如下跪状，手掌覆在中指面上，于是手掌按定，让中指直伸，指尖到达处即是髀关穴位。

针灸法 针六分至一寸，灸三壮，不宜多。

三十二、伏兔（一名外丘、外沟）

部位 在大腿前侧之中央，股直肌之外缘。

局部解剖 有股外大肌、股外皮下神经与股神经之分支，有股外旋动脉。

主治症 膝盖部厥冷（膝冷不得温）、下肢麻痹及冷却（风痹）、下肢神经痛、脚气（同）、子宫病（妇人下部诸疾）。

取穴法 膝盖骨上缘起向上六寸取之（参阅髀关之取穴法）。

针灸法 针五分至一寸，灸三至五壮不宜多。旧医书上禁灸。

三十三、阴市（一名阴鼎）

部位 在大腿前侧之下约四分之一处。

局部解剖 与伏兔同。

主治症 腰腿膝盖部之厥冷（腰膝寒如注水）、腿膝麻痹及脚气（腰膝痿痹不仁）、下腹神经痛（寒疝小腹痛满）、糖尿病、腹水（水肿大腹）。

取穴法 膝盖之上三寸，先取伏兔，与膝盖上缘之中央陷中取之。

针灸法 针三五分，灸三五壮。旧医书有禁灸者。

三十四、梁丘（一名鹤顶）

部位 在大腿前侧之下部，膝盖骨上二寸之处。

局部解剖 与前穴同。

主治症 腰部与膝盖部之神经痛及麻痹（脚膝痛冷痹不仁）、膝关节炎（膝痛不可屈伸）、乳腺炎（乳肿痛）。

取穴法 正坐屈膝,从膝盖上际正中向上二寸,再往外开一寸,以手按之微有陷凹是穴位。

针灸法 针三五分深，灸三至七壮。

三十五、犊 鼻

部位 在胫骨上端之外侧，膝盖固有韧带之外下方。

局部解剖 有足伸趾长肌、胫骨及腓骨神经之关节枝，有膝关节动脉网。

主治症 关节风湿病与膝盖部神经痛及麻痹（膝中痛、不仁、难跪起）、脚气（同）。

取穴法 正坐屈膝，当膝眼正中之下方，胫骨上端外侧陷中取之。

针灸法 针五至七分深，灸三至七壮。

三十六、三里（一名下陵、鬼邪）

部位 在下腿外侧之前上部，胫腓两骨间之下方二寸处。

局部解剖 有胫前肌及足伸趾长肌，有腓深神经、胫前动脉。

主治症 消化不良（食不化）、胃痉挛（胃中寒）、食欲不振（恶闻食臭）、羸瘦（羸瘦虚乏）、口腔疾患、腹膜炎（少腹肿痛不得小便）、肠雷鸣（肠鸣）、便秘及四肢倦怠（大便虚秘、股膝胫酸）、麻痹或神经痛（冷风湿痹）、脚气（同）、头痛（同）、眩晕（目昏花）、眼疾（目䀮䀮不能远视）、其他慢性诸疾患（耳鸣、腰痛、乳痈、泻痢、虚喘、食积气块、脏气虚惫、霍乱、伤寒、水肿、气臌诸病皆可取之）。

取穴法 正坐屈膝，以本人之手掌按在膝盖，指抚于膝下胫骨，当中指尖着处是穴位，适在外膝眼之下方三寸，胫骨之外缘，当前胫骨肌与长总趾伸肌起始部之间。

针灸法 针五分至一寸，灸七壮至二十壮。

三十七、上巨虚（一名巨虚上廉、足之上廉）

部位 在下腿前外侧之上约三分之一处，当胫腓两骨之间。

局部解剖 同足三里。

主治症 腰痛与下肢麻痹（腰腿手足不仁足胫酸）、浮肿性脚气（风水膝肿）、胃肠疾患（肠鸣、腹满、侠脐痛、食不化、飧泄）。

取穴法 正坐屈膝垂足，从足三里直下三寸取之。

针灸法 针五分至一寸深，以足跟着地，足尖足背耸起针之。灸三壮至七壮。

三十八、条　　口

部位　在下腿前外侧中央之处，当胫腓两骨之间。

局部解剖　同上穴。

主治症　下肢神经麻痹（足膝麻木）、膝关节炎（寒酸肿痛）、脚气（胫痛、足缓失履）、肠出血、扁桃腺炎等。

取穴法　同上再下二寸取之。

针灸法　针法同上巨虚，三分至七分深，灸三五壮，不宜多。

三十九、下巨虚（一名巨虚下廉）

部位　在下腿前外侧之中央约再下一寸之处，当胫腓两骨之间。

局部解剖　与足三里穴同。

主治症　脚气（同）、风湿病（胫骨痛不可忍、寒热身痛）、膝关节炎、下肢之麻痹痉挛等（冷痹胫肿、足跗不收、偏风腿酸、足不履地）、脑贫血（面无颜色）、食欲不振（少气不嗜食）、下痢（飧泄脓血）。

取穴法　正坐垂足，从三里穴直下六寸取之。

针灸法　针法同上巨虚，针三分至七分深，灸七壮至十五壮。

四十、丰　　隆

部位　在下腿前外侧，约中央之处，再向后方一横指之部。

局部解剖　有足伸趾长肌、腓骨神经浅枝、胫前动脉。

主治症　下肢之神经痉挛及麻痹（腿膝胫酸、屈伸不便、足冷寒湿）、头痛（头痛面肿）、便秘尿闭（大小便难）、癔病（烦心狂见鬼好笑）、胸腔内之疾患（胸痛如刺、哮喘、心痛、呕吐）。

取穴法　正坐垂足，从外踝上五寸取之，适当下廉之外侧。

针灸法　针五分至一寸深，灸七壮至十五壮。

四十一、解溪（一名鞋带）

部位　足关节前面之中央，十字韧带部。

局部解剖　有足伸趾长肌、腓骨神经、胫前动脉。

主治症　风湿病（风从头至足）、下肢之肌炎（股膝胫肿）、眩晕（目眩）、头痛（同）、癫痫（癫疾）、癔病（烦心悲泣惊瘛）、便秘（大便下重）、鼓肠（腹胀满）、颜面浮肿（风气面浮）、前额痛（头眩痛）。

取穴法　从第二趾直上至足关节前面横纹，两筋之间陷凹中取之。又一取法：医者以两中指从后跟正中，左右向前面移转，两中指相会处陷中是穴位，即结鞋带之处。

针灸法　针五至八分深，针尖对准后面足跟而入。灸三至五壮。

四十二、冲阳(一名会原、趺阳、会涌、会骨)

部位 在足背第二、第三跖骨之间。

局部解剖 有伸踇长短肌、腓骨神经、胫前动脉。

主治症 下肢神经痛及麻痹（枢股腨外廉骨痛、瘛疭痹不仁）、足关节炎（跗肿）、齿痛（齿龋）、呕吐（善呕）、鼓肠（腹中满胀不得前后）、食欲不振（腹大不嗜食）。

取穴法 从第二、第三跖骨之接合处微前，有动脉处陷中。

针灸法 针三分（禁用粗针），灸三壮，不能多。

四十三、陷　谷

部位 在第二、第三跖骨间之前方中央。

局部解剖 有骨间肌、腓骨神经、胫骨动脉。

主治症 间歇热及热病（痎疟，热无度不可止）、盗汗过多、颜面浮肿（面目浮肿）、眼球充血、欠伸（痎疟少气）、肠雷鸣（肠鸣）、肠疝痛（腹痛）、腹水（水病，通身肿）。

取穴法 第二趾外方，本节之后陷中取之。

针灸法 针四五分，灸三至七壮。

四十四、内　庭

部位 在第二趾第一节之后外侧。

局部解剖 同上穴。

主治症 齿痛（齿龋）、衄血（鼻衄）、颜面浮肿

（面肿）、肠雷鸣（肠鸣）、肠疝痛（侠脐急痛）、间歇热（疟不嗜食）、脚气等。

取穴法 从第二趾外侧，本节之前陷中，当次趾与中趾合缝处之上际取之。

针灸法 针四五分，灸三五壮。

四十五、厉　兑

部位 在第二趾之外侧，爪甲根部。

局部解剖 有足伸趾长肌附着、腓深浅神经末枝、胫前动脉。

主治症 肝脏炎（心腹满）、脑贫血（尸厥口噤气绝脉动如故其形无知）、癫狂（多惊发狂）、扁桃腺炎（喉痹）、齿龈炎（龋齿恶风）、腹股沟部以下之神经痛并组织炎、腹水与水肿（水肿）、口肌麻痹及萎缩、急性鼻炎（鼻不利）、夜卧多梦（梦魇不宁）、足冷（足寒）。

取穴法 取第二趾外侧爪甲角约一分许。

针灸法 针一分，灸三壮。

［附］胃经穴分寸歌

胃之经兮足阳明。承泣目下七分寻。四白目下方一寸。巨髎鼻孔旁八分。地仓侠吻四分近。大迎颔前寸三分。颊车耳下曲颊陷。下关耳前动脉行。头维神庭旁四五。人迎喉旁寸五真。水突筋前迎下在。气舍突外穴相乘。缺盆舍外横骨内。相去中行四寸明。气户璇玑旁四寸。至乳六寸又分明。库房屋翳膺窗近。乳中正在乳头心。次有乳根出乳下。各一寸六不相侵。

却去中行须四寸。以前穴道为君陈。不容巨阙旁二寸。却近幽门寸五新。其下承满与梁门。关门太乙滑肉门。上下一寸无多少。共去中行二寸寻。天枢脐旁二寸间。枢下一寸外陵安。枢下二寸大巨穴。枢下三寸水道全。水下一寸归来好。共去中行二寸边。气冲鼠蹊上一寸。又在曲骨二寸间。髀关膝上有尺二。伏兔膝上六寸是。阴市膝上方三寸。梁丘膝上二寸记。膝膑陷中犊鼻存。膝下三寸三里至。膝下六寸上廉穴。膝下八寸条口位。膝下九寸下廉看。下廉之旁丰隆系。却是踝上八寸量。解溪跗上系鞋处。冲阳跗上五寸唤。陷谷庭后二寸间。内庭次指外间陷。厉兑大次指外端。

第四节 脾经

（左右各二十一穴图16①②）

一、隐白（一名鬼垒、鬼眼）

部位 在蹲趾之内侧爪甲根部。

局部解剖 有外转蹲肌、腓深神经、趾背动脉。

主治症 失神（尸厥不识人）、急性肠炎（暴泄）、下肢冷却（足寒不得温）、月经过多（月事过时不止）、子宫痉挛（腹中有寒气）、小儿搐搦（小儿客忤惊风）。

取穴法 蹲趾内侧之爪甲角，去一分许处取之。

针灸法 针一二分，灸二三壮。

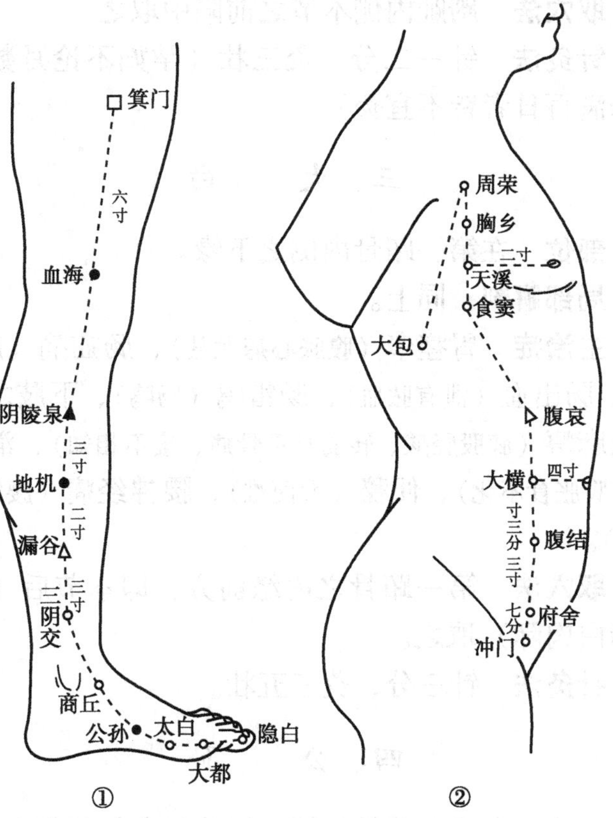

图16　脾经穴图

二、大　　都

部位　在蹋趾第一节之后内侧。

局部解剖　同上穴。

主治症　胃痉挛（胃心痛）、腹直肌痉挛（腹满呕吐）、腰神经痛（气滞腰疼不能立）、全身倦怠（身重骨痛）、心内膜炎（厥心痛、腹满呕吐闷乱）、小儿搐搦等。

取穴法　踇趾内侧本节之前陷中取之。

针灸法　针一二分，灸三壮（孕妇不论月数及生产未满百日者皆不宜灸）。

三、太　　白

部位　在第一跖骨内侧之下缘。

局部解剖　同上。

主治症　胃痉挛（腹胀心痛尤甚）、肠疝痛（腹中切痛）、肠出血（泄有脓血）、肠雷鸣（肠鸣）、下肢之神经痛及麻痹（膝股胫酸、转筋身重骨痛、痿不相知）、消化不良（腹胀食不化）、便秘（大便难）、腰神经痛（腰痛不可俯仰）。

取穴法　第一跖骨之内缘前方，即本节后（即核骨赤白肉际）取之。

针灸法　针三分，灸三五壮。

四、公　　孙

部位　在第一蹠骨与第二楔状骨之关节部之内侧。

局部解剖　有外转踇肌及长伸踇肌、腓深神经、足背动脉。

主治症　下腹部痉挛（肠中切痛）、肠出血、颜面浮肿（卒面肿）、癫痫（痫气好太息）、呕吐（喜呕）、食欲不振（不嗜食）、心内膜炎（心烦多饮）。

取穴法　按取足背第一跖骨与第一楔状骨接合之处，为足背骨部之最高点，按其高点，向内侧移下，当骨边陷中取之。

针灸法 针五分至八分深，使正坐两足掌相合而后下针，灸三五壮。

五、商　丘

部位 在内踝之前下部，前胫骨筋腱之内侧。

局部解剖 有胫前肌、有胫骨神经、胫前动脉之分支。

主治症 腹部膨胀（脾虚腹胀）、肠雷鸣（腹满响响然）、呕吐（胃反食即吐）、消化不良（脾虚），黄疸（同）、小儿搐搦（小儿痫瘈）、便秘（不便）、痔（痔漏），癔病（身寒善太息、心悲气逆）、百日咳（小儿咳而泄不欲食）。

取穴法 足内踝之前下方五分当足腕之横纹端，中封穴与内踝间之陷中取之。

针灸法 针三四分，灸三五壮。

六、三阴交（一名承命、大阴、下三里）

部位 在内踝之直上约三寸之处。

局部解剖 有长总趾伸肌、胫骨神经、胫骨动脉。

主治症 男女生殖器疾患、月经过多（月水不禁）、子宫出血（女人漏下赤白）、阴茎痛（同）、遗精（梦泄精）、淋病（劳淋白浊）、睾丸炎（肾肿痛）、慢性胃弱（脾胃虚弱）、食欲不振（不思饮食）、消化不良（食饮不化）、腹部膨满（心腹胀满）、肠疝痛（脐下痛不可忍）、肠雷鸣（腹鸣）、下痢（溏泄）、下肢神经痛及麻痹（膝内廉痛、足痿不能行）。

取穴法　以三指平按在内踝骨边上，当内踝正中心之直上三寸之处取之。其穴位适在胫骨之后缘。

针灸法　针五至八分深，灸五至十壮。

七、漏谷（一名太阴络）

部位　在下腿内侧之中央，胫骨后缘与腓肠肌内缘之间。

局部解剖　有胫前肌与腓肠肌、比目鱼肌，有腓深神经、胫骨神经、胫骨动脉。

主治症　癔病与神经衰弱（心悲气逆）、肠雷鸣与腹部膨胀（肠鸣腹胀、少腹胀急）、脚气（膝痹，脚冷不仁）、白带、淋病等。

取穴法　从三阴交直上三寸取之，当胫骨后缘之处。

针灸法　针五分至八分，灸三五壮。

八、地机（一名脾舍、地箕）

部位　在下腿内侧之上方约三分之一处，当胫骨后缘与腓肠肌内缘之间。

局部解剖　同漏谷穴。

主治症　尿闭（小便不利）、精液缺乏（精不足）、子宫充血（妇人经事改常）、腰痛（腰痛不可俯仰）胁腹部痉挛（腹胁胀）、食欲不振（不嗜食）。

取穴法　以足直伸，从膝盖骨正中之内缘直下五寸取之，当胫骨后缘之际。

针灸法　针五分至八分深，伸足针之，灸三至七壮。

九、阴 陵 泉

部位 在下腿内侧之上端，缝匠肌之附着部。

局部解剖 有腓肠肌、比目鱼肌，胫骨神经与腓深神经之分布。

主治症 腹膜炎（小肠连脐痛）、肠疝痛（肠中切痛）、遗尿（小便失禁）、尿闭（小便不利）、脚气（同）、阴道炎（妇人阴中痛）。

取穴法 以足直伸，从胫骨头之内侧陷中取之，正与阳陵穴相对。

针灸法 针五分，以足伸直针之，灸三五壮，不宜多。

十、血海（一名百虫窠、血郄）

部位 在大腿内侧之前下部，内上髁之上缘。

局部解剖 有缝匠肌、股内大肌、股直肌，有股内皮下神经、膝腘动脉之分支。

主治症 慢性腹膜炎（腹胀）、月经不顺（月事不调）、子宫出血（女子崩中漏下）、子宫内膜炎（带下逆气）、睾丸炎、淋病、两腿疮湿痒。

取穴法 从膝盖骨内缘之上二寸。普通取法，正坐垂足，医者以右手掌按其左膝盖，食中等四指在膝上面，拇指在膝盖内侧之上方，拇指尖到处是穴位。

针灸法 针五分至一寸，灸三五壮。

十一、箕　　门

部位　在大腿内侧之前上方约三分之一处，当缝匠肌与股薄肌之间。

局部解剖　有缝匠肌、股薄肌、股神经、股动脉。

主治症　淋病（五淋）、尿闭（小便不通）、遗尿（遗溺）、遗精、阴痿、睾丸炎、腹股沟腺炎（鼠蹊肿痛）、子宫痉挛等。

取穴法　正坐，从膝盖内缘直上八寸之处，有动脉应手之所取之。

针灸法　针三至五分，不可过深，灸三至五壮。

十二、冲门（一名慈宫、前章门、上慈宫）

部位　在腹股沟部耻骨弓之外端。

局部解剖　有腹内外斜肌、肠骨腹股沟神经、腹壁下动脉。

主治症　睾丸炎（阴疝）、精系炎（腹满癃疼痛）、阴道炎（带下）、淋病、腹部厥冷（中寒积聚）与鼓肠（痃癖腹中积聚）、胃痉挛。

取穴法　仰卧从曲骨穴外开三寸五分之处，即耻骨端动脉应手处。

针灸法　针七分至一寸，仰卧针之，灸三至七壮。

十三、府　　舍

部位　在肠骨窝部，当耻骨平线之外上一横指之处。

局部解剖 有腹内外斜肌、肠骨下腹神经、肠骨腹股沟神经、腹壁下动脉。

主治症 便秘、阑尾炎（积聚痹痛）、肠炎与霍乱（厥逆霍乱）、腹部麻痹等。

取穴法 仰卧，从冲门上七分，脐旁四寸大横穴直下四寸三分取之。

针灸法 针五至七分，灸三至七壮。

十四、腹结（一名肠结、腹屈）

部位 在腹侧部中央之微下，腹内外斜肌部。

局部解剖 有腹内外斜肌、腹横肌、肠骨下腹神经、腰动脉之分支、腹壁下动脉。

主治症 咳嗽（咳逆）、腹膜炎（绕脐腹痛）、肠疝痛、阴痿、下痢（中寒泻痢）、脚气等。

取穴法 仰卧，从脐旁四寸大横穴直下一寸三分取之。

针灸法 针五分至一寸，灸三至七壮。

十五、大横（一名肾气、八横）

部位 在腹侧部之中央，当脐之外方四寸之处。

局部解剖 同上穴。

主治症 流行性感冒（大风逆气）慢性下痢（中焦虚寒）、多汗（多汗）、习惯性便秘、下痢（洞泄）、寄生虫、四肢痉挛（四肢不可举动）。

取穴法 仰卧，从脐中心横开四寸取之。

针灸法 针五分至一寸，灸五至十五壮。

十六、腹哀（一名肠哀）

部位　在第九肋软骨附着部之下约一寸之处。

局部解剖　有腹内外斜肌、肋间神经侧穿行支、腰动脉之分支。

主治症　胃痉挛（腹中痛）、胃部厥冷（寒中）、消化不良（食不化）、肠出血（大便脓血）。

取穴法　正坐或仰卧，手外开，从乳头直下与建里横开四寸之直角线上是穴位。

针灸法　针五分至八分，灸三五壮。

十七、食窦（一名命关）

部位　在第五肋间，胸壁前与胸壁侧之间。

局部解剖　有前大锯肌、胸圆肌、胸廓侧神经，肋间神经、长胸动脉。

主治症　卡他性肺炎与胸膜炎、（胸胁支满、咳吐逆气）、肋间神经痛、肝痛、肺充血（胸胁苦闷）。

取穴法　仰卧，手外开，自中庭旁开六寸，当第五、第六肋之间取之。

针灸法　针三四分，灸三至五壮，本穴可以多灸，旧医书有灸至三五百壮，专治一切慢性病危重诸症。

十八、天　溪

部位　在第四肋间，胸壁前与胸壁侧之处。

局部解剖　同上穴。

主治症　卡他性肺炎（胸满喘逆）、支气管炎（咳逆上气）、乳房炎（乳肿）、乳汁不足、胸膜炎（胸中满痛）、肺充血、呃逆不止。

取穴法　仰卧，手外开，从乳旁二寸，肋间陷中取之。

针灸法　针四五分，灸三至七壮。

十九、胸　乡

部位　在胸壁前之外端，第三肋间。

局部解剖　同食窦穴。

主治症　胸背痉挛与胸膜炎及肋间神经痛（胸胁支满引背痛、卧不得转侧）、肺充血、咽下困难等。

取穴法　仰卧，手外开，从乳旁二寸肋间之天溪穴，再上行一肋间是穴位。

针灸法　针四五分，灸三五壮。

二十、周荣（一名周营）

部位　在胸壁前之外端，第二肋间。

局部解剖　有前大锯肌、内外肋间肌、胸小肌、侧胸廓神经、肋间神经、长胸动脉。

主治症　支气管炎（咳吐陈脓）、胸膜炎与肋间神经痛（胸胁支满、不得俯仰）、咽下困难（饮食不下）、肺充血、呃逆、唾液过多等。

取穴法　仰卧，由乳头外开二寸肋间之天溪穴，再上行二肋间，当中府穴之下一肋间是穴位。

针灸法　针四五分，灸三五壮。

二十一、大包（一名大胞）

部位　胸壁侧之正中，当第六肋间。

局部解剖　有前大锯肌、内外肋间肌、肋间神经、长胸动脉。

主治症　肺炎（胸中喘痛），喘息（大气不得息）、胸膜炎（胸胁中痛）、膀胱麻痹，消化不良等。

取穴法　仰卧手外开，从食窦穴外开二寸取之。

针灸法　针四五分，灸三五壮。

〔附〕脾经穴分寸歌

大趾内侧端隐白。节前陷中求大都（原作节后）。太白核前白肉际。节后一寸公孙呼。商丘踝前陷中遭。踝上三寸三阴交。踝上六寸漏谷是。膝下五寸地机朝。膝下内侧阴陵泉。血海膝膑上内廉。箕门穴在鱼腹取。动脉应手越筋间。冲门横骨两端同。去腹中行三寸半。冲上七分府舍求。舍上三寸腹结算。结上寸三是大横。却与脐平莫胡乱。中脘之旁四寸取。便是腹哀分一段。中庭旁六食窦穴。膻中去六是天溪。再上寸六胸乡穴。周荣相去亦同然。大包腋下有六寸。渊腋之下三寸半。

第五节　心经

（左右各九穴图 17①～③）

一、极　　泉

部位　在腋窝之前端，胸大肌停止部。

局部解剖　有胸大肌、第一肋间神经之分支、腋窝神经、腋窝动脉。

主治症　心肌炎（嗌干心痛、渴而欲饮）、肋间神经痛（胁痛）、胸部神经痉挛、癔病、干呕（干呕哕）、臂肘厥冷（肘臂厥冷）。

取穴法　手平伸举，按其腋下当腋窝横纹内侧两

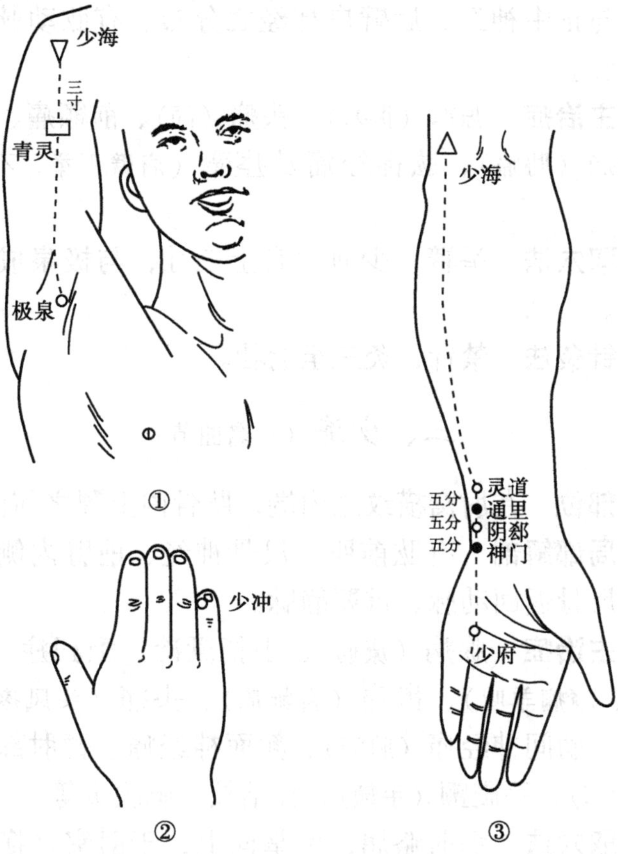

图 17　心经穴图

筋间有动脉应手处是穴。

针灸法 针三分，灸七壮。

二、青灵（禁针）

部位 在肱内侧之下约三分之一处，为肱二头肌内缘沟部。

局部解剖 有肱二头肌与内侧肌接合处、有尺骨神经与正中神经、后臂皮神经之分布、有肱动脉、重要静脉。

主治症 恶寒（振寒）、头痛（同）、前额痛、肋间神经痛（胁痛）、肱神经痛及痉挛（肩臂不举、不能带衣）。

取穴法 举臂，少海穴直上三寸，与极泉成直线位上。

针灸法 禁针，灸三至七壮。

三、少海（一名曲节）

部位 在肘窝横纹之内端，肱骨内上髁之前内侧。

局部解剖 有肱前肌、尺骨神经、前臂内侧皮神经、尺骨返回动脉、重要静脉。

主治症 腺病（瘰疬）、手指厥冷、癫狂症（目眩发狂、癫痫羊鸣）、齿痛（齿龋痛）、头痛（头风疼痛）、眩晕、肋间神经痛（胁痛）、颜面神经痛、臂肘部痉挛（手臂挛）、手震颤（手颤）、肺结核、胸膜炎等。

取穴法 手肘略屈，手掌向上，于肘窝之横纹内侧端取之。

针灸法 针五分至八分，灸三五壮。

四、灵　道

部位 在前臂掌侧之下端尺骨侧，腕横纹之上约一寸五分之处。

局部解剖 在内尺骨肌腱之桡侧，有回前方肌、尺骨神经、尺骨动脉。

主治症 肘关节炎（臂肘挛）、肘部神经痛、尺骨神经麻痹、癔病（心痛悲恐）、急性舌骨肌麻痹及痿缩（暴瘖不能言）。

取穴法 从掌后豆骨之上横纹端，直上一寸五分筋间取之。

针灸法 针三四分，灸三壮至七壮。

五、通　里

部位 在前臂掌侧下端之尺侧，腕横纹之上一寸处。

局部解剖 同上穴。

主治症 头痛（目眩头痛）、眩晕、神经性心悸亢进（心悸）、扁桃腺炎（喉痹）、急性舌骨肌麻痹（暴瘖）、上肢之神经痉挛（臂臑肘痛）、癔病（悲恐畏人）、子宫出血（妇人崩漏）。

取穴法 从掌后豆骨之上横纹端，上行一寸是穴位。

针灸法 针三五分，灸三至七壮。

六、阴郄（一名手少阴郄）

部位 在通里穴之下五分处。

局部解剖 同灵道穴。

主治症 衄血（鼻衄）、眩晕、头痛、神经性心悸亢进症、扁桃腺炎、上肢之神经痉挛。癔病（惊恐）、逆上（逆气）、恶寒（洒洒恶寒）、子宫内膜炎、盗汗等。

取穴法 同上。从通里穴下行五分之处取之。

针灸法 针三四分，灸三五壮。

七、神门（一名兑冲、中都、锐中）

部位 在掌面横纹之小指侧，内尺骨肌之停止部。

局部解剖 同灵道穴。

主治症 精神病及心脏病之要穴。心脏肥大（喘逆上气）、神经性心悸亢进（惊悸）、鼻炎、舌肌麻痹（失音）、癔病（少气身热、面赤发狂、喜笑上气）、食欲不振（不知食味）、精神病（痴呆癫痫失意、发狂奔走）。

取穴法 伸手，掌向上方，小指与无名指掌转侧向外方，掐取豆骨下尺骨端之陷中取之。

针灸法 针三五分，依取穴法，于豆骨下肌腱外侧（尺骨侧）进针，灸三至七壮。

八、少府（一名兑骨）

部位 在手掌部第四五掌骨间，小指屈肌之停止部。

局部解剖 有小指屈肌、尺骨神经手掌支、尺骨动脉手掌支。

主治症 一切心脏疾患、神经性心悸亢进症、癔病（悲恐畏人）、间歇热（痎疟久不愈）、上膊神经麻痹（手蜷不伸）、前膊神经痛（臂酸肘腋挛急）、遗尿（同）、妇女生殖器疾患（阴挺出、阴痛、阴痒）。

取穴法 以小指无名指屈向掌中，当小指与无名指尖之中间是穴位，与劳宫穴相并行。

针灸法 针三四分，灸三五壮。

九、少冲（一名经始）

部位 在小指之拇指侧，爪甲根部。

局部解剖 有总指伸肌、尺骨神经手掌支、尺骨动脉手掌支。

主治症 一切心脏疾患、神经性心悸亢进症、上肢之神经痉挛（手蜷不伸、掌痛引肘腋）、肋间神经痛（胸胁痛）、喉头炎（咽喉肿痛）、热性病（热病）。

取穴法 取小指内侧之爪甲角一分许之处。

针灸法 针一二分，灸三壮。

〔附〕心经穴分寸歌

少阴心起极泉中。腋下筋间动引胸。青灵肘上三寸觅。少海肘后五分充。灵道掌后一寸半。通里腕后一寸同。阴郄去腕五分的。神门掌后锐骨逢。少府小指本节末。小指内侧是少冲。

第六节 小肠经

（左右各十九穴图18①②）

一、少泽（一名小吉）

部位 在小指之外侧爪甲根部，当总指伸肌腱之停止处。

局部解剖 有总指伸肌、尺骨神经指背支、尺骨动脉指背支。

主治症 头痛（同）、喉头炎（喉痹）、心脏肥大（心痛行动气逆）、前臂神经痛（瘛疭臂痛）、颈项神经痉挛（项痛不可回顾）、肋间神经痛（短气胁痛）、乳闭（妇人无乳）、白膜翳（目生翳）、热性病（寒热）。

取穴法 从小指外侧端爪甲角一分许取之。

针灸法 针一分，灸三壮。

二、前　　谷

部位 小指第一节之后外部。

局部解剖 同上穴。有短屈指肌。

主治症 间歇热（痎疟）、呃逆、吐血（咳血）、扁桃腺炎（喉痹）、颊部红肿（颊肿）、耳鸣（同）、鼻孔闭塞（鼻塞）、母乳不足（妇人无乳）、乳腺炎（乳痈）、前臂神经痛（臂痛不举）。

取穴法 握拳，于小指本节前骨边陷中取之。

针灸法 针二三分，握拳针之，灸三至七壮。

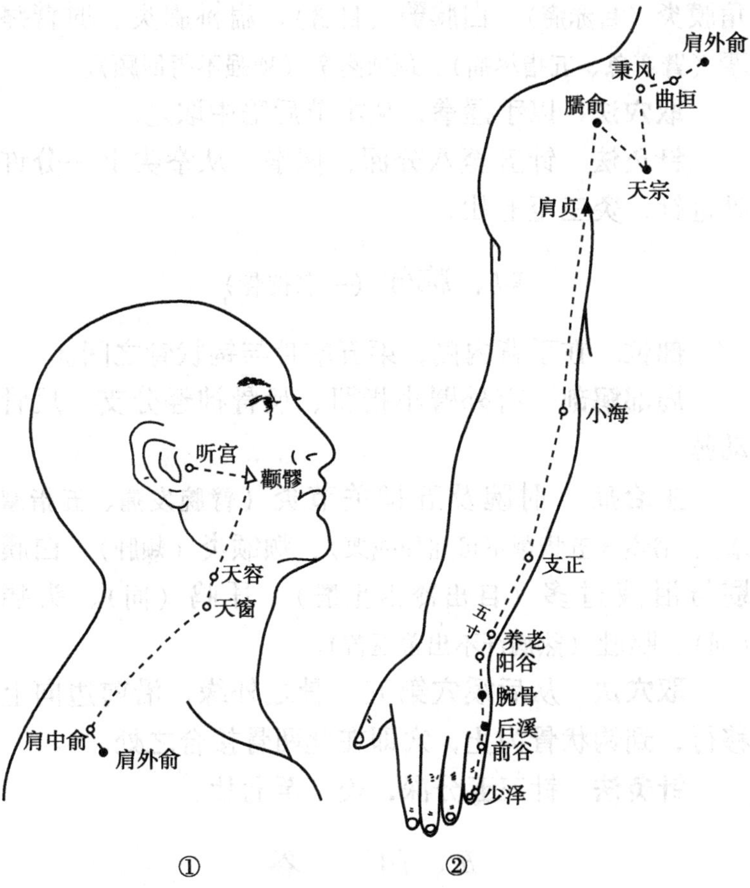

图18　小肠经穴图

三、后　　溪

部位　手背第五掌骨尺骨侧之前下部。

局部解剖　有外臂小指肌、短屈指肌、总指伸肌、尺骨神经指背支、尺骨动脉指背支。

主治症　癫痫（癫狂）、衄血（鼻衄）、耳聋（同）、角膜炎（目赤痛）、白膜翳（目翳）、扁桃腺炎、肘臂痉挛（臂挛急、五指尽痛）、颈项痉挛（项强不得回顾）。

取穴法 以手握拳，从本节后陷中取之。

针灸法 针五至八分深，握拳，从拳尖上一分许处进针，灸三至七壮。

四、腕骨（一名椀骨）

部位 在手背内侧，第五掌骨与钩状骨之间。

局部解剖 有外臂小指肌、尺骨神经分支、尺骨动脉。

主治症 肘腕及五指关节炎（臂腕发痛、五指掣挛）、书痉（五指掣不可屈伸战栗）、颊颔炎（颊肿）、白膜翳与泪液过多（目出冷泪生翳）、耳鸣（同）、头痛（同）、呕吐（热病汗不出善呕苦）。

取穴法 从后溪穴第五掌骨之外缘，沿前边向上移行，到钩状骨为止，穴即在此两骨接合之处。

针灸法 针三五分深，灸三至七壮。

五、阳　谷

部位 在腕关节之尺侧，尺骨茎状突起之前下际。

局部解剖 有固有小指伸肌、尺骨神经支、尺骨动脉。

主治症 眩晕（头眩目痛）、耳鸣（同）、耳聋（同）、口内炎（小儿舌强不嗍乳）、齿龈炎（齿龋痛）、尺骨神经痛（臂腕外侧痛不举）、小儿搐搦（小儿瘛疭）、小儿疳等。

取穴法 以腕关节向肩屈，按取豌豆骨（旧称掌后锐骨）之下际，当横纹之端陷中取之。

针灸法 针三四分，依取穴式进针，灸三至七壮。

六、养　老

部位 在尺骨茎状突起直上之中央凹陷部。

局部解剖 有外尺骨肌腱、尺骨神经、尺骨动脉。

主治症 肩臂运动神经痉挛及麻痹（肩臂酸疼，肩欲折，臂如拔，手不能自上下）、眼充血与视力减退（目视𥆧𥆧）。

取穴法 以手肘屈，手掌对向颜面，以指尖按摸尺骨茎状突起部有一凹陷沟，即是穴位。如将手掌转向，其沟即闭。

针灸法 针一二分，依取穴法进针，灸三壮。

七、支　正

部位 在前臂尺侧之中央，即外尺骨肌之中央部。

局部解剖 有外尺骨肌、尺骨神经、尺骨动脉、前骨间动脉。

主治症 肱神经痛与前臂痉挛（肘臂不能屈伸），手指疼痛（指痛不能握）、神经衰弱（风虚惊恐悲忧）、颜面充血与眩晕（寒热，颔肿，头痛，目眩）。

取穴法 从阳谷穴与肘部鹰嘴突起之尖端，作一直线在其中央处取之。

针灸法 针三五分，灸三至五壮。

八、小　　海

部位　在后肘部鹰嘴突起之尖端与内上髁之间。

局部解剖　有内尺骨肌起始部、尺骨神经、下尺侧副动脉。

主治症　肩、肱、肘、臂之诸肌痉挛及尺骨神经痛（肘臂肩臑颈项痛）、眼睑充血（风眩）、听觉麻痹、齿龈炎（齿根肿痛）、舞蹈病（五痫瘛疭）、下腹痛（腰痛引少腹中）。

取穴法　屈肘，按取鹰嘴突起之尖端与内上髁之间陷中取之。

针灸法　针三分，灸三至七壮。

九、肩　　贞

部位　在肱后侧之上端，小圆肌部。

局部解剖　有小圆肌、三角肌、棘下肌、腋窝神经、肩胛下神经、旋肱后动脉。

主治症　耳鸣（同）、耳聋（同）、头痛、上肢之关节炎及神经痛（缺盆肩中热痛，风痹手足不举）。

取穴法　使肩臂与胁密接，从腋缝之尖端上一寸之处取之。当肩峰突起之后下际。

针灸法　针五分至一寸深，灸三至七壮。

十、臑　　俞

部位　在肩胛棘之下际，肩胛关节窝之后方。

局部解剖　有僧帽肌、棘下肌、肩胛下神经、肩胛下动脉。

主治症 肩胛部、上膊部之神经痛（肩痛引胛，臂酸无力）、关节炎及麻痹（寒热肩肿、不举）。

取穴法 肩端后侧，肩胛骨外端下陷中，当肩贞穴之上微外些取之。

针灸法 针八分至一寸，灸三壮。

十一、天　宗

部位 在棘下窝之中央，棘下肌部。

局部解剖 有棘下肌、僧帽肌、肩胛下神经、副神经、肩胛横动脉。

主治症 肩胛神经痉挛及麻痹及肱神经痛、上肢上举不能（肩臂酸疼，肘外后廉痛，肩重肘臂不可举）。

取穴法 按取肩胛棘（旧医书名肩胛骨）之中央部分，当棘之下际是穴位，约当肩贞斜上一寸七分横内开一寸之处。

针灸法 针五分至一寸，灸三至七壮。

十二、秉　风

部位 在肩胛棘外端之上方。

局部解剖 有僧帽肌、副神经、肩胛上神经、肩胛横动脉。

主治症 肩胛部及肱部之神经痛及麻痹、与尺骨神经痛（肩痛不可举）、肺炎、胸膜炎等。

取穴法 按取肩胛横骨（即肩胛棘）上侧外端陷中取之。

针灸法 针五分至八分，灸三五壮。

十三、曲　垣

部位 在肩胛上部，棘上窝中。

局部解剖 有僧帽肌、肩胛举肌、肩胛上神经、肩胛横动脉。

主治症 肩胛及肱部之神经痛与麻痹、并尺骨神经痛（肩痹热痛，肩胛拘急）。

取穴法 由秉风穴向内开，约一寸五分微上些，当肩胛棘上际之中央陷中取之。

针灸法 针五分至八分，灸三至七壮。

十四、肩　外　俞

部位 在第一、第二胸椎横突起间之外端，肩胛骨内上髁之骨际。

局部解剖 有僧帽肌、菱形肌、后上锯肌、副神经、背椎神经、横颈动脉。

主治症 肩胛部之神经痛、痉挛、麻痹及肱部麻痹（肩胛肿痛，引项挛急，周痹寒至肘）、肺炎、胸膜炎等。

取穴法 从陶道穴外开三寸取之。

针灸法 针五分至八分，灸三至七壮。

十五、肩　中　俞

部位 在第七颈椎与第一胸椎之棘状突起之外方二寸之处。

局部解剖 有僧帽肌、菱形肌、肩胛举肌、副神经、第一肋间神经、背椎神经、颈横动脉。

主治症 支气管炎（咳嗽上气）、喘息及颈项部痉挛、视力缺乏（目视不明）。

取穴法 从大椎穴外开二寸处取之。

针灸法 针五分至八分，灸五至十壮。

十六、天窗（一名窗笼、窗聋）

部位 在颈侧部，胸锁乳突之中央。

局部解剖 有胸锁乳突肌、颈下皮神经、迷走神经、颈外动脉之分支、胸锁乳突肌动脉。

主治症 半身不遂（中风失音不能言语，缓纵不随）、斜颈、颈部及肩胛部之痉挛（肩胛引项，不得回顾）、耳聋（同）、耳鸣（偏耳鸣）。

取穴法 以人迎、扶突为准点，从扶突向后开一寸取之。

针灸法 针三四分，灸三五壮。

十七、天容

部位 在耳下腺部，胸锁乳突肌之停止部之前缘。

局部解剖 有胸锁乳突肌、大耳神经、后头动脉。

主治症 胸膜炎（咳逆胸中痛）、呼吸困难（肩息）、肋间神经痛（胸痛不得躬屈）、颈项部神经痛（颈肿不可回顾）、耳鸣（同）、耳聋（同）、重舌、齿龈炎。

取穴法 从下颚隅之直后，当天窗穴之上一寸微前陷中取之。

针灸法 针五分至八分，灸三五壮。

十八、颧髎（一名兑骨、椎髎、颧窌）“禁灸”

部位 在下眼窠孔部，当大颧骨肌之停止部。

局部解剖 有大颧骨肌、笑肌、三叉神经分支、颜面神经分支、横颜面动脉。

主治症 三叉神经痛（口僻痛面赤口不能嚼）、颜面神经麻痹及痉挛（口㖞，眼瞤不止）、上齿痛（颊肿齿痛）。

取穴法 从眼外眦角直下，颧骨际陷中取之。

针灸法 针二三分，禁灸。

十九、听宫（一名多所闻）

部位 在外听道之前下方，下颚骨髁状突起之直后。

局部解剖 有咬肌、三叉神经之分支、耳前动脉。

主治症 耳鸣（耳内蝉鸣）、耳聋（同）、耳道炎、嗄嘶失声（瘖不能言）。

取穴法 耳孔前之小瓣（中医书名耳珠）下角端陷中，以手指重压之，耳内发响者，即是穴位。

针灸法 针三四分，灸三五壮（旧医治牙疳腿痛名青腿牙疳，延久不愈，灸此大效，理不可解）。

［附］小肠经穴分寸歌

小指端外为少泽。前谷外侧节前觅。节后捏拳取后溪。腕骨腕前骨陷侧。兑骨下陷阳谷讨。腕后锐上觅养老。支正腕后五寸量。小海肘端五分好。肩贞胛下两筋解。臑俞大骨下陷保。天宗秉风后骨中。秉风髎外举有空。曲垣肩中曲肩陷。外俞去脊三寸从。中俞二寸大椎旁。天窗扶突后陷详。天容耳下曲颊后。颧髎面鸠锐端量。听宫耳中大如菽。此为小肠手太阳。

第七节　膀胱经

（左右各六十七穴图19①～③）

一、睛明（一名泪孔）"禁灸"

部位　在眼窠内壁与鼻根之间。

局部解剖　有内眼睑韧带部、三叉神经之分支、颜面神经之分支、内眦动脉。

主治症　一切眼疾、角膜炎、网膜炎、眼球充血等（目痛视不明、迎风流泪、胬肉攀睛、白翳、眦痒、疳眼、雀目）。

取穴法　正坐合目，掐取内眦角内约一分之处，鼻骨边际取之。

针灸法　针一二分深，不可灸。

二、攒竹（一名明光、光明、夜光、始光、员柱）"禁灸"

部位　在眉毛之内端。

局部解剖　有前头肌、三叉神经之分支、颜面神经之分支、前头动脉。

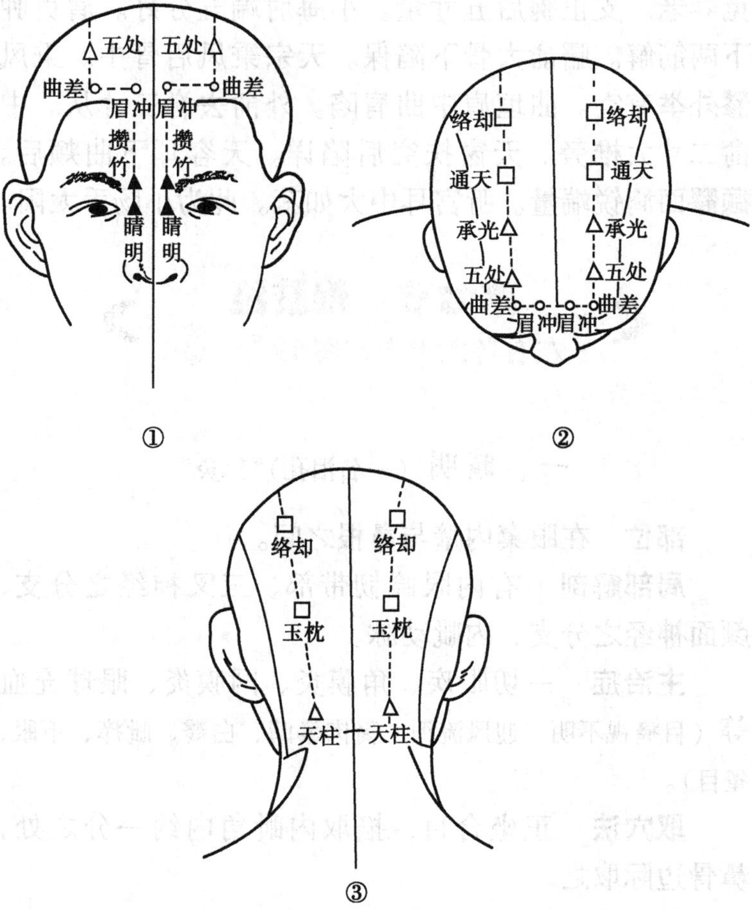

图 19　膀胱经穴图

主治症　角膜白翳、夜盲、视力缺乏（目视䀮䀮）、泪液过多（泪出目暗）、前额神经痛（眉头痛）。

取穴法　从眉端取之。

针灸法　针三五分，挤起眉端之肌皮，从眉端横针入之。

三、眉　　冲

部位　在前额部，眉端之直上发际处。

局部解剖　有前头肌、三叉神经之分支、颜面神经之分支、前头动脉。

主治症　头痛（同）、眩晕（目眩）、鼻闭塞（鼻塞不闻香臭）。

取穴法　从前额正中入发际五分之神庭穴外开五分之处，下与眉端直，取之。

针灸法　针二三分，针尖向下方，灸三壮。

四、曲差（一名鼻冲）

部位　在前额部，眉弓之直上发际。

局部解剖　同上穴。

主治症　后头及颜面神经痛（头痛）、麻痹、颅顶部炎症（巅顶痛）、鼻闭塞（鼻窒）、鼻茸（鼻疮）、衄血（鼽衄）、视力缺乏（目不明）。

取穴法　从神庭穴外开一寸五分取之。

针灸法　针三四分，针尖向下方或上方，灸三五壮。

五、五处（一名巨处）

部位　在前头结节之后内方。

局部解剖　有僧帽腱膜、三叉神经之分支、颜面神经之分支、前头动脉。

主治症　头痛（同）、鼻茸（鼻息）、头肌麻痹。

取穴法　前额正中直上发际一寸之上星穴，旁开一寸五分处，当曲差穴之上五分取之。

针灸法　针三四分，如上穴，灸三五壮。

六、承光“禁灸”

部位　在前头骨与颅顶骨之缝合部，大颅门之外方一寸五分处。

局部解剖　有帽状腱膜、三叉神经之分支、颜面神经之分支、浅颞颥动脉。

主治症　头痛（头风）、眩晕（风眩呕吐）、鼻茸、鼻腔闭塞（鼻塞不利）、角膜白翳（目生白翳）、感冒（鼻多清涕）。

取穴法　从头顶正中线之外方一寸五分，五处穴之直上一寸五分之处取之。

针灸法　针二三分，针尖向下，不宜灸。

七、通天（一名天臼、天白）

部位　在颅顶部，后头肌附着部。

局部解剖　有帽状腱膜、后头肌、颜面神经、大后头神经、后头动脉、浅颞颥动脉。

主治症　鼻炎、鼻腔闭塞（鼻窒）、衄血（鼽衄）、口筋收缩（口㖞）、颅顶部痉挛（头重耳鸣）、慢性支气管炎等。

取穴法　同上，从承光向后上一寸五分取之。

针灸法　同上穴。

八、络却（一名强阳、脑盖、络郄）“禁针”

部位 在三角缝合部，后头肌附着之处。

局部解剖 有后头肌、帽状腱膜、大后头神经、后头动脉。

主治症 眩晕（头眩）、耳鸣（同）、青光眼（青盲）、忧郁（恍惚不乐）。

取穴法 同上，从通天穴后下一寸五分之处取之。

针灸法 同上穴，本穴近颅顶孔，针时要注意，前人列入禁针之穴。

九、玉　　枕

部位 在后头骨上项线之中央，夹板肌之停止部。

局部解剖 有夹板肌、大小后头神经、后头动脉。

主治症 脑充血（卒起僵仆）、眩晕（头眩）、头痛（头项痛）、眼神经痛（目痛如脱）、近视眼（不能远视）、嗅觉减退（鼻塞无闻）。

取穴法 从络却之后下四寸，脑户穴之旁一寸三分取之。

针灸法 针三分，针尖向下，灸三壮。

十、天　　柱

部位 在项窝之旁，僧帽肌起始部之外侧。

局部解剖 有僧帽肌、夹板肌、大后头神经、后头动脉。

主治症 脑病（头眩脑痛）、后头及肩胛肌之挛缩

（项直不可回顾）、咽喉炎（咽肿难言）、鼻腔闭塞（同）、嗅能减退（不知香臭）、神经衰弱（足不任身、目瞑不欲视）、癔病（狂易多言不休）、头痛（头痛重）、衄血。

取穴法 从项之正中入发际五分之哑门穴，旁开一寸三分取之。

针灸法 针五分，灸三壮。

此处常加按摩，可使脑部轻快，增记忆力。

十一、大杼（一名背俞）

部位 在第一、第二胸椎横突起间，脊柱之旁一寸五分之处（图20）。

局部解剖 有僧帽肌、菱形肌，有副神经，胸椎神经后支、后胸廓神经、横颈动脉。

主治症 支气管炎、肺疾患（咳嗽、大气满喘）、胸膜炎（水结胸）、头痛（同）、眩晕（目眩）、项肌痉挛（项强急）、肩凝、膝关节炎（膝痛不可屈伸）、癫痫（癫疾）。

取穴法 正坐，从陶道穴旁开一寸五分处取之。

针灸法 针五分至八分，灸三至七壮。

十二、风门（一名热府）

部位 在第二、第三胸椎横突起间，脊柱之旁一寸五分。

局部解剖 同上穴。

主治症 胸膜炎（咳逆胸背痛）、支气管炎（上气）、百日咳（咳逆）、颈项部之痉挛（头项强）、发于背之痈

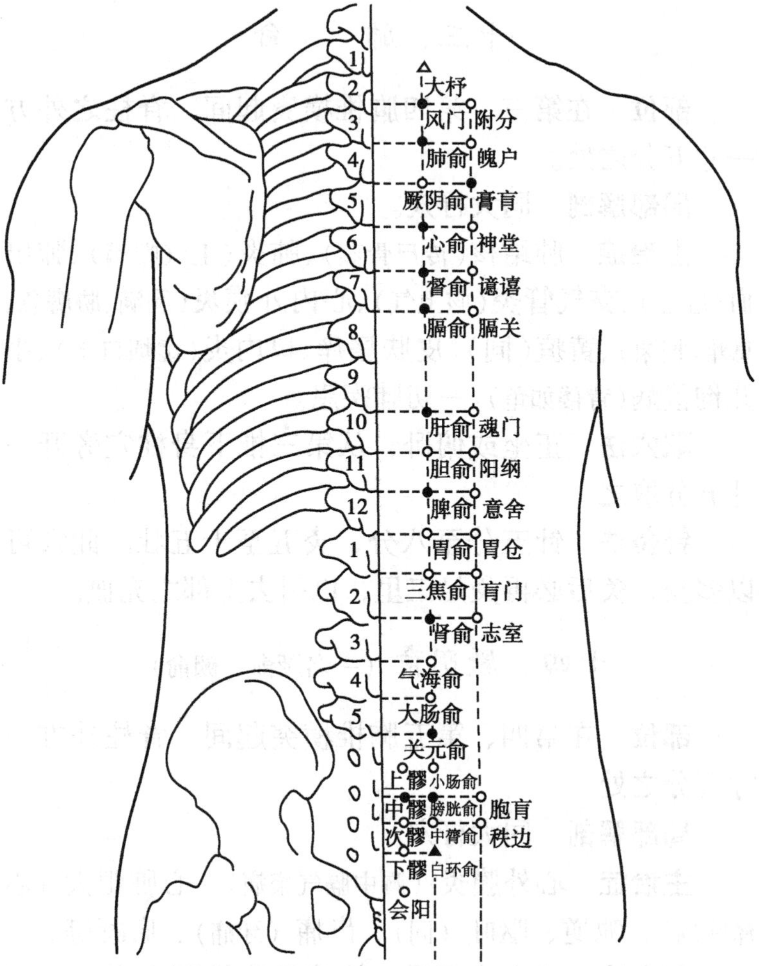

图 20　膀胱经穴图

疽（痈疽发背）、感冒（伤风咳嗽、头痛发热）。

取穴法　按取第二胸椎下之旁一寸五分处取之。

针灸法　同上穴。

此穴多灸可以预防感冒。

十三、肺　　俞

部位　在第三、第四胸椎横突起间，脊柱之外方一寸五分之处。

局部解剖　同大杼穴。

主治症　肺结核（传尸骨蒸）、肺炎（上气喘满）、肺出血（吐血）、支气管炎（咳上气）、心内外膜炎（胸满、胁膺急、息难、振栗）、黄疸（同）、皮肤瘙痒、口内炎（虚烦口干）、小儿佝偻病（背偻如龟）、一切肺疾患。

取穴法　正坐或俯卧，从第三椎下身柱穴旁开一寸五分取之。

针灸法　针五分至八分，灸五至十五壮。此穴可以多灸，灸后必再灸足三里，以引去上部之充血。

十四、厥阴俞（一名厥俞、阙俞）

部位　在第四、第五胸椎横突起间，脊柱外方一寸五分之处。

局部解剖　同大杼穴。

主治症　心外膜炎（胸中膈气聚痛）、心脏肥大（心痛胸满）、呃逆、呕吐（同）、齿痛（牙痛）、肩凝等。

取穴法　正坐或俯卧，按第四胸椎下之旁一寸五分处取之。

针灸法　针五分至八分，灸五至七壮。

十五、心俞（一名背俞）

部位　在第五、第六胸椎横突起间，脊柱之外方约一寸五分之处。

局部解剖 同大杼穴。

主治症 心脏诸疾患（心痛、胸中悒悒、心气闷乱、烦心短气）、胃出血（吐血）、呕吐（同）、癫痫（风痫常发）。

取穴法 正坐按取第五胸椎下神道穴，外开一寸五分取之。

针灸法 针五分，灸三至七壮。

本穴可灸结核病，资生经灸治患门穴法，即此穴也。

十六、督俞（一名高益、高盖）

部位 在第六、第七胸椎横突起间，脊柱外开一寸五分之处。

局部解剖 同大杼穴。

主治症 心内外膜炎（寒热心痛）、腹痛、肠雷鸣（雷鸣气逆）、疔疮。

取穴法 正坐或俯卧，从第六椎下灵台穴外开一寸五分取之。

针灸法 同上穴。

十七、膈　　俞

部位 第七、第八胸椎横突起间，脊柱之外方一寸五分之处。

局部解剖 同大杼穴。

主治症 心脏内外膜炎（暴痛心满气急）、心脏肥大、胸膜炎、喘息、支气管炎（咳逆）、胃炎（胃脘暴痛）、食道狭窄（食不下）、食欲不振、肠出血（大便血）、盗汗（虚损）、肠炎、小儿急疳及营养不良。

取穴法 正坐或俯卧，按第七椎下至阳穴旁开一寸五分取之。

针灸法 针五至八分，灸五至七壮。

本穴与下穴胆俞可灸治结核病，崔知悌之四花穴灸法，即此穴也。

十八、肝　俞

部位 在第九、第十胸椎横突起间，当脊椎之外方约一寸五分之处。

局部解剖 有背阔肌、骶骨脊柱肌、后下锯肌、背椎神经、后胸廓神经、后肋间动脉。

主治症 黄疸（同）、慢性胃炎（气痛吐酸）、胃扩张与胃痉挛（胸满心腹积聚疼痛）、胃出血（呕血）、支气管炎（咳而胁满、急不得息）、肋间神经痛（咳引胸痛）、胸背部痉挛（脊背急痛转侧难反折）、夜盲症（眼暗如雀目）、小儿搐搦（惊狂反折目上视）、一切目疾（眼目诸疾）。

取穴法 正坐或俯卧，从第九椎下筋缩穴之旁开一寸五分处取之。

针灸法 针五至八分，灸三至七壮。

本穴可灸治一切恶疮、大麻风、瘰疬，医学入门之骑竹马灸法，即此穴也。

十九、胆　　俞

部位　在第十、第十一胸椎横突起间，脊柱之外方一寸五分处。

局部解剖　同上穴。

主治症　胆囊之疾病（口苦干，呕吐、目黄、胸胁痛不得转侧）、黄疸、呕吐、咽下困难（反胃食不下）、腋窝腺炎（下腋肿）、胸膜炎（腰痛不得卧）、咽喉炎（咽痛）、恶寒发热头痛（头痛振寒）、结核病（骨蒸劳热）。

取穴法　正坐或俯卧，按取第十椎下正中，旁开一寸五分之处取之。

针灸法　同上穴。本穴可灸治结核病、虚弱，中医书之四花穴灸法，本穴即其下方之灸点也。

二十、脾　　俞

部位　在第十一与第十二胸椎横突起间，脊椎之外方约一寸五分之处。

局部解剖　同肝俞穴。

主治症　胃弱（脾虚）、消化不良（饮食不化）、胃痉挛（胸脘暴痛）、肠炎（泻痢）、下痢、呕吐（吐食）、喘息（少气不得卧）、黄疸（同）、小儿夜盲、食道狭窄（食噎）、水肿（水肿膨胀）。

取穴法　正坐或俯卧，按取第十一椎下脊中穴，旁开一寸五分取之。

针灸法　同上穴。

二十一、胃　俞

部位　在第十二胸椎与第一腰椎之横突起间，脊柱之外方一寸五分之处。

局部解剖　同肝俞穴。

主治症　胃炎（胃寒吐逆）、胃痉挛（腹痛）、胃扩张（腹膜）、胃癌（翻胃）、消化不良（胃寒食不化）、肠炎（泄泻）、呕吐（同）、腹部膨胀（腹胀虚满）、肠雷鸣（肠鸣）、肝肥大（臓胀）、小儿夜盲、吐乳、青便（小儿痢下）、十二指肠虫病（小儿羸瘦）。

取穴法　正坐或俯卧，按取第十二椎下正中外开一寸五分取之。

针灸法　同上。

二十二、三　焦　俞

部位　在第一、第二腰椎横突起间，脊柱外开一寸五分之处。

局部解剖　有背阔肌、骶骨脊柱肌、肠腰肌、腰椎神经后支、腰动脉。

主治症　胃痉挛（积聚膈塞不通）、食欲不振与消化不良（食饮不消）、呕吐（饮食吐逆）、肠炎（腹痛下利）、肠雷鸣（肠鸣）、肾炎（小便不利）、腰痛（腰背痛）、神经衰弱（羸瘦少气）、诸脏器之慢性疾患等。

取穴法　正坐或俯卧，按取第十三节之脊椎下第一腰椎悬枢穴之旁一寸五分取之。

针灸法　同上。

二十三、肾俞（一名高盖）

部位 在第二、第三腰椎横突起间，脊柱之外方约一寸五分之处。

局部解剖 有肠腰肌、腰背肌膜、方形腰肌、骶骨脊柱肌、腰椎神经后支，腰动脉。

主治症 肾炎（身肿）、膀胱麻痹及痉挛（转胞小便不得、小便淋、少腹强急）、腰神经痛（腰痛不可俯仰）、淋病（便浊）、血尿（溺血）、糖尿病（消渴小便数）、精液缺乏、身体羸瘦（食多身羸瘦）、月经不顺（月经不调）、失精（梦遗）、一切泌尿器疾患。

取穴法 正坐或俯卧，从第十四节即第二腰椎之下命门穴，旁开一寸五分取之。简便取法，由医者两手中指按其脐心，左右平行移向背后，两指会合之处为命门穴，由此旁开一寸五分之处取之。对于肥人腹下垂者不甚准确。

针灸法 针五分至一寸，灸三至七壮。

二十四、气　海　俞

部位 在第三、第四腰椎横突起间，脊柱外开一寸五分之处。

局部解剖 同上穴。

主治症 腰神经痛（腰痛）、痔（痔漏）。

取穴法 正坐或俯卧，从命门穴下一节，外开一寸五分取之（即第十五椎下）。

针灸法 同上。

二十五、大 肠 俞

部位 在第四、第五腰椎横突起间，脊柱之外方一寸五分之处。

局部解剖 同肾俞穴。

主治症 肠炎（泄痢食不化）、肠雷鸣（肠鸣）、肠出血下痢（肠澼）、习惯性便秘（大便难）、阑尾炎（吊脚肠痈）、淋病、遗尿、肾炎、脚气、脊柱肌痉挛（脊强不得俯仰）、腰神经痛（腰痛）、一切肠之疾患。

取穴法 正坐或俯卧，由命门穴下二节，为阳关穴，旁开一寸五分取之（即第十六椎下）。

针灸法 针五分至八分，灸七壮至十五壮。

二十六、关 元 俞

部位 在第五腰椎下，外开一寸五分之处。

局部解剖 有肠腰肌、腰背肌膜、骶骨脊柱肌、骶骨神经后支、腰动脉。

主治症 腰神经痛（风劳腰痛）、肠炎（泄利）、膀胱肌麻痹（小便难）、卵巢炎（妇女癥瘕）。

取穴法 正坐或俯卧，由阳关穴按下一节，外开一寸五分当骶骨上关节突起之外侧取之（即第十七椎下）。

针灸法 针三五分，灸三至七壮。

本穴可灸治结核病（医说灸腰眼穴治痨瘵，即此穴也）。

二十七、小　肠　俞

部位　在骶骨上部之外侧，第一后骶骨孔之外方。

局部解剖　有腰背肌膜、臀大肌、臀中肌、骶骨神经后支、臀上动脉。

主治症　肠及生殖器之疾患、肠炎（泄注）、肠疝痛（腹痛）、下痢（五痢便脓血）、便秘、淋病、痔（五痔疼痛）、腰痛、子宫内膜炎（妇人带下）、精系痛（小腹控睾而痛）、膀胱疾患（小便赤、不利、淋沥）。

取穴法　从骶骨正中线之上方外侧按取第一骶骨棘状突起之两旁一寸五分取之（即第十八椎下）。

针灸法　针三至五分俯伏针之，灸三至七壮。

二十八、膀　胱　俞

部位　在第二后骶孔之外上方，外侧骶骨节之外方。

局部解剖　有腰背肌膜、臀大肌、臀中肌、骶骨神经后支、侧骶骨动脉。

主治症　一切膀胱疾患、膀胱炎（小便赤涩）、遗尿（同）、便秘、下痢（泄痢）、脚气（脚膝寒冷无力）、糖尿病、子宫内膜炎（女子癥瘕）、腰神经痛（腰脊强痛）、下腹神经痛（腰脊腹痛）、骶骨神经痛（尻臀内痛）、前列腺炎（尿精）、阴道炎（阴疮）。

取穴法　按取第二骶骨假棘状突起之两旁一寸五分处取之（即第十九椎下）。

针灸法　同上穴。

二十九、中膂俞（一名脊内俞、中膂内俞）

部位 在第三后骶孔之外侧。

局部解剖 有臀大肌、臀中肌、骶骨神经之后支、臀上动脉。

主治症 肠炎（肠泄赤白痢）、肠疝痛（疝痛）、腰脊神经痛（腹脊强痛）、坐骨神经痛、腹膜炎（胁腹胀痛）、脚气、糖尿病（肾虚消渴）。

取穴法 按取第三骶骨假棘状突起之两旁一寸五分处取之（即第二十椎下）。

针灸法 同上穴。

三十、白环俞（一名玉环俞、玉房俞）"禁灸"

部位 在骶骨管裂孔之外方，臀大肌中。

局部解剖 有臀大肌、臀中肌、梨子状肌、骶骨神经之后支、臀下动脉。

主治症 骶骨部之神经痛及痉挛（腰脊痛不得坐卧，筋挛痹痛）、肛门诸肌痉挛（疝痛）、坐骨神经痛，尿闭便秘（二便不利）、子宫内膜炎（赤白带）。

取穴法 伏卧从臀缝尖外开一寸五分，当中膂俞之直下取之（即第二十一椎下）。

针灸法 针五至七分，不宜灸。

三十一、上　髎

部位 在第一后骶骨孔中。

局部解剖 有腰背肌膜、骶骨神经、骶骨动脉。

主治症 男女之生殖器疾患、淋病、睾丸炎、卵巢炎、月经不顺、子宫内膜炎等(女人绝子、阴挺出、不禁白沥、阴中痒痛等)、便秘、尿闭(大小便不利)、呕吐(呕逆)、坐骨神经痛(腰膝冷痛)、腰神经痛(腰痛不可以转摇)。

取穴法 正坐或伏卧，按取第五腰椎之外下方，第一后骶骨孔处取之（即第十八椎下旁）。

针灸法 针三分至八分，灸五壮至十五壮。

三十二、次 髎

部位 在第二后骶骨孔中。

局部解剖 同上穴。

主治症 男女生殖器疾患、淋病（小便淋赤不利）、睾丸炎（疝气下坠引阴痛不可忍）、卵巢炎与子宫内膜炎（女子赤白沥）、月经不顺、便秘尿闭、呕吐、骶骨神经痛与腰神经痛（腰痛不可俯仰、腰以下至足不仁）、膝盖部厥冷等。

取穴法 按取上髎穴，稍偏向内侧，向下移行，第二骶骨孔处取之（即第十九椎下旁）。

针灸法 同上穴。

三十三、中髎（一名中空）

部位 在第三后骶骨孔中。

局部解剖 同上髎穴。

主治症 男女生殖器疾患、淋病（小便淋沥）、睾丸炎、卵巢炎（小腹膜胀、引腰而痛）、子宫内膜炎（女子赤淫带下）、月经不顺（月经不调）、便秘（大便难）、尿闭（小便不利）、呕吐、坐骨神经痛（腰尻中寒）、腰神经痛（腰痛）。

取穴法 从次髎之下稍偏内侧第三骶骨孔处取之（即第二十椎下）。

针灸法 同上穴。

三十四、下 髎

部位 在第四后骶骨孔中。

局部解剖 同上髎穴。

主治症 同中髎次髎穴。

取穴法 从中髎穴下行稍偏内侧之第四骶骨孔处取之（第二十一椎下）。

针灸法 同上穴。

三十五、会阳（一名利机）

部位 在骶骨下端之外侧，臀大肌之起始部。

局部解剖 有臀大肌、外肛门括约肌、骶骨神经后支、会阴神经、下痔动脉。

主治症 肠炎（腹中寒气泄泻）、肠出血（肠澼便血）、慢性痔疾（久痔）、阴道炎（阴中痒痛）、子宫内膜炎（女子下苍汁不禁赤沥）、淋病及坐骨神经痛等。

取穴法 从骶骨端之外上方五分之处取之。

针灸法 针五至八分，灸三至七壮。

三十六、附 分

部位 在第二、第三胸椎间，外开三寸，第二肋间之处。

局部解剖 有僧帽肌、菱形肌、后上锯肌、副神经、背椎神经、后胸廓神经、横颈动脉。

主治症 颈部之诸肌痉挛（肩背拘急、颈痛不得回顾、肘臂不仁）、肋间神经痛、副神经麻痹（不能回顾）。

取穴法 从第二胸椎下外开三寸，与风门穴并行处靠肩胛骨边缘取之。

针灸法 针五分至一寸深，灸三至七壮。

三十七、魄　　户

部位 在第三、第四胸椎间外开三寸，第三肋间之处。

局部解剖 同上穴。

主治症 肺萎缩（虚劳肺萎）、支气管炎、咳逆上气、胸膜炎（胸背痛）、喘息（喘逆）、呕吐（烦满呕吐）、肩胛部神经痛（背膊痛）。

取穴法 从第三胸椎下身柱穴外开三寸处取之与肺俞穴平。

针灸法 同上穴。

三十八、膏　　肓

部位 在第四、第五胸椎间外开三寸，第四肋间。

局部解剖 同附分穴。

主治症 一切慢性诸疾患、肺结核（痨瘵）、胸膜炎、支气管炎（上气咳逆）、神经衰弱、遗精失精（梦遗失精）、健忘（同）、呕吐等。

取穴法 正坐，左手掌指搭在右肩前，右手掌指搭在左肩前，使肩胛骨外开，医者自第四、第五胸椎之间外开三寸之处，以中指按取第四肋间感酸痛者是穴位。

针灸法 针五至八分，灸七至十五壮。本穴多灸可以治一切慢性病与结核病，灸后必灸足三里以降上部充血。

三十九、神　堂

部位 在第五、第六胸椎间，外开三寸第五肋间处。

局部解剖 有僧帽肌、后下锯肌、副神经、胸椎神经之后支、横颈动脉。

主治症 心脏病、支气管炎、喘息、肩膊疼痛（脊背急强）。

取穴法 从第五胸椎下神道穴外开三寸处取之与心俞平。

针灸法 针五至八分，灸七至十五壮。

四十、譩　譆

部位 在第六、第七胸椎间，外开三寸第六肋间处。

局部解剖 有阔背肌、后下锯肌、副神经、胸椎神经之后支、横颈动脉。

主治症 心脏外膜炎（胸腹胀闷气噎、腋拘挛、引胁而痛、内引心肺）、肋间神经痛（肩背胁肋痛急）、腰背部痉挛（痓互引身热）、呃逆、呕吐、眩晕、盗汗、间歇热（疟病）。

取穴法 从第六胸椎下灵道穴外开三寸处取之与

督俞穴平。

针灸法 同上穴。

四十一、膈　　关

部位 在第七、第八胸椎间外开三寸,第七肋间处。

局部解剖 同上穴。

主治症 肋间神经痛、食道狭窄(饮食不下)、呕吐(呕哕多涎唾)、呃逆、胃炎(胸中噎闷)、蛔虫(大便不节)等。

取穴法 从第七胸椎下至阳穴旁三寸，当肩胛骨下端之内侧处取之。

针灸法 同上穴。

四十二、魂　　门

部位 在第九、第十胸椎间外开三寸,第九肋间处。

局部解剖 有背阔肌、后下锯肌、胸椎神经，后肋间动脉。

主治症 肝病（胸胁胀满)、胸膜炎（胸背痛恶风)、心内膜炎（胸背连心痛)、胃痉挛（逆上食不下)、肠雷鸣（腹中雷鸣)、消化不良（胃寒食而难化)、食道狭窄(饮食不下)、肌肉风湿病。

取穴法 从第九胸椎下筋缩穴外开三寸取之，与肝俞穴平。

针灸法 同上穴。

四十三、阳　　纲

部位 在第十第十一胸椎间外开三寸,第十肋间处。

局部解剖 同上穴。

主治症 因蛔虫之腹痛，其余所治诸症与上穴相同。

取穴法 从第十胸椎下外开三寸，胆俞穴旁取之。

针灸法 同上穴。

四十四、意 舍

部位 在第十一第十二胸椎间外开三寸，第十一肋间处。

局部解剖 同魂门穴。

主治症 肝病（腹满）、胸膜炎（胸背胁痛恶寒）、心内膜炎、胃痉挛、肠雷鸣、食道狭窄、呕吐（同）、食欲不振、消化不良、肌肉风湿病、腹直肌痉挛等。

取穴法 从第十一胸椎下脊中穴外开三寸，脾俞穴旁取之。

针灸法 同上穴。

本穴即医书所称之痞根穴，专治脾肿，中医名痞块，多灸左边。

四十五、胃 仓

部位 在第十二胸椎与第一腰椎间外开三寸之处。

局部解剖 同魂门。

主治症 呕吐、腹部膨胀（腹满）、便秘、胸椎神经痛（恶寒背脊痛不可俯仰）、水肿（同）。

取穴法 从十二胸椎下外开三寸处取之与胃俞穴平。

针灸法 同上穴。

四十六、肓　　门

部位 在第一第二腰椎间外开三寸之处。

局部解剖 有背阔肌、腰椎神经之后支，腰动脉之分支。

主治症 内脏慢性疾患、习惯性便秘（大便坚）、乳腺炎（妇人乳痛）。

取穴法 从第十三节（第一腰椎）下悬枢穴外开三寸处取之，与三焦俞平。

针灸法 针五分至一寸深，灸七壮至三十壮。

四十七、志室（一名精宫）

部位 在第二第三腰椎之间，外开三寸之处。

局部解剖 有腰背肌膜、腰椎神经之后支、腰动脉之分支。

主治症 生殖器疾患、遗精（梦遗）、失精（同）、淋病（小便淋沥）、阴门脓肿与阴部诸疮（阴肿阴痛）、肾炎、消化不良、呕吐、吐泻等（吐逆不食、霍乱等）。

取穴法 从第十四椎下（即二三腰椎之间）命门穴外开三寸之处，与肾俞穴平取之。

针灸法 针五分至八分，灸七至十五壮。

四十八、胞　　肓

部位 在髋骨部，第二骶骨假棘状突起之外方三寸处。

局部解剖 有臀大肌、臀中肌、骶骨神经之后支、臀上神经、臀上动脉。

主治症 肠炎、肠雷鸣（肠鸣）、便秘尿闭（大小便不利）、淋病、腰痛（腰脊痛）、睾丸炎、膀胱麻痹及痉挛（癃闭下重、小腹满坚）。

取穴法 伏卧，从骶骨正中线，第二假棘状外开三寸之处，与膀胱俞平取之（即十九椎下旁三寸处）。

针灸法 针五至八分，伏而针之，灸七至十五壮。

四十九、秩　边

部位 在第三骶骨假棘状突起之外方三寸处。

局部解剖 有臀大肌、臀中肌、骶骨神经之后支、臀下神经、臀下动脉。

主治症 膀胱炎（阴痛下重、小便赤涩）、痔（五痔）、腰神经痛（腰痛）、坐骨神经痛（腰痛骶寒、俯仰急难）。

取穴法 伏卧，按取第三骶骨假棘状突起，外开三寸之处，与中膂俞平取之（即二十椎下旁三寸）。

针灸法 同上穴。

五十、承扶（一名内郄、阴关、皮郄）

部位 在大腿部后侧之上端，臀大肌之下际。

局部解剖 有臀大肌、股二头肌、坐骨神经、股后皮神经、臀下神经、坐骨动脉。

主治症 腰背神经痛及痉挛（腰脊痛）、坐骨神经痛（尻脊股臀阴寒大痛）、痔（久痔）、便秘（大便难）、尿闭（小便不利）、臀部焮冲（臀肿）、子宫内膜炎（胞寒）。

取穴法　直立或伏卧，从臀肉下缘之横纹中央取之。

针灸法　针八分至寸半，不宜灸。

五十一、殷　门

部位　在大腿后侧，约中央处，当股二头肌与半膜样肌之间（图21）。

局部解剖　有股二头肌、半膜样肌、坐骨神经后支、股后皮神经、股动脉。

主治症　腰脊神经痛及痉挛（腰痛得俯不得仰）、坐骨神经痛、痉挛、大腿部焮冲（外股肿）。

取穴法　直立或伏卧，从承扶直下六寸取之。

针灸法　针八分至一寸，不宜灸。

五十二、浮　郄

部位　在膝骨窝之外上方，股二头肌之外缘。

局部解剖　有股二头肌、股外大肌、腓骨神经、股后皮神经、膝

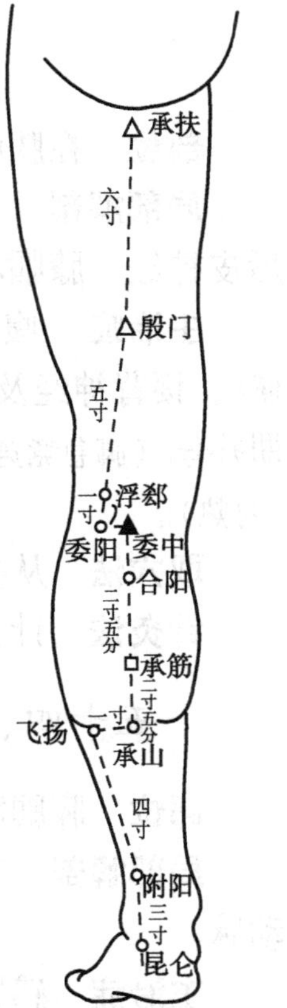

图21　膀胱经穴图

腘动脉之分支。

主治症 膀胱炎（小肠膀胱热）、便秘（大肠结）、尿闭（小便热）、下肢外侧麻痹（髀枢不仁）、局发性痉挛（股外筋急）。

取穴法 按取膝腘正中外开一寸，两筋之间陷中为委阳穴，由委阳上行一寸，略偏内侧取之。

针灸法 针五分至一寸，灸三至七壮。

五十三、委　阳

部位 在膝腘窝之外端，股二头肌腱之内侧。

局部解剖 有股二头肌、腓肠肌、腓骨神经、股后皮神经、膝腘动脉之分支。

主治症 腹直肌痉挛（腹气满、小腹尤坚、不得小便）、腰背神经及痉挛（腰背腋下肿痛、不可俯仰）、腓肠肌痉挛（脚急竞竞然、筋急痛）、癫痫（瘛疭癫疾）、热病（身热）。

取穴法 从委中外开一寸取之，参阅浮郄取穴法。

针灸法 针五分至八分，灸三至七壮。

五十四、委中（一名血郄、中郄、郄中）

部位 膝腘窝之正中，腓肠肌两颈之间。

局部解剖 有腓肠肌、膝腘肌、胫骨神经、膝腘动脉。

主治症 感冒（太阳疟先寒后热，汗出难已）、由于风湿病之膝关节炎、腰痛、坐骨神经痛等（腰痛引项脊尻背、尻股寒髀枢痛、膝痛等）、中风（半身不遂）、腹膨胀（小腹坚肿时满）、癫痫（癫疾瘛疭反折）、大麻风、霍乱。

针灸法 针一至二寸深，依取穴法进针，不宜灸，只宜放血。凡急性病症之上部充血，内脏及腰背腹腔等之郁血，及炎性症而起之大痛大吐泻诸症状，皆可于委中部之四围静脉上放血。放血法：使患者直立，两手扶几上，膝腘挺直，就腘之范围内寻取青紫色之络用三棱针刺之，约进半分至一分深，一刺而去，污黑之血随针而流，任其自止。如不易寻出青色紫络时，以手之四指相并，在膝腘窝拍击二三下，即有青紫色点显出，即是静脉血络。出血后，以橡皮布封之。但不能深刺于动脉上。

五十五、合　阳

部位 在下腿后侧之上端，腓肠肌之上端。

局部解剖 有腓肠肌、胫骨神经、胫后动脉。

主治症 腰痛、下腹痉挛（腰脊痛引腹）、肠出血（肠澼）、睾丸炎（㿗疝）、子宫出血（女子少气下血）、子宫内膜炎（崩中腹上下痛）。

取穴法 从正坐垂足，于委中直下二寸取之。

针灸法 针八分至一寸余，灸三至七壮。

五十六、承筋（一名腨肠、直肠）“禁针”

部位 在下腿后侧之中央，当腓肠肌部之中央。

局部解剖 同上穴。

主治症 腰背部神经痉挛（寒痹、腰背拘急）、腓肠部神经痉挛及麻痹（转筋足挛、脚腨酸重、战栗不能久立)、便秘（大便难)、吐泻、痔（五痔)。

取穴法 正坐垂足、腓肠肌之中央处取之，当合肠与承山穴之间。

针灸法 不针，灸三至七壮。

五十七、承山（一名肠山、肉柱、鱼腹）

部位 在下腿后侧之中央，腓肠肌丰隆部之下缘。

局部解剖 同合阳穴。

主治症 局发性痉挛（足挛、转筋)、吐泻（时疫吐泻)、腰神经痛（腰背痛)、颜面神经痛、大腿部之神经痛（膝肿胫酸痛、腨如裂、足跟急痛)、四肢麻痹、痔（久痔)、肠出血（便血)、腺肿（横痃)。

取穴法 直立，两手上举，按着墙壁，足尖站着，足跟离地，在腓肠肌下现出∧字纹下取之。或伏卧，下肢伸直，足掌挺而向上，其腓肠部现出∧字纹，从其尖下取之。

针灸法 针八分至一寸余，依取穴法进针，灸五至十壮。

五十八、飞阳（一名飞扬、厥阳）

部位 在足之外踝上方七寸之处，当腓肠肌之外缘。

局部解剖 有腓肠肌、比目鱼肌、深腓骨神经、腓骨动脉。

主治症 痔（痔痛不得起坐)、关节风湿病（历节风不得屈伸)、脚气（脚酸肿不能立)、眩晕（头晕目眩)、癫痫（癫疾）。

取穴法 正坐垂足着地，于外踝骨后直上七寸，当承山穴外开一寸之处取之。

针灸法 针五分至八分，灸三至七壮。

五十九、跗阳（一名附阳）

部位 在下腿后侧之下三分之一处，腓骨后面之外缘。

局部解剖 同上穴。

主治症 局发性痉挛（转筋）、吐泻（霍乱）、腰神经痛与大腿部之神经痛（腰痛不能久立，坐不能起，髀枢股胻痛）、颜面神经痛（頔痛）、四肢之麻痹（四肢不举，屈伸不能）。

取穴法 从足外踝骨后昆仑穴直上三寸取之。

针灸法 针五六分、灸三五壮。

六十、昆 仑

部位 在足外踝之后侧陷凹中（图22）。

局部解剖 有腓长肌腱、腓浅神经、腓骨动脉。

主治症 头痛（同）、眩晕（目眩）、衄血（鼽衄）、肩背神经痉挛（肩背拘急）、腰神经痛（腰痛不能俯仰）、坐骨神经痛（腰尻痛足痛不能履地）、关节炎（足踝肿痛）、脚气（同）、小儿搐搦（小儿发痫瘛疭）、喘息（咳喘）、难产（产难胞衣不下）。

取穴法 以指从跗阳穴按下，至指到达足跟骨之处取之，适当外踝与跟腱之中央部分。

针灸法 针五分至八分，依取穴法进针，针尖要对向前面之内踝前缘而进，孕妇禁针，灸三至七壮。

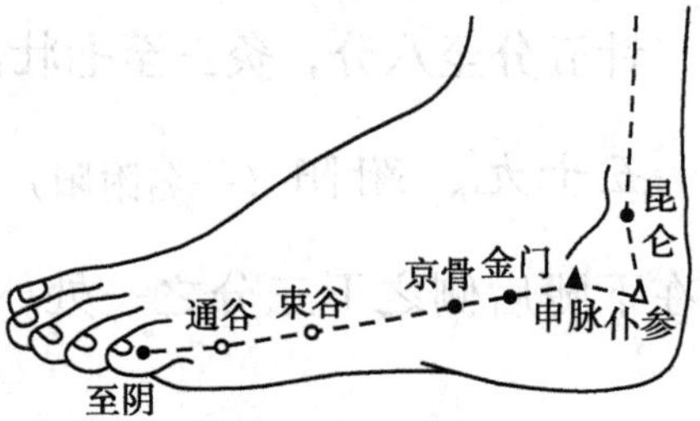

图22 膀胱经穴图

六十一、仆参（一名安邪）

部位 在足外踝后下方，跟骨结节之外部。

局部解剖 同上穴。

主治症 脚气（足痿不收），膝关节炎（膝痛）、腓肠肌及足蹠肌麻痹（两足酸麻）、局发性痉挛（转筋）。

取穴法 从昆仑穴直下一寸五分，当跟骨下陷中取之。

针灸法 针二三分，灸三五壮。

六十二、申脉（一名阳跷、鬼路）

部位 在足之外踝直下，外转小趾肌之上端处。

局部解剖 有外转小趾肌、腓浅神经、腓骨动脉。

主治症 头痛眩晕（偏正头风）、腰部及下肢神经痛（腰背痛牵引腰脚）、胫骨神经麻痹（膝胻寒酸，不能坐立）、中风（同）、四肢麻痹（麻木）、脚气（同）。

取穴法 外踝直下四分之部空陷中取之。

针灸法 针三分不宜灸。

六十三、金门（一名关梁、梁关）

部位 跟骨与骰子骨之间。

局部解剖 同上穴。

主治症 下腹痛、腹膜炎、膝盖部麻痹（膝胻酸）、癫痫（小儿马痫）、小儿搐搦（小儿张口摇头、身反折）。

取穴法 从申脉穴之前下方五分，湾形陷中取之。

针灸法 针三分，灸三至七壮。

六十四、京　骨

部位 在第五蹠骨后端之外侧处。

局部解剖 有外转小趾肌、短小趾屈肌、腓浅神经、足背动脉。

主治症 心脏病（厥心痛，与背相控）、脑膜炎（痉，目反白多）、脑充血（头痛如破，两足寒）、腰神经痛（腰肌痛如折）、癫痫、小儿搐搦（自啮颊、摇头）、目疾（目赤、眦烂、白翳）、衄血（鼽衄）。

取穴法 按取足部外侧蹠骨之膨大部，在其前之下部中取之。

针灸法 针三四分，灸三至七壮。

六十五、束　骨

部位 在第五蹠骨外侧之前下部，足伸趾长肌附着之部。

局部解剖 有足伸趾长肌、腓浅神经、足背动脉。

主治症 头痛、眩晕（头痛目眩）、耳聋（同）、泪管狭窄（冷泪）、内眦炎（目眦赤烂）、眼球黄色（目黄）、前头及后头神经痛（头痛项强恶风）、项肌收缩（项不可以顾）、痈疽疔疮有良效。

取穴法 按取小趾外侧本节之后陷中取之。

针灸法 针二三分，灸三至七壮。

六十六、通 谷

部位 在第五趾第一节之后端外侧。

局部解剖 同上穴。

主治症 头痛眩晕（头痛目眩）、衄血（鼽衄）、颈项神经痛（项痛）、慢性胃炎（留饮、食不化），子宫充血有良效。

取穴法 从小趾外侧，本节之前陷中取之，以趾屈之，当横纹之端。

针灸法 针二三分，灸三至七壮。

六十七、至 阴

部位 在小趾外侧之爪甲根部。

局部解剖 同束骨。

主治症 半身不遂、足关节炎（足膝肿）、头痛（风寒头痛）、鼻腔闭塞（鼻塞目痛）、遗精、身痒、妇人难产等。

取穴法 足小趾外侧爪甲角取之。

针灸法 针一分，针尖斜向上进，灸三五壮，孕妇禁灸。

〔附〕膀胱经穴分寸歌

足太阳是膀胱经。目内眦角始睛明。眉头头中攒竹取。眉冲直上旁神庭。曲差入发五分际。神庭旁开寸五分。五处旁开亦寸半。细算却与囟会平。承光通天络却穴。相去寸五调匀看。玉枕夹脑一寸三。入发三寸枕骨取。天柱项后发际中。大筋外廉陷中献。自此夹脊开寸五。第一大杼二风门。三椎肺俞厥阴四。心五督六椎下论。膈七肝九十胆俞。十一脾俞十二胃。十三三焦十四肾。气海俞在十五椎。大肠十六椎之下。十七关元俞穴椎。小肠十八胱十九。中膂俞穴二十椎。白环念一椎下当。以上诸穴可推之。更有上次中下髎。一二三四腰空好。会阳阴尾尻骨旁。背部第二诸穴了。又从脊上开三寸。第二椎下为附分。三椎魄户四膏肓。第五椎下神堂尊。第六譩譆膈关七。第九魂门阳纲十。十一意舍之穴存。十二胃仓穴已分。十三肓门端正在。十四志室不须论。十九胞肓廿一秩。背部三行诸穴匀。又从臀下横纹取。承扶居下陷中央。殷门扶下方六寸。委阳腘外两筋乡。浮郄实居委阳上。相去只有一寸长。委中在腘约纹里。此下三寸寻合阳。承筋合阳之下直。穴在腨肠之中央。承山腨下分肉间。外踝七寸上飞阳。跗阳外踝上三寸。昆仑后跟陷中央。仆参跟下脚边上。申脉踝下五分张。金门申前墟后穴。京骨外侧骨际量。束骨本节后肉际。通谷节前陷中强。至阴却在小指侧。太阳之穴始周详。

第八节　肾经

（左右各二十七穴图23①②、图24）

一、涌泉（一名蹶心、地冲）

部位　在足蹠骨中央之微前，长屈蹞肌腱之外侧。

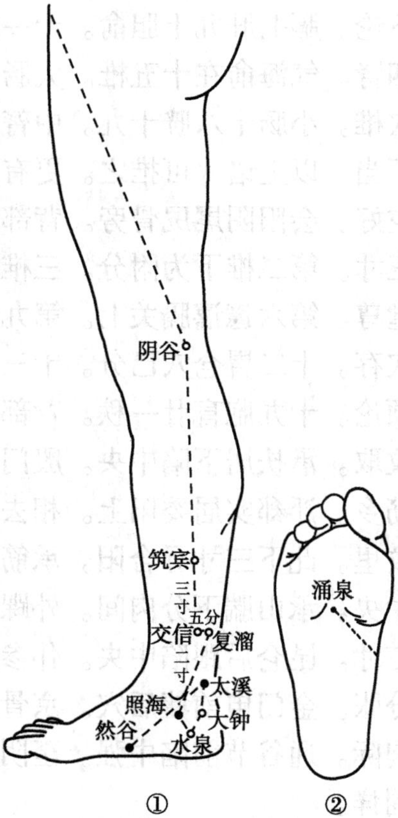

图23　肾经穴图

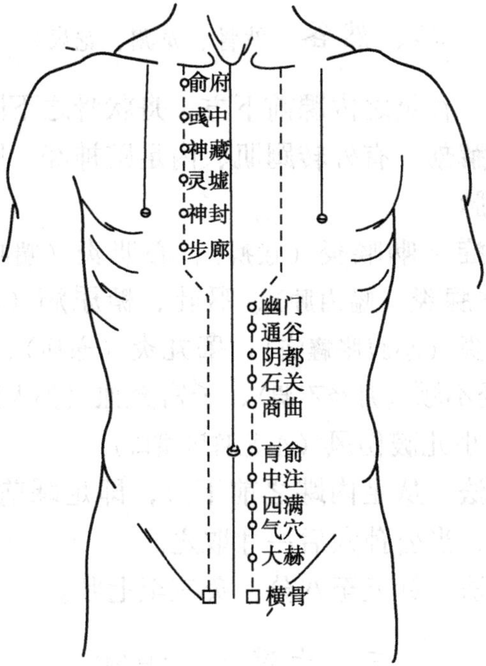

图 24　肾经穴图

局部解剖　有长屈踇肌腱、足蹠神经、足蹠动脉。

主治症　心肌炎及心悸亢进症（心中结热、心痛）、黄疸（胸结身黄）、头痛（顶心头痛）、眩晕（眩冒）、子宫下垂与不孕（妇人无子）、小儿搐搦（小儿惊风）、咳嗽失音（痨症）、五趾尽痛（足不践地）。

取穴法　足底去跟，取足掌部之中央处，以趾踡屈，掌之中心发现凹陷形处是穴位。

针灸法　针三五分，灸三至七壮。

二、然谷（然骨、龙渊、龙泉）

部位　在足之内踝前下方，舟状骨之下际。

局部解剖　有外转踇肌、内足蹠神经、胫骨神经、后胫骨动脉。

主治症　咽喉炎（喉痹）、心肌炎（喘呼烦满猝心痛）、扁桃腺炎（嗌内肿）、呕吐、糖尿病（消渴）、盗汗、膀胱炎（小腹胀癃疝）、睾丸炎（寒疝）、失精（遗精）、月经不顺（月经不调）、子宫充血（妇人阴挺出、子宫出血）、小儿破伤风（小儿脐风撮口）。

取穴法　从足内踝之前下方，即足踝前高骨之下舟状骨下，当公孙穴后一寸取之。

针灸法　针五至八分，灸三至七壮。

三、太溪（一名吕细）

部位　在足之内踝后下方跟骨上。

局部解剖　有长屈踇肌、胫骨神经、胫后动脉。

主治症　热病后之四肢厥冷（伤寒手足厥冷）、心内膜炎（烦心、心痛、心闷不得卧）、横膈膜痉挛（善噫）、喘息（咳逆上气）、咽喉炎（嗌中肿痛）、口内炎（口中热唾如胶）、乳痈（乳痈肿溃）、呕吐（呕吐不嗜食）、子宫病（妇人月水不调）。

取穴法　从内踝后侧，与跟骨筋腱之间陷中取之，适与昆仑穴相对。

针灸法　针五至八分深，针尖对向外踝骨前缘而进，灸三至七壮。

四、大　钟

部位　在足内踝之后下方，后跟筋腱之内侧。

局部解剖　有比目鱼肌下端内侧、屈踇长肌、胫骨神经、胫后动脉。

主治症　口内炎（口中热）、呕吐（呕逆）、舌出血（舌本出血）、食道狭窄（食噎不得下）、便秘（大便秘涩）、淋病（小便淋闭）、子宫痉挛、癔病（惊恐畏人、善怒恐不乐、心性痴呆）。

取穴法　从太溪下五分处略向后侧之后跟筋腱侧边取之。

针灸法　针二三分深，灸三至七壮。

五、水　泉

部位　足跟骨结节之前上部凹陷处。

局部解剖　同上穴。

主治症　月经闭止或过多（女子月事不来，来即多）、月经减少、膀胱痉挛（小腹痛、小便淋）、近视眼（目䀮䀮不能远视）、子宫外出（阴暴出）、子宫内膜炎（淋沥）。

取穴法　照海之后下方跟骨之内侧陷中取之。

针灸法　针二三分，灸三至七壮。

六、照海（一名阴跻）

部位　在足内踝尖直下一寸之处，距骨结节与内踝骨之间。

局部解剖　有屈踇长肌、外转踇肌、胫骨神经、胫后动脉。

主治症　癔病（善悲不乐）、月经不顺（月水不调）、子宫外出（阴挺出）、淋病（小腹淋痛）、阴茎异常勃起、扁桃腺炎（咽喉痛）、四肢倦怠（四肢懈惰）、咽喉干燥（咽干）、失眠等。

取穴法　坐稳，两足蹠底相对合，从内踝骨下陷中取之。

针灸法　针三五分，依取穴式进针，灸三至七壮。

七、复溜（一名伏白、昌阳、伏臼、外命）

部位　足之内踝后上方二寸，胫骨后侧，靠后根筋腱之内侧边。

局部解剖　有胫后肌、屈踇长肌、胫骨神经、胫后动脉。

主治症　脊髓炎（腰肌内引痛不得俯仰、善怒、多懈、舌干涎出）、腹膜炎（腹痛如癃状）、淋病（五淋）、睾丸炎、肠雷鸣（腹中常鸣）、赤痢（脓澼、便脓血）、下肢麻痹（足痿胻寒不得履）、盗汗（同）、水肿（同）、痔（血痔）、视力减退（目䀮䀮）。

取穴法　从内踝骨后太溪穴外侧筋腱边直上二寸处取之。

针灸法　针三五分，灸七至十五壮。按此与交信穴治病大致相同，《内经》、《甲乙经》，与其部位在前在后不一致，今从《内经》、《甲乙经》。

八、交　信

部位　足之内踝直上约二寸之处。

局部解剖　同上穴。

主治症　淋病（五淋）、尿闭便秘（大小便难）、肠炎（泻痢赤白）、睾丸炎（癫疝）、水肿、子宫下垂（阴挺）、子宫出血（漏血）、月经不调等。

取穴法　复溜穴之前五分，胫骨后缘取之。

针灸法　针五分至八分，灸五壮至七壮。

九、筑宾（一名腿肚、腨肠）

部位　在下腿内侧近中央部分，当比目鱼肌与腓肠肌下垂部之间。

局部解剖　有腓肠肌、比目鱼肌、胫骨神经、胫后动脉。

主治症　比目鱼肌痉挛（足腨痛）、癫狂（癫疾狂言）、舌肥大、精力减退（阴痿精怯）。

取穴法　正坐垂足，从太溪穴直上五寸，直对阴谷取之。

针灸法　针五分至八分，灸三壮至七壮。

十、阴　谷

部位　在膝腘横纹之内侧。

局部解剖　有股薄肌、半腱样肌、半膜样肌、股神经、胫骨神经、膝腘动脉之分支。

主治症　膝关节炎（膝痛如锥）、内股痉挛（少腹急引阴痛、股内廉痛)、淋病(溺难)、阴痿(阴痿不用)、阴茎痛(阴痛)、阴道炎、大阴唇炎、子宫出血等(妇人漏血、腹胀满等)。

取穴法 正坐垂足,从腘横纹内侧端,按取小筋与大筋之间陷中取之。

针灸法 针五至八分,依取穴法进针,灸三至五壮。

十一、横骨(一名下极、屈骨、曲骨)

部位 在耻骨软骨接合之上缘,腹直肌之停止部。

局部解剖 有腹直肌、肠骨腹股沟神经、腹壁下动脉。

主治症 肠疝痛(少腹痛)、腰痛(同)、淋病(五淋)、膀胱麻痹或痉挛(小腹满、小便难)、眼球充血(目赤痛)。

取穴法 仰卧,按小腹毛际耻骨上缘之正中,外开五分之处取之。按:横骨至肓俞,《内经》、《甲乙经》作去腹中行一寸,《千金》、《类经图翼》作去腹中行五分,今从《千金》。

针灸法 针五至八分,灸三至五壮。

十二、大赫(一名阴维、阴关)

部位 耻骨软骨接合部上缘之上一寸,白线之两侧。

局部解剖 有腹直肌、肠骨腹股沟神经、肠骨下腹神经、腹壁下动脉。

主治症 生殖器疾患，阴痿、阴茎痛、遗精、早泄等（虚劳、失精、阴痿、阴茎痛、阴上缩、女子赤带）、膀胱炎（小腹热），眼球充血（目赤痛）。

取穴法 仰卧，从横骨上一寸取之，参阅上条取穴法。

针灸法 同上穴。

十三、气穴（一名胞门、子户）

部位 在耻骨上缘之二寸，白线之两侧。

局部解剖 同上穴。

主治症 生殖器病、肾炎、腰背痉挛（奔豚痛引腰脊）、膀胱麻痹（小便不禁）、月经不调等。

取穴法 仰卧，从横骨直上二寸取之，参阅横骨取穴法。

针灸法 同横骨穴。

十四、四满（一名髓府、髓中）

部位 在耻骨之上缘三寸，白线之外侧。

局部解剖 同大赫穴。

主治症 肠炎（肠澼）、肠疝痛（疝瘕）、月经痛（女人恶血腹痛）、月经不调、不孕（无子）。

取穴法 仰卧，自横骨直上三寸取之。

针灸法 同上。

十五、中　　注

部位 在耻骨之上缘四寸，白线之两侧。

局部解剖 有腹直肌、肠骨下腹神经、肋间神经前穿行支、下腹壁动脉。

主治症 下腹部之炎肿（小腹热）、便秘（大便坚燥）、肠炎、目内眦赤痛、月经不调。

取穴法 仰卧，从脐旁五分，下行一寸取之，直对横骨穴。

针灸法 同上穴。

十六、肓 俞

部位 在脐之两侧五分之处。

局部解剖 有腹直肌、肋间神经前穿行支、腹壁上动脉、腹壁下动脉。

主治症 黄疸、胃痉挛（心下大坚）、肠疝痛（寒疝腹痛）、习惯性便秘（大便坚燥）、月经痛（女子月事不调）、子宫痉挛、睾丸炎、肠炎、胃部厥冷（大腹寒中）、眼球充血及角膜炎（目赤痛自内眦始）。

取穴法 从脐旁五分取之。

针灸法 针五分至一寸，灸五至十壮。

十七、商曲（一名高曲）

部位 在脐轮之上二寸处，白线之两侧。

局部解剖 有腹直肌、腹内外斜肌、腹横肌之腱、肠间神经前穿行支、腹壁上动脉。

主治症 胃痉挛（腹中积聚时切痛）、肠疝痛（肠中切痛）、腹膜炎（腹痛）、食欲不振（不嗜食）、黄疸、目痛等。

取穴法 从肓俞穴上二寸取之。

针灸法 针五分至寸余，灸五至十壮。

十八、石关（一名石阙）

部位 在脐上三寸白线之两侧。

局部解剖 同上穴。

主治症 胃痉挛（气结心坚满）、呃逆（噫哕）、便秘（大便难）、淋病（气淋）、子宫充血与子宫痉挛（妇人子脏中有恶血、逆满痛）、眼球充血（目赤痛）、多唾液（多唾）、呕吐（呕逆）。

取穴法 从肓俞上三寸，建里穴旁五分取之。

针灸法 针五分至寸余，灸五至十五壮（孕妇禁灸）。

十九、阴都（一名通关、食宫）

部位 在第七肋软骨附着部下三寸之处。

局部解剖 同商曲穴。

主治症 肺气肿（肺胀）、胸膜炎（胁下热痛）、呕吐（气逆呕沫）、喘息（心满气逆）、肠雷鸣（肠鸣）、黄疸、眼球充血（目赤）、子宫痉挛（妇人无子脏有恶血腹绞痛）。

取穴法 肓俞穴上四寸，中脘旁五分取之。

针灸法 针五分至寸余，灸五至十壮。

二十、通谷（一名通穀）

部位 在腹上部，第七肋软骨附着部之直下二寸之处。

局部解剖 同商曲穴。

主治症 肺气肿、喘息、呕吐（肠结呕吐）、消化不良（胸满食不化）、胃扩张与慢性胃炎（积聚饮癖）、舌肌麻痹（暴瘖）、欠伸，目赤痛等。

取穴法 肓俞穴上五寸，上脘穴旁五分取之。

针灸法 同上穴。

二十一、幽门（一名上门）

部位 在腹上部，第七肋软骨附着部之下际。

局部解剖 同商曲穴。

主治症 一切胃疾患、呕吐、吞酸、吐涎沫（呕吐涎沫）、腹上部之鼓肠（逆气支满）、肋间神经痛（胸胁背相引痛）、支气管炎（气逆数咳）、肝病（心下痞胀、积聚疼痛）、恶阻（女子受孕逆气善吐）。

取穴法 肓俞上六寸，巨阙旁五分取之。

针灸法 同上，孕妇禁灸。

二十二、步廊（一名步郎）

部位 在胸骨外缘之第五肋间。

局部解剖 有腹直肌，肋间内外肌、肋间神经、胸前廓神经、乳内动脉。

主治症 肋间神经痛与胸膜炎（胸胁满痛、呼吸少气、喘息不得举臂）、支气管炎（咳逆不得息）、腹直肌痉挛、呕吐（同）、食欲不进（食不下）、鼻孔闭塞、嗅能减退（鼻塞）。

取穴法 仰卧，按取两乳相距之正中膻中穴，由膻中下一寸六分为中庭穴，从中庭穴旁开二寸肋间陷中取之。

针灸法 针三五分，灸三五壮。

二十三、神　　封

部位 在胸骨外缘之第四肋间。

局部解剖 有肋间内外肌、肋间神经、胸前廓神经、乳内动脉。

主治症 肋间神经痛、胸膜炎、支气管炎（胸胁满痛、咳逆不得息）、鼻孔闭塞、乳痈等。

取穴法 膻中穴旁开二寸肋间陷中取之，参阅步廊取穴法。

针灸法 同上穴。

二十四、灵　　墟

部位 在胸骨外缘第三肋间。

局部解剖 同上穴。

主治症 肋间神经痛、胸膜炎、支气管炎（胸中支满痛引膺不得息、闷乱烦满、咳逆）、呕吐（呕吐不食）、鼻孔闭塞、嗅觉减退、乳痈等。

取穴法 从神封穴按上一肋陷中取之，当第三肋之下。

针灸法 同上穴。

二十五、神　　藏

部位 在胸骨外缘第二肋间。

局部解剖 有胸大肌、胸小肌、肋间内外肌、肋间神经、胸前廓神经、乳内动脉。

主治症 呼吸困难（喘不得息）、肺充血（胸满）、支气管炎（咳逆）、肋间神经痛、胸膜炎、呃逆、呕吐等。

取穴法 由灵墟穴按上一肋间陷中，当第二肋之下取之。

针灸法 同上穴。

二十六、彧　中

部位 在胸骨外缘第一肋间陷中。

局部解剖 同上穴。

主治症 肺充血、支气管炎、肋间神经痛、胸膜炎（咳逆不得喘息、胸胁支满、咳嗽、哮病、多吐）、呃逆、呕吐、盗汗、唾液分泌过多等。

取穴法 从神藏穴按上一肋陷中，当第一肋间处取之。

针灸法 针三五分，灸三五壮。

二十七、俞府（一名输府）

部位 在胸骨之旁，锁骨与第一肋软骨附着部之间。

局部解剖 有胸大肌、锁骨下肌、锁骨下神经、肋间神经、胸前廓神经、锁骨下动脉。

主治症 肺充血（胸满）、支气管炎（咳逆上气）、肋间神经痛、胸膜炎、胸中痛久喘、呼吸困难（气嗽痰哮）。

取穴法　仰卧，从锁骨内端之下凹陷中，离胸骨正中二寸之处取之。

针灸法　同上穴。

按以上六穴，以胸骨正中与乳头之直线，取其中央线为准，不必拘泥于距胸中二寸；每穴之相距，皆以每肋间为准，不必拘泥相去一寸六分之旧说。

〔附〕肾经穴分寸歌

足掌心中是涌泉。然谷踝前大骨边。太溪踝后跟骨上。照海踝下四分安。水泉溪下一寸觅。大钟跟后踵筋间。复溜踝上前二寸。交信踝上二寸连。二穴止隔筋前后。太阴之后少阴前。筑宾内踝上腨分。阴谷膝下内辅边。横骨大赫并气穴。四满中注亦相连。五穴上行皆一寸。中行旁开半寸边。肓俞上行亦一寸。俱在脐旁半寸间。商曲石关阴都穴。通谷幽门五穴缠。下上俱是一寸取。各开中行半寸间。步廊神封灵墟穴。神藏彧中俞府安。上行寸六旁二寸。俞府璇玑二寸观。

第九节　心包络经

（左右各九穴图 25①②）

一、天池（一名天会）

部位　在第四肋间，乳房之外一寸处。

局部解剖　有胸大肌、前大锯肌、肋间内外肌、肋间神经侧穿行支、胸侧廓神经、长胸动脉，肋间动脉。

主治症　心脏外膜炎（寒热、心烦、胸满）、脑充血（头痛）、腋窝腺炎（腋下肿）、乳房炎、肋间神经痛、间歇热（疟）。

取穴法　从乳头外开一寸，当第四肋间陷中取之。

针灸法　针二三分（左乳之侧，内为心脏，慎不可再深），灸三五壮。

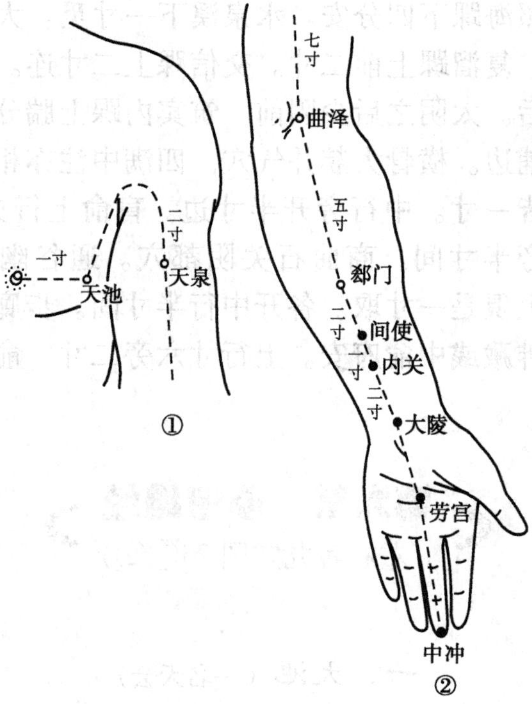

图 25　心包经穴图

二、天泉（一名天温、天湿）

部位 在肱内侧之前上部，胸大肌附着部之直下。

局部解剖 有胸大肌、肱二头肌、正中神经、尺骨神经、臂内皮神经、肱动脉。

主治症 心内膜炎（心痛、身热烦渴）、心悸亢进、肋间神经痛（胸中痛、胁支满痛）、呃逆（气逆）、肺充血、胸中热、支气管炎、呕吐等。

取穴法 从腋窝横纹之前端，与曲泽穴对成直线，直上七寸，横纹端下二寸之处，当二头膊肌沟中取之。

针灸法 五至八分，以手平举进针，灸三至七壮。

三、曲　　泽

部位 在肘窝之正中。

局部解剖 有肱二头肌、正中神经、尺骨神经分支、肱动脉。

主治症 心肌炎（心憺憺然、心痛、身热烦心），支气管炎（咳逆）、肱神经痛（臂肘摇动、掣痛）、肺结核、呕血、风疹、妊娠恶阻等。

取穴法 伸肘，从肘窝横纹正中，大筋（即肱二头肌腱）内侧取之，当尺泽与少海两穴之间。

针灸法 针三至五分，灸三至七壮。

四、郄　　门

部位 在前臂前面之正中，屈拇长肌与屈指浅肌之间。

局部解剖　有屈拇长肌、屈指浅肌、正中神经、骨间前动脉。

主治症　心肌炎（心痛）、衄血（同）、咳逆（咳血）、癔病（惊恐畏人、神气不足）、久痔。

取穴法　伸手，从肘窝横纹之中央与腕横纹之正中垂直线之中间取之，当曲泽与大陵二穴之中间。

针灸法　针五至八分，灸三至七壮。

五、间使（一名鬼路）

部位　在前臂前面三分之一下部，屈拇长肌与屈指浅肌之间。

局部解剖　同上穴。

主治症　心肌炎与心脏内外膜炎（热病烦心、心中痛、澹澹大动）、咽喉炎（咽中如鲠）、胃炎（心悬如饥）、中风（同）、癔病（善悲而惊恐歌笑）、月经不调（同）、子宫充血（血结成块）、子宫内膜炎，小儿搐搦（小儿客忤）、疳虫、夜惊症等。

取穴法　从腕横纹正中直上三寸两筋间取之。

针灸法　针五至八分，灸三至七壮。

六、内　关

部位　在前臂前面之下端，约腕上二寸之处，屈拇长肌，屈指浅肌之间。

局部解剖　同上穴。

主治症　心肌炎与心脏内外膜炎（心暴痛、心烦惕惕、胸满、失智）、黄疸（目赤黄）、前臂神经痛、产后眩晕、胸腔一切诸疾患。

取穴法 从横纹上二寸，两筋之间取之。

针灸法 针五至八分，灸三至七壮。

七、大陵（一名鬼心）

部位 在腕关节前面，桡骨尺骨之间，横腕韧带中。

局部解剖 有回前方肌之下缘、正中神经，尺骨神经分支、腕关节动脉网。

主治症 心肌炎（热病烦心、心中痛）、肋间神经痛（胸胁痛）、腋窝腺炎（腋肿）、扁桃腺炎（喉痹）、头痛（同）、发热（热病）、疥癣（疮疥）、急性胃炎（呕逆、心悬如饥）、胃出血（呕血）。

取穴法 从腕横纹正中，两筋间陷中取之。

针灸法 针三五分，灸三五壮。

八、劳宫（一名五里、掌中）

部位 在手掌之中央，第二、第三掌骨间。

局部解剖 有屈指浅肌与深肌、骨间肌、手掌腱膜、正中神经之手掌支、尺骨动脉手掌支。

主治症 胸膜炎（胁痛不能转侧）、咽下困难（食不下）、口腔炎（口中肿臭）、衄血（吐衄）、黄疸（黄疸目黄）、呃逆（噫逆），书痉（手痹）、中风（同）、小儿疳（小儿口有疮蚀、龈臭秽食、大小便血）、癔病（善怒喜悲思慕欷歔）、痔（热痔）、鹅掌疯等。

取穴法 以中指与第四指屈向掌心，当两指尖所着之中间取之。

针灸法 针三五分，灸三至七壮。

九、中　冲

部位 中指之指端。

局部解剖 有总指伸肌、正中神经指掌支、尺骨动脉之指掌支。

主治症 心脏炎（热病心痛烦满）、小儿疳虫（小儿多哭夜惊）、热病无汗、脑充血（头痛如破）。

取穴法 于中指之尖端取之。

针灸法 针一分，灸一壮。

〔附〕心包络经穴分寸歌

心包穴起天池间。乳后旁一腋下三。天泉曲腋下二寸。曲泽肘内横纹端。郄门去腕方五寸。间使腕后三寸安。内关去腕止二寸。大陵掌后两筋间。劳宫屈中名指取。中冲中指之末端。

第十节　三焦经

（左右各二十三穴图26①②）

一、关　冲

部位 在第四指小指侧之爪甲根部。

局部解剖 有总指伸肌、尺骨神经手背支、正中神经、指掌动脉。

主治症　头痛（同）、角膜白翳（目昏昏）、前臂神经痛（肘臂痛，手不及头）、五指疼痛、小儿疳、干呕等。

取穴法　后第四指端小指侧爪甲角一分许取之。

针灸法　针一分，灸三壮。

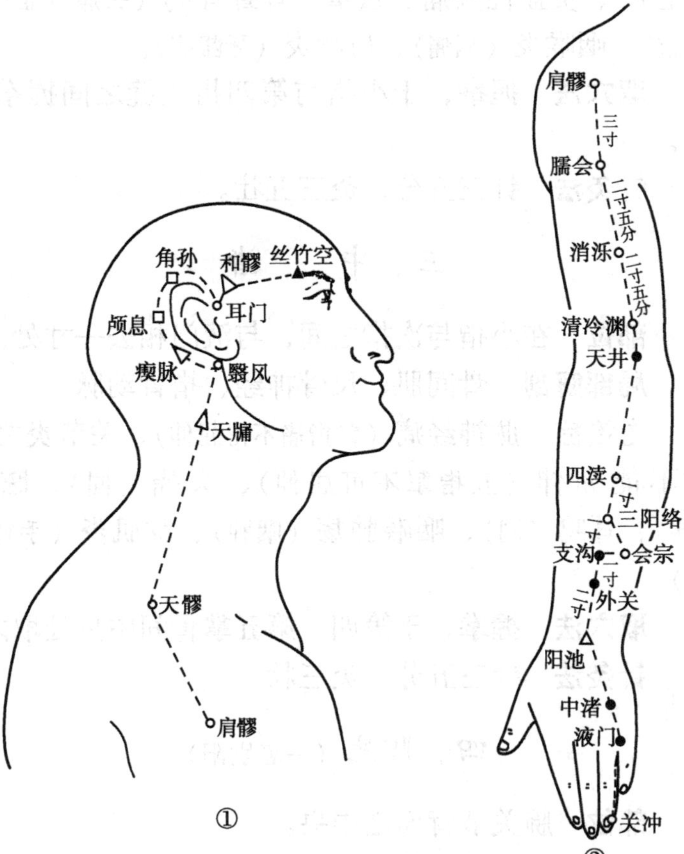

图 26　三焦经穴图

二、液门（一名掖门、腋门）

部位　在第四、第五指之本节前歧缝之间，握拳取之。

局部解剖　有总指伸肌腱、尺骨神经、指背动脉。

主治症　肱及前臂肌之痉挛及麻痹（寒厥臂痛、不得上下）、贫血性头痛、眩晕、耳聋耳鸣（头痛目涩耳聋鸣眩）、咽喉炎（咽痛）、齿龈炎（牙龈痛）。

取穴法　握拳，于小指与第四指歧缝之间握拳取之。

针灸法　针三五分，灸三五壮。

三、中　渚

部位　在小指与次指之间，与液门相去一寸处。

局部解剖　骨间肌、尺骨神经、指背动脉。

主治症　肱神经痛（臂指痛不得屈伸）、关节炎之五指不能屈伸（五指掣不可屈伸）、头痛（同）、眩晕（同）、耳鸣（同）、咽喉肿疡（咽肿）、肱肌炎（手臂红肿）。

取穴法　握拳，于第四、第五掌骨间中央处取之。

针灸法　针三五分，灸三壮。

四、阳池（一名别阳）

部位　腕关节背面之中央。

局部解剖　总指伸肌与固有小指伸肌之间、桡骨神经与尺骨神经之分支、后臂皮神经、尺骨动脉之分支。

主治症　感冒（寒热）、风湿病、关节炎（折伤手腕，捉物不得）、前臂诸肌之痉挛及麻痹（肩臂痛不得举）、子宫前屈或后屈、糖尿病（消渴）。

取穴法　按取第四掌骨之上端横纹中间，上直第四指，下为尺骨上髁陷中取之。

针灸法　针三分，不宜灸。

五、外　关

部位　在前臂之后侧，腕之上方二寸之处。

局部解剖　有长外桡骨肌、桡骨神经后支、后臂皮神经、后骨间动脉。

主治症　半身不遂、前臂神经痛（臂内廉痛，不可及头）、上肢关节炎（臂膊红肿、肢节疼痛）、书痉、听觉脱失（耳聋）、齿痛、一切目疾患（目生翳膜、风沿烂、迎风流泪、胬肉攀睛、暴赤肿痛）、腺病（瘰疬）、热病等。

取穴法　从阳池穴上二寸，两骨缝际取之。

针灸法　针五至八分，灸三至七壮。

六、支沟（一名飞虎）

部位　前臂后侧之下，约三分之一处，当尺骨之内缘。

局部解剖　有总指伸肌、桡骨神经之后支、后臂皮神经、后骨间动脉。

主治症　心脏炎（心痛如锥刺）、胸膜炎（腋胁急痛）、肺尖卡他（支满逆气汗出）、肱神经痛（肩臂酸重）、肋间神经痛（胁肋疼痛）、产后血晕等。

取穴法 从阳池穴上三寸取之。

针灸法 针五至八分，灸三至七壮。

七、会宗（禁针）

部位 前臂后侧之下，三分之一部，与支沟并列。

局部解剖 有总指伸肌、固有小指肌、后臂皮神经、桡骨神经分支、后骨间动脉。

主治症 肱及前臂神经痛、痉挛、萎缩、皮肤疼痛（肌肉痛）、耳聋、癫痫（同）。

取穴法 在支沟穴旁，尺骨侧，第五掌骨之直上，以指爪切之，微有上下缝（即尺骨缘）是穴位。

针灸法 禁针，灸三至七壮。

八、三阳络（一名通间、通门）

部位 在前臂后侧之中央下约一寸之处。

局部解剖 有总指伸肌、外尺骨肌、固有小指肌、后臂皮神经、桡骨神经后支、后骨间动脉。

主治症 肱及前臂神经痛、痉挛、萎缩（皮寒热、皮不可附席、毛发焦、嗜卧、身体不可动摇）。

取穴法 从阳池穴直上四寸骨罅间，与肘骨尖（即鹰嘴突起之尖端）对直处是穴位。

针灸法 禁针，灸三至七壮。

九、四　　渎

部位 在前臂后侧之中央。

局部解剖 有总指伸肌、固有小指肌、桡骨神经后支、后臂皮神经、骨间动脉。

主治症 肱及前臂神经痛、痉挛、萎缩、咽喉炎（呼吸气短、咽中如有息肉状）、肾炎等。

取穴法 后阳池穴直上五寸，尺骨外侧，以手指搭在肩上取之。

针灸法 针五六分，依取穴法进针，灸三至七壮。

十、天　井

部位 在尺骨上端之上方一寸，肱三头肌停止部之腱间。

局部解剖 有肱三头肌、小肘肌、桡骨神经后支、臂内侧皮神经、后旋肱动脉。

主治症 支气管炎（咳嗽上气）、咳嗽（同）、咽喉炎、癫狂（癫疾）、忧郁（惊悸悲伤），耳聋（同）、颈项神经痛（头颈肩背痛）、肘腕关节炎（肘肿痛、臂腕不得捉物）、腺病（一切瘰疬疮肿疹）。

取穴法 屈肘，右手按左肩头，左手按右肩头，于肘尖（鹰嘴突起）直上一寸关节罅陷中。

针灸法 针三五分，依取穴式进针，灸三至十五壮。

十一、清冷渊（一名清冷泉、青昊）

部位 在肘尖上二寸之处。

局部解剖 有肱三头肌、桡骨神经、臂内侧皮神经、下尺侧副动脉。

主治症 肩胛部、前臂部之痉挛或麻痹（肩痹痛、肩臂肘臑不能举）、目痛（同）。

取穴法 如上穴取穴法，于肘尖上行二寸处取之。

针灸法 针二三分，灸三至七壮。

十二、消泺（一名消烁）

部位 在上膊外面，三角肌停止部之后下方一寸处。

局部解剖 肱骨结节后下方，螺旋状沟部，有肱三头肌、后臂皮神经、桡骨神经、后旋肱动脉。

主治症 头痛（寒热头痛）、后头神经痛或麻痹（颈项强急肿痛等）、后头及肩胛部痉挛（风痹肩背急）。

取穴法 正坐自肩端后侧直下从肘尖上四寸五分之处取之，试以手握拳平伸，拳掌向下，再以拳握紧与前臂尽力转向背方，则肩臂向肘斜下之处有肌肉一股高起，当起肉所止之处是穴位。

针灸法 针三五分，灸三至七壮。

十三、臑会（一名臑俞、臑交、臑窌）

部位 在肱后侧外面之上部约三分之一处。

局部解剖 有三角肌、肱三头肌、桡骨神经、后臂皮神经、后旋肱动脉。

主治症 肩臂部及前臂之诸肌痉挛麻痹等。

取穴法 正坐，从肩头之后侧端肩髎穴之直下三寸处取之，与天井成直线。

针灸法 针五至七分，灸三至七壮。

十四、肩髎（一名肩窌）

部位　在肩峰突起之后下部，肩胛棘外端之下际。

局部解剖　有大圆肌、三角肌、腋窝神经、肩胛上神经、后旋肱动脉。

主治症　肩胛肌麻痹及痉挛、肱神经痛等（臂重肩痛不能举）、胸膜炎。

取穴法　正坐，从肩髃后一寸余，当肩后侧端取之，试将臂膊上举，肩端后侧有陷凹者是。

针灸法　针三至七分深，灸三至七壮。

十五、天　髎

部位　在肩胛骨之上部，肩胛棘中央之前方一寸之处。

局部解剖　有僧帽肌、棘上肌、副神经、肩胛上神经、肩胛横动脉。

主治症　颈项部之神经痉挛与厥冷（颈项急寒热）、肩臂痛不可举。

取穴法　肩胛骨之上部，从曲垣上前一寸取之，参阅小肠经曲垣取穴法。

针灸法　针三五分，不可太深，灸三至七壮。

十六、天牖（一名天听）

部位　在乳突之后下部，胸锁乳突肌停止部之后缘。

局部解剖　有胸锁乳突肌、夹板肌、副神经、大后头神经、颈椎神经分支、后头动脉。

主治症 胸锁乳突肌及夹板肌之痉挛（项强不得回顾）、咽喉炎（喉痹）、耳鸣耳聋（暴聋气蒙）、眼球充血（目泣、目不明）、颜面浮肿（面肿头风）、腺病（瘰疬）。

取穴法 正坐，从天柱穴（参阅膀胱经天柱条）与天容穴（参阅小肠经天容条）之中间，当乳突（旧称完骨）之后下部取之。

针灸法 针三五分，不宜过深，不宜灸。旧说灸之则面肿眼合，应针谚谆、天牖、风池解之。

十七、翳　　风

部位 在耳下腺部，耳垂之后面。

局部解剖 有二腹颚肌、大耳神经、颜面神经、听神经、耳后动脉、后头动脉。

主治症 耳下腺炎（耳红肿痛、颊痛）、耳鸣（同）、耳聋（同）、颜面神经麻痹（口眼㖞斜）、笑肌麻痹（口噤不开、脱颔）、言语不能（暴瘖不能言）。

取穴法 正坐，从耳翼根之后下部，当完骨之下边，以耳垂按贴，于其边际处取之。

针灸法 针三五分，灸三五壮。

十八、瘈脉（一名资脉、体脉）

部位 在耳翼之后部，翳风穴上一寸。

局部解剖 有耳后肌、耳后神经、迷走神经、耳后动脉。

主治症 头痛（头风）、瞳孔异状、耳鸣（同）、小儿搐搦与呕吐（小儿呕吐、瘈疭惊痫）。

取穴法 在耳孔之直对，耳翼后面，乳突骨之中央部骨边陷中取之。

针灸法 针一二分，灸三壮。

十九、颅　　息

部位 在颞颥骨部，耳翼根之后上方。

局部解剖 同上。

主治症 耳鸣（同）、喘息（同）、头痛（同）、脑充血（身热头痛不得卧）、小儿呕吐（小儿呕吐、瘈疭惊恐）。

取穴法 从瘈脉穴上行一寸取之。

针灸法 不宜针，灸三壮。

二十、角　　孙

部位 在颞颥骨下，耳翼上角之上际。

局部解剖 有颞颥肌、三叉神经耳颞颥支、颜面神经、颞颥浅动脉、耳前动脉。

主治症 角膜白翳（目生翳）、齿龈炎（齿龈肿）、唇吻痉挛（唇吻燥）、口内炎、咀嚼困难、呕吐等。

取穴法 以耳翼向前方折屈，当耳翼尖所着之处取之。或以指按着，使口张合，其处牵动者是。

针灸法 同上穴。

二十一、耳　　门

部位 在耳前小瓣（旧名耳珠）之上缺处，旧名耳缺。

局部解剖 有耳前肌、三叉神经耳颞颥支、颜面神经、耳前动脉。

主治症 耳鸣（同）、耳聋（同）、耳疮（耳生疮）、耳道炎（聤耳脓汁）、齿痛（上齿龋）。

取穴法 于耳翼前方，耳珠之上部缺口处微前陷中取之。

针灸法 针一二分，灸二三壮。

二十二、和髎（一名和窌、禾髎）

部位 在颞颥骨下端与颧骨之关节部分。

局部解剖 有耳前肌、三叉神经末支、颜面神经之分支、颞颥浅动脉。

主治症 头痛（头痛耳鸣）、颜面神经痉挛及麻痹（牙车引急、口噼）、鼻炎（鼻涕）、外听道炎（耳中嘈嘈）、鼻茸等。

取穴法 从耳门之前微上方，发锐角之部分取之。

针灸法 针一二分，灸一二壮。

二十三、丝竹空（一名巨髎、目髎）

部位 在眉之外端。

局部解剖 有前头肌、三叉神经分支、颜面神经分支、颞颥浅动脉。

主治症 头痛（同）、眩晕（目眩）、颜面神经麻痹、小儿搐搦（风痫）、眼球充血（目赤痛）、角目白翳（目视䀮䀮）、倒睫毛（拳毛倒睫）、沙眼（目中赤䀮䀮）。

取穴法 从眉毛稍外端陷中取之。

针灸法 针三五分（针尖向眉毛中央，沿皮进针），不宜灸。

〔附〕三焦经穴分寸歌

无名指外端关冲。液门小次指陷中。中渚液上止一寸。阳池手表腕陷中。外关腕后方二寸。腕后三寸支沟容。支沟横外取会宗。空中一寸用心攻。腕后四寸三阳络。四渎肘前五寸着。天井肘外大骨后。骨罅中间一寸膜。肘后二寸清冷渊。消泺对腋臂外落（臑会下二寸半）。臑会肩前三寸量。肩髎臑上陷中央。天髎毖骨陷内上。天牖天容之后旁。翳风耳后尖角陷。瘈脉耳后鸡足张（在翳风上一寸）。颅息亦在青络上。角孙耳廓上中央。耳门耳缺前起肉。和髎耳后锐发乡。欲知丝竹空何在。眉后陷中仔细量。

第十一节 胆经（左右各四十四穴图27、图28、图29）

一、瞳子髎（一名太阳、前关、后曲）

部位 在外眦之外方五分处。

局部解剖 有眼轮匝肌、三叉神经之第二支之分支、颜面神经之颞颥支、颧骨眼窠动脉。

主治症 一切眼病、角膜炎、网膜炎、眼球充血等（目痒、外眦赤痛、翳膜青盲、远视晾晾、泪出多眵等）、三叉神经痛（头痛目痛）、颜面神经痉挛及麻痹（目瞤动、口眼歪斜）。

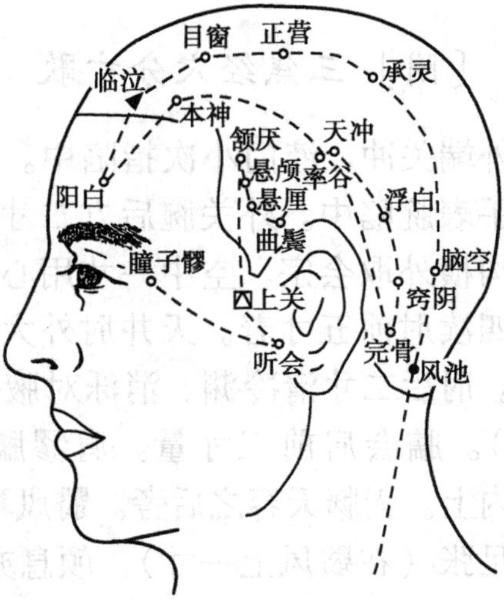

图 27　胆经穴图（一）

取穴法　令患者闭目，当外眦角纹之终止处取之。

针灸法　针二三分，针尖沿皮向外方，灸二三壮。

二、听会（一名听呵、后关）

部位　在颧骨弓与下颚关节窝之际。

局部解剖　有咬肌、耳前肌、三叉神经之分支、颜面神经、颞颥浅动脉。

主治症　一切耳疾患（耳聋耳鸣）、颜面神经麻痹（口㖞）、下颚脱臼（牙车臼脱）、齿痛（同）、半身不遂（中风手足不遂）。

取穴法　以指按取耳前小瓣（即耳珠）下，当颧

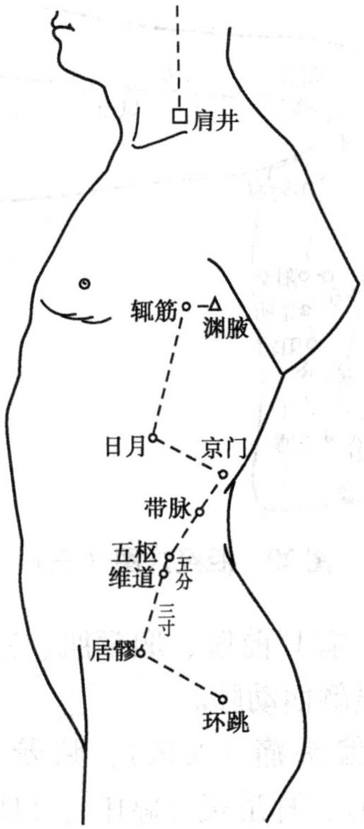

图 28　胆经穴图（二）

骨弓与下颚骨接合之所，口张大按之有空现出者是穴位。

针灸法　针二三分，依取穴法用笔杆横咬口中而后针之，灸三壮。

三、客主人（一名客王、客主、上关）

部位　在颧骨弓中央之直上部，为颞颥骨、颧骨、蝴蝶骨之三骨关节部。

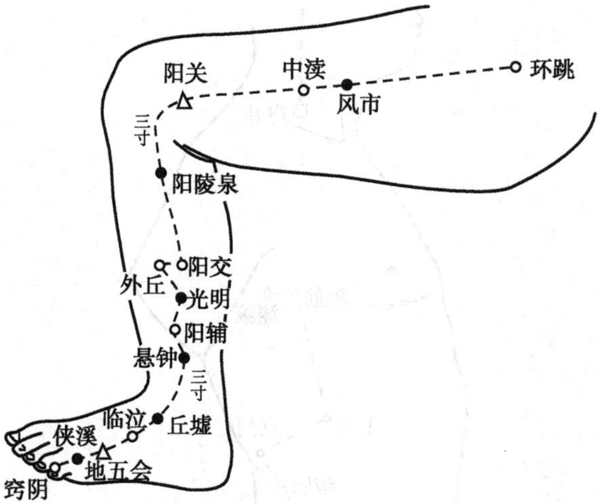

图 29　胆经穴图（三）

局部解剖　有耳前肌、颞颥肌、三叉神经、颜面神经之分支、横颜面动脉。

主治症　偏头痛（头风）、眩晕（目眩）、耳鸣（同）、耳聋（同）、耳道炎（聤耳）、口眼㖞斜（口眼偏斜）、齿痛（齿龋痛）、青盲（同）、小儿搐搦（瘛疭）。

取穴法　按取耳前颧骨弓上侧，张口有空取之。

针灸法　此穴古书禁针，针不宜超过三分，深则耳聋。灸三五壮。

四、颔　　厌

部位　在额角发际之后上部。

局部解剖　有颞颥肌、三叉神经、颜面神经之分支、颞颥浅动脉。

主治症　头痛（偏头痛引外眦）、眩晕（目眩无所见)、耳鸣（同)、颜面神经麻痹、鼻炎、齿痛等。

取穴法 从发际曲角（旧名曲周）入三分，当头维穴之下一寸处取之（参阅胃经头维穴取穴法）。又一取法，试作咀嚼食物状，其处随咀嚼而微动，穴即在其上。

针灸法 针二三分，针尖沿皮向下方，灸二三壮。

五、悬 颅

部位 在颔厌穴下方之处。

局部解剖 同上穴。

主治症 脑神经衰弱、脑充血、偏头痛（同)、齿痛（同)、鼻炎等。

取穴法 按取颔厌穴直下六分，向后一分之处取之，当咀嚼时该处筋动之正中部。

针灸法 如上穴，不宜深针。

六、悬 厘

部位 在悬颅穴之后下方。

局部解剖 同颔厌穴。

主治症 脑充血、偏头痛（同)、齿痛、鼻炎（善嚏)、颜面浮肿（面皮赤肿)、间歇热无汗等。

取穴法 从悬颅下半寸微后一分之处取之。

针灸法 如上穴。

七、曲鬓（一名曲发）

部位 在颧骨弓之后上方。

局部解剖　同颔厌穴。

主治症　酒精中毒后之颅顶部疼痛、颞颥肌痉挛（痛引牙齿，口噤不开）、偏头痛（头痛连齿，时发时止）、眼疾（目眇）。

取穴法　从耳上微前，入发际一寸之处，当三焦经角孙穴之前约一寸。

针灸法　针二三分，灸三、五壮。

八、率角（一名蟀谷、率骨）

部位　在颅顶结节之下方一寸，颞颥肌之前端。

局部解剖　有耳上肌、颞颥肌、三叉神经、颜面神经之分支、颞颥浅动脉。

主治症　从酒精中毒而致之颅顶部疼痛（醉酒风热发二角眩痛）、偏头痛（头角痛）、呕吐（同）、咳嗽喀痰、宿醉烦渴、小儿搐搦等。

取穴法　从耳上入发际一寸五分之处，即角孙穴之直上，曲鬓穴向后斜上一寸之处，以指按之，咀嚼时随之而动。

针灸法　针二三分，针尖向后穴或前穴，灸三五壮。

九、天冲

部位　在率角穴之后方，乳突之直上。

局部解剖　有颞颥肌、颜面神经之分支，后头神经、耳后动脉。

主治症　头痛（同）、齿龈炎（牙龈肿）、强直性痉挛（风痉）、癫痫（癫疾）。

取穴法 从耳翼上入发际二寸，再向后五分之处取之。

针灸法 针三分，针尖向后穴或前穴。

十、浮　白

部位 在乳突根之后上际。

局部解剖 有耳后肌、耳后神经、耳后动脉。

主治症 耳鸣耳聋（耳聋嘈嘈）、齿神经痛（牙齿痛）、咳逆（同）、扁桃腺炎（喉痹）、四肢麻痹（肩背不举、足缓不收、痿不能行）、呼吸困难（胸中满不得喘息）。

取穴法 从天冲穴之下方一寸处取之，当耳翼上角之后陷中。

针灸法 针三分，针尖向下穴，灸三至七壮。

十一、窍阴（一名枕骨）

部位 在乳突根之后缘，当耳后肌部。

局部解剖 有耳后肌、后头肌、小后头神经、后头动脉。

主治症 脑膜炎（四肢转筋、目痛头项痛）、脑充血（头痛如锥刺、不可以动）、三叉神经痛、耳鸣耳聋（耳鸣无所闻）、痈疽（鼻管疽，痈疽发热）。

取穴法 从浮白穴下一寸取之。

针灸法 同上穴。

十二、完　骨

部位 在乳突中央之后缘，当胸锁乳突肌附着部之上际。

局部解剖 为胸锁乳突肌之停止部，有耳后神经、小后头神经、耳后动脉。

主治症 颜面浮肿（头面气浮肿）、口裂肌萎缩（口㖞僻）扁桃腺炎（喉痹）、不能言语、齿龈炎（牙齿龋痛）、偏头痛（头风耳后痛）、不眠、中耳炎等。

取穴法 从窍阴穴下七分，当耳后入发际四分，乳突之下际陷中取之。

针灸法 针三四分，灸三五壮。

十三、本　神

部位 在前头部，前头结节之外上方。

局部解剖 有前头肌、三叉神经及颜面神经之分支、眶上动脉、颞颥浅动脉。

主治症 脑充血（头痛）、眩晕（目眩）、颈项部之痉挛（颈项强急，胸胁相引，不得倾侧）、癫痫（癫疾不呕沫），小儿搐搦（惊痫）。

取穴法 正坐从神庭穴外开三寸之处（参阅督脉神庭穴），当丝竹空穴之直上入发际五分（参阅三焦经丝竹空穴）。

针灸法 针三四分，针尖向上或向下，沿皮而进，灸三至五壮。

十四、阳　白

部位 在前额部，眉之中央上方一寸许。

局部解剖 有前头肌、三叉神经及颜面神经之分支、眶上动脉。

主治症 眼病（瞳子痛、目瞳痛痒、目昏多眵、远视䀮䀮）、夜盲（昏夜无所见）、三叉神经痛（头痛）、呕吐等。

取穴法 在眉之中部，直上一寸，下与瞳子髎直对，取之。

针灸法 针二三分，针尖向下，灸三壮。

十五、临　泣

部位 在前头部，阳白穴之直上。

局部解剖 同上穴。

主治症 角膜炎及泪液过多症、外眦充血（目生白翳、目泪、目外眦痛）、中风（中风不识人）、蓄脓症（鼻塞）。

取穴法 从阳白直上入发际五分之处取之。

针灸法 针三五分，向上或向下沿皮而进，灸三壮。

十六、目窗（一名至荣）

部位 在前头部临弦穴之直上。

局部解剖 有僧帽腱膜、三叉神经之分支、眶上动脉。

主治症 眼球充血（目赤痛）、眩晕（忽头眩）、视力缺乏（远视䀮䀮）、颜面浮肿（头面浮肿）、头痛（同）、蓄脓症、齿痛（上齿龋痛）、青盲翳膜等。

取穴法 从临泣直上一寸五分取之。

针灸法 针三四分，灸三五壮。

十七、正 营

部位 在颅顶结节之前部。

局部解剖 同上穴。

主治症 眩晕（目眩瞑）、头痛、偏头痛（头项偏痛）、齿痛（上齿龋痛）。

取穴法 从临泣直上三寸取之。

针灸法 同上穴。

十八、承灵“禁针”

部位 在颅顶骨结节之后际。

局部解剖 有帽状腱膜、大后头神经、后头动脉。

主治症 衄血（鼽衄）、喘息（同）、头痛（脑风头痛）、恶寒及发热（恶见风寒）。

取穴法 从正营向后一寸五分取之。

针灸法 此穴禁针，灸三五壮。

十九、脑空（一名颞颥）

部位 在风池穴之直上，承灵之后四寸五分处，当后头结节之外侧。

局部解剖 有后头肌、大后头神经、后头动脉。

主治症 头痛（头痛身热）、恶寒发热、颈项部痉挛（项强不得顾）、心悸亢进（惊悸）、偏头痛或左或右痛连目齿。

取穴法 在承灵后四寸五分，脑户旁二寸取之，以三指并排在耳翼边角上缘所着之处，当三指之侧边是穴位。

针灸法 针三四分，灸三五壮。

二十、风 池

部位 在后头骨之下，发际陷中，即僧帽肌起始部与胸锁乳突肌附着部之间之陷凹部。

局部解剖 有胸锁乳突肌、僧帽肌、大小后头神经、副神经、迷走神经、舌下神经、后头动脉。

主治症 一切脑疾患（中风、偏正头痛、目眩）、眼疾患（目泣出、多眵、赤痛、不明）、耳鼻疾患（耳鸣、耳聋、鼽衄）、咽喉疾患（咽喉痛）、半身不遂、腰痛伛偻、脑神经衰弱、迷走神经与副神经异常。

取穴法 以指按取脑空穴直下，到达后头骨下之陷凹处即是穴位，适当项肌（僧帽肌）之外侧陷凹中。

针灸法 针五至八分，左风池，针尖对向前面右眼窝而进，右风池则对向左眼窝，灸三至七壮。

二十一、肩井（一名膊井）

部位 在肩胛骨与锁骨中央之间，当僧帽肌之前缘。

局部解剖 有僧帽肌、棘上肌、肩胛上神经、副神经、横肩胛动脉、横颈动脉。

主治症 脑神经衰弱、半身不遂（中风、气塞、涎上不语）、肩背疼痛（肩背髀痛）、副神经麻痹即颈项部之肌痉挛及萎缩不能回顾、肺尖炎（上气咳逆）、四肢冷却（手足厥逆）、乳腺炎（乳痈）、脑充血、脑贫血、产后子宫出血等。

取穴法 从大椎与肩颙两穴之正中略向前些，当缺盆穴之直上（参阅胃经缺盆取穴法）。

针灸法 针五分，过深则令人晕，灸三至七壮。

二十二、渊腋（一名腋门、泉腋）“禁灸穴”

部位 在胸侧部第四肋间，腋窝之前端。

局部解剖 有前大锯肌、肋间内外肌、肋间神经侧穿行支、胸侧廓神经、长胸动脉、肋间动脉。

主治症 胸膜炎（胸满，胸中暴满不得喘息）、肋间神经痛、胸肌痉挛，恶寒发热等。

取穴法 举臂，从腋窝直下约三寸之处，与乳相并微上些，可以指按乳头下之肋罅，循肋罅移向外侧，直对腋窝之处取之。

针灸法 针三分，禁灸。

二十三、辄　筋

部位 在胸侧部第四肋间，腋窝之前方一寸之处。

局部解剖 同上穴。

主治症 呕吐及吞酸（呕吐宿汁吞酸）、下腹部之鼓肠、四肢痉挛（四肢不遂）、言语涩滞（言语不正）、神经衰弱（太息多唾善悲）。

取穴法 从渊腋穴沿肋罅向前行一寸处取之。

针灸法 针三四分，侧卧针之，灸三五壮。

二十四、日月（一名神光、胆募）

部位　在季肋部，当第九肋软骨附着部之尖端之下部。

局部解剖　有腹内外斜肌、腹横肌、肋横神经侧穿行支、腹壁上动脉。

主治症　胃疾患（欲呕多吐）、肝疾患（太息善唾）、癔病、黄疸、横膈膜痉挛、肠疝痛、鼓肠等。

取穴法　仰卧，从乳头之直下，第九肋软骨之下期门穴，再下五分之处取之（参阅肝经期门穴取法）。

针灸法　针三五分，灸三五壮。

二十五、京门（一名气府、气俞、肾募）

部位　在腹侧部，第十二肋骨前端之下际。

局部解剖　有腹内外斜肌、腹横肌、背阔肌、肋间神经侧穿行支、腹壁上动脉、肋间后动脉。

主治症　肾炎（溢饮、水道不通）、肠疝痛（少腹急痛）、肠雷鸣（肠鸣）、肋间神经痛、腰痛（腰痛不可久立俯仰）。

取穴法　侧卧，按取第十二肋骨之端下际，屈上足伸下足取之。

针灸法　针三五分，依取穴式进针，灸三至七壮。

二十六、带　脉

部位　在第十一肋骨前端之下际约一寸八分之处。

局部解剖　同上穴。

主治症 肠疝痛、下痢（小腹痛里急后重）、膀胱炎、月经不顺（月事不调、赤白带下）、子宫痉挛（妇人小腹坚痛）、腰痛等。

取穴法 侧卧，按取第十一肋前端直下与脐相平之处取之。

针灸法 针五分至八分，灸五至七壮。

二十七、五　枢

部位 在肠骨栉之前上缘，腹内外斜肌之附着部。

局部解剖 有腹内外斜肌、腹横肌、肠骨下腹神经、肠骨腹股沟神经、腰动脉之分支。

主治症 泌尿器疾患（小肠膀胱，气攻两胁）、胃痉挛（痃癖）、肠疝痛（小腹痛）、腰痛（腰腿痛）、便秘、子宫痉挛（里急）、子宫内膜炎（赤白带下）、睾丸炎（阴疝）。

取穴法 侧卧，从带脉斜向前上棘（旧称胯骨上际）下行三寸之处取之。

针灸法 针五分至一寸，灸五至十壮。

二十八、维道（一名外枢）

部位 在肠骨前上棘之内际。

局部解剖 有腹内斜肌、腹横肌、肠骨下腹神经、肠骨腹股沟神经、腰动脉之分支。

主治症 阑尾炎、睾丸炎、肾炎（三焦有水气）、呕吐（呕逆不止）、子宫病、肠炎、腹水（水肿）。

取穴法 在五枢下五分取之。

针灸法 针五至八分，灸五至十壮。

二十九、居髎（一名居窌）

部位 在肠骨前下棘内缘之际。

局部解剖 同上。

主治症 睾丸炎、肾炎、阑尾炎、腰痛、子宫病、膀胱炎等。

取穴法 侧卧从维道穴斜向内方下行三寸，即维道下三寸，再向前五分之处取之。

针灸法 针五分至一寸，灸五至十壮。

三十、环跳（一名环谷、髋骨、髀枢）

部位 在大腿部之外侧，大转子之前上部，臀大肌之附着部。

局部解剖 有张股鞘肌、臀大肌、下臀神经、股外侧皮神经后支、股动脉之分支。

主治症 坐骨神经痛（腰股相引痛）、半身不遂症（中风、半身不遂）、腰部、大腿部、膝部等之肌炎（冷风湿痹）、风疹（风疹偏身）、脚气（同）。

取穴法 侧卧屈上足，伸下足，股关节外侧之横纹头取之。

针灸法 针一寸半至二寸半，灸十壮至二十壮。

三十一、风　市

部位 在大腿外侧之正中线上之中部。

局部解剖 有股二头肌、股鞘张肌膜、有股外侧皮神经、旋股外侧动脉。

主治症 中风、脚气、下肢之神经痛及麻痹（腿膝无力、脚气）、遍身瘙痒、麻痹、大麻风。

取穴法 直立，两手下垂，中指所至之处取之，约在中渎穴上二寸部位。

针灸法 针五至八分，灸五至七壮。

三十二、中　渎

部位 在大腿外侧之中央部，股鞘与外大股肌之间。

局部解剖 有股外大肌、臀下神经、股外侧皮神经、股动脉之分支。

主治症 半身不遂，脚气、下肢麻痹及痉挛（寒气在分肉间痛上下痹不仁）。

取穴法 屈膝，从膝腘横纹头直上五寸之处，与环跳穴成直线。

针灸法 针五至八分，灸五至七壮。

三十三、阳关（一名关陵、寒府、阳陵、关阳）“禁灸”

部位 在大腿骨外上髁之直上陷凹中。

局部解剖 有股外大肌、股神经之分支、股外侧皮神经、膝上外动脉。

主治症 膝关节炎（筋挛膝不得屈伸）、大腿外侧部麻痹（胫痹不仁）、半身不遂及风湿病（风痹不仁、股膝冷痛）、坐骨神经痛及脚气、呕吐等。

取穴法　膝关节外侧，屈膝于横纹之上端陷中，当阳陵穴直上三寸之处取之。

针灸法　针五至八分深，禁灸。

三十四、阳　陵　泉

部位　在腓骨小头之前下部。

局部解剖　有足伸趾长肌、腓骨长肌、腓浅神经、胫前动脉。

主治症　膝关节炎（膝肿）、半身不遂症（同）、脚气（足膝冷痹不仁）、下肢痉挛（膝股外廉痛不仁筋急）、习惯性便秘、颜面浮肿、胆石病（胆病善太息口苦呕宿汁）、胸膜炎与肋间神经痛（胁肋疼痛、呕逆、胁下支满）、遗尿等。

取穴法　正坐屈膝垂足，从膝外侧关节之下，按取腓骨小头之微前下陷中取之。

针灸法　针八分至寸余，依取穴法进针，灸五至七壮。

三十五、阳交（一名别阳、足窌、足髎）

部位　在下腿外侧之中部，足伸趾长肌与腓骨长肌之间。

局部解剖　同上穴。

主治症　腓骨神经痛及麻痹（寒热髀胫不收、足不仁）、喘息及胸膜炎（胸满肿塞）、脚气、癔病（惊狂）、颜面浮肿（面肿）。

取穴法　从昆仑穴外踝边直上七寸之处取之。

针灸法　针五至八分，灸三至七壮。

三十六、外　丘

部位　在下腿外侧之中部，当腓骨前缘与短腓骨肌之间。

局部解剖　有足伸趾长肌、腓骨短肌、腓浅神经、胫前动脉。

主治症　腓肠肌痉挛、腓骨神经痛及脚气（肤痛痿痹）、古说：狂犬病之恶寒发热。

取穴法　从外踝骨中央线直上七寸之处，与阳交穴相并，外丘在前，阳交在后。

针灸法　同上穴。

三十七、光　明

部位　在大腿外侧中央之下方，足伸趾长肌与长腓骨肌之间。

局部解剖　有足伸趾长肌、腓骨长肌、腓浅神经、胫前动脉。

主治症　胫腓部之神经痛（胫热时痛）、脚气（痿躄不仁）、恐水病（猘犬伤毒不出发寒热，速灸啮处及少阳络——即本穴）、目疾（眼痒痛）、佝偻病（小儿龟胸）。

取穴法　从外踝正中线直上五寸，阳交之下二寸处取之。

针灸法　针五六分，灸三五壮。

三十八、阳辅（一名绝骨、分间）

部位　在下腿外侧之中央下方，腓骨与胫骨之间。

局部解剖 有足趾伸长肌、腓浅神经、胫前动脉。

主治症 膝关节炎（膝下肤肿筋挛）、全身神经痛（百节酸疼痿痹）、腰部冷却症（腰溶溶如水浸）、脚气（同）、腋下腺炎（马刀）。

取穴法 从外踝之上四寸，微前三分之处取之。

针灸法 针三至五分，灸三至七壮。

三十九、悬钟（一名绝骨）

部位 在下腿外侧之下部，足伸趾长肌与腓骨长肌之间。

局部解剖 有足伸趾长肌、腓骨长肌、腓浅神经、胫前动脉。

主治症 下肢神经痛（髀枢痛膝胫骨酸痹不仁）、半身不遂（中风）、脚气（同）、急性鼻炎（鼻中干）、扁桃腺炎（喉痹）、衄血（鼻衄）、痔出血（痔血）、食欲不振（腹满胃中有热不嗜食）、脊髓疾患（痿厥、身体不仁、手足偏小）。

取穴法 外踝骨中线上三寸，阳辅穴之后下方陷中。

针灸法 针四五分，灸三至七壮。

四十、丘　墟

部位 在外踝之前下隅，胫腓关节之下端。

局部解剖 有足伸趾长肌、腓浅神经、腓骨动脉穿行支。

主治症 腓肠肌痉挛（转筋）、坐骨神经痛（腰腿酸痛、髀枢中痛)、脚气(痿厥寒足腕不收)、肺炎及胸膜炎(胸胁满痛不得息寒热)、肠疝痛(大疝腹坚)。

取穴法 从第四趾直上,外踝骨前横纹陷中取之。

针灸法 针三五分,针尖对向内踝骨后面而进,灸三五壮。

四十一、临泣(一名足临泣)

部位 在第四、第五蹠骨接合部之前。

局部解剖 有足伸趾长肌、胫骨神经分支、腓骨骨间动脉。

主治症 间歇热(疟日两发)、全身麻痹及疼痛(手足麻痹不知痛痒、手足指拘挛疼痛、足心足踝足跗膝胫发热、或为红肿、两手发热、臂膊痛连肩背、腰脊腿膝疼痛、白虎历节走注、游风疼痛、浑身瘙痒等)、心内膜炎(心痛)、眩晕(目眩)、月经不调、乳腺炎(乳痈)、瘰疬(马刀伤),胸痛(胸痹心痛不得息,痛无常处)。

取穴法 按取小趾、次趾,本节后蹠骨上髁之前陷中取之。

针灸法 针三五分,灸三五壮。

四十二、地 五 会

部位 在第四、第五蹠骨间隙之前端。

局部解剖 有足伸趾长肌、背骨间肌、胫骨神经分支、腓骨骨间动脉。

主治症 风湿痛(痛风)、腋窝神经痛(腋痛)、肺结核咯血(内伤吐血不足,外无膏泽)、乳腺炎(乳肿)、眼疾（眼痒、眼疼）。

取穴法 第四趾外侧，本节之后陷中取之。

针灸法 针三四分，灸三五壮。

四十三、侠溪（一名夹溪）

部位 在第四趾第一节之后外侧。

局部解剖 有足伸趾长肌、胫骨神经穿行支、蹠背动脉。

主治症 耳聋（同）、眩晕（头眩）、脑充血、下肢麻痹、肺充血（胸胁支满）、咯血、乳腺炎（乳痈肿溃）、胸部神经痛（胸中痛不可反侧，痛无常处）。

取穴法 第四趾外侧，本节之前陷中取之。

针灸法 针二三分，灸二三壮。

四十四、窍阴（一名足窍阴）

部位 在第四趾外侧之爪甲根部。

局部解剖 同上。

主治症 胸膜炎（胁痛咳逆不得息）、心脏肥大、呃逆、头痛、口内干燥（舌卷干）、眼球痛、脑贫血（耳鸣）、咯血等。

取穴法 第四趾外侧爪甲角一分许取之。

针灸法 针一二分，灸二三壮。

［附］胆经穴分寸歌

外眦五分瞳子髎。耳前陷中听会绕。上关上行一寸是。内斜曲角颔厌照。后行颅中厘下廉。曲鬓耳前发际看。入发寸半率角穴。天冲率后斜三分。浮白下行一寸间。窍阴穴在枕骨下。完骨耳后入发际。量后四分须用记。本神神庭旁三寸。入发五分耳上系。阳白眉上一寸许。入发五分是临泣。目窗正营及承灵。后行相去寸半寻。灵后四五脑空计。风池耳后发际陷。肩井肩上陷解中。大骨之前寸半取。渊腋腋下三寸逢。辄筋复前一寸行。日月乳下二肋逢。期门之下五分存。脐上五分旁九五。季肋侠脊是京门。季下寸八寻带脉。带下三寸五枢真。维道章下五三定。章下八三居髎名。环跳髀枢宛中陷。风市垂手中指寻。膝上五寸是中渎。阳关阳陵上三寸。阳陵膝下一寸任。阳交外踝上七寸。外邱外踝七寸分。此系斜属三阳络。踝上五寸定光明。踝上四寸阳辅地。踝上三寸是悬钟。邱墟踝下陷中立。邱下三寸临泣存。临下五分地五会。会下一寸侠溪呈。欲觅窍阴归何处。小趾次趾外侧寻。

第十二节　肝经

（左右各十四穴图30、图31）

一、大敦（一名大顺、水泉）

部位　在蹞趾之内侧，爪甲根部。

局部解剖　有伸蹞长肌、腓浅神经终支、蹠背侧动脉。

主治症　遗尿（小便频数不禁）、淋病（五淋）、睾

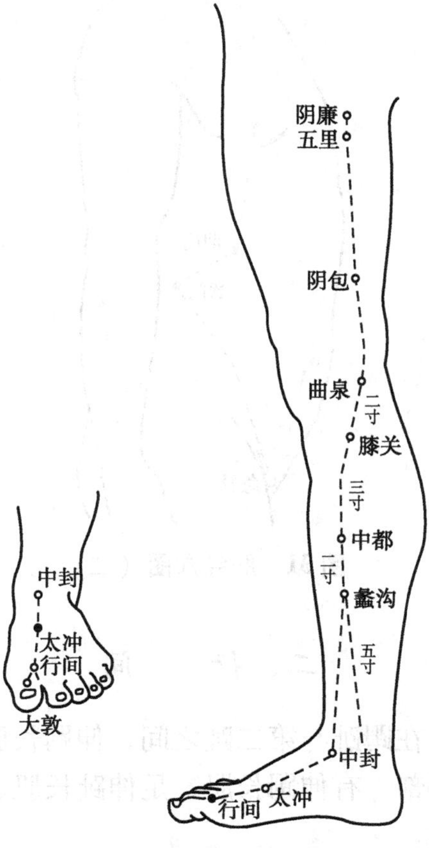

图 30　肝经穴图（一）

丸炎（阴卵肿）、精系神经痛（阴痛引小腹）、子宫脱出（阴挺出）、月经过多（血崩）。

取穴法　从跗趾第一与第二节之关节间，与爪甲根部之中央，偏向外侧一分许取之。

针灸法　针一二分，针尖直下，与其他指端或趾端之穴，针尖斜进者不同，灸三五壮。

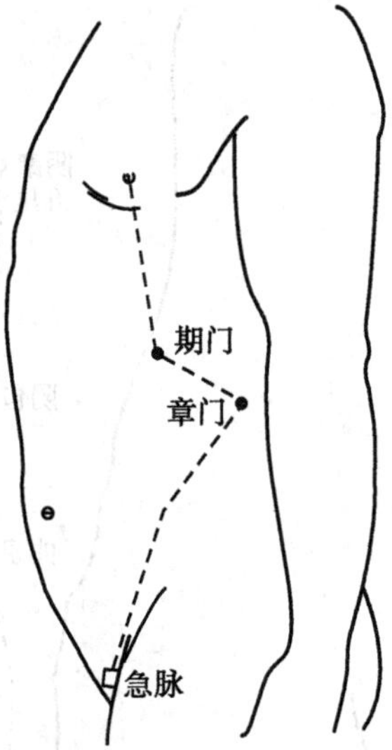

图31 肝经穴图（二）

二、行 间

部位 在踇趾与第二趾之间，伸踇长肌腱间。

局部解剖 有伸踇长肌、足伸趾长肌、腓浅神经、蹠背侧动脉。

主治症 肠疝痛（寒疝少腹肿）、便秘、遗尿（同）、阴茎痛（茎中痛）、月经过多、小儿急性搐搦（癫疾善惊）、糖尿病（消渴）、心悸亢进、腹膜炎（腹痛上抢心、心下满癃）。

取穴法 从踇趾外侧本节后，离趾缝约五分之处取之。

针灸法 针三四分，灸三五壮。

三、太　冲

部位　在足背部第一、第二蹠骨连接部之前方。

局部解剖　有伸踇长肌、足伸趾长肌、腓深神经终支、胫前动脉。

主治症　肠疝痛（小腹疝气）、肠炎（飧泄）、肾脏炎（浮肿小腹满）、脱肠症（狐疝）、乳腺炎（乳痈）、肠出血、子宫出血（女子漏血）、腋下腺肿（马刀）、淋病（小便淋癃）、阴茎痛（阴痛）、便秘（大小便难）、下肢冷却（足胫逆冷）、胸胁腰等部神经痛。

取穴法　按取第一、第二蹠骨连接部之直前陷中取之，或以指从踇趾次趾之间，循歧缝上压，压至尽处，即是穴位。

针灸法　针三四分，灸三五壮。

四、中封（一名悬泉）

部位　足关节之前内侧，舟状骨结节部。

局部解剖　有胫前肌腱、腓深神经终支、胫前动脉。

主治症　膀胱炎（疝癃脐少腹引痛）、淋病（五淋）、黄疸（身黄时有微热）、全身麻痹（痿厥、身体不仁、手足偏小）、下肢冷却（足厥冷）、腺病（瘿）、失精、阴缩、阴肿痛等之生殖器疾患。

取穴法　以足背仰举，从内踝之前下方一寸陷中，与解溪平，相离四五分之处取之，当解溪与商丘之中间。

针灸法 针三四分，灸三五壮。

五、蠡沟（一名交仪）

部位 在胫骨前内侧面之中部。

局部解剖 有比目鱼肌、胫神经、胫后动脉之分支。

主治症 肠疝痛（少腹痛）、下腹痉挛（脐下积气如杯）、由脊髓炎而致之下腹麻痹（腰背拘急、足胫寒酸、屈伸难）、尿闭（小便不利）、心悸亢进（恐悸气不足）、子宫内膜炎（少腹肿，赤白沥，时多时少）、月经不顺（月经不调）、癔病等。

取穴法 内踝之前上方五寸，下与中封对直，当胫骨上。

针灸法 针一二分，针尖沿皮向下进，灸二三壮。

六、中都（一名中郄、太阴）

部位 在胫骨前内侧面之中部。

局部解剖 同上穴。

主治症 肠疝痛（少腹痛）、下腹痉挛、由脊髓炎而致之下肢麻痹（足胫寒，不能行立）、赤痢（肠澼）、子宫出血（崩中）、产后恶露不绝等。

取穴法 从蠡沟穴直上二寸，当胫骨上。

针灸法 同上穴。

七、膝　关

部位 在胫骨后内侧之上端。

局部解剖 有腓肠肌，胫神经、胫后动脉。

主治症 关节风湿病（膝内廉痛，引膑下可屈伸，寒湿走注，白虎历节风痛）、膝关节炎（膝内肿痛，不可屈伸）、半身不遂、喉头炎（咽喉肿痛）。

取穴法 正坐屈膝垂足，从内踝膝眼下二寸，再向内开一寸五分，即膝关节之内侧曲泉穴之下约二寸之处。

针灸法 针五六分，灸三至七壮。

八、曲 泉

部位 在膝盖骨内缘之微下方。

局部解剖 有半腱样肌及半膜样肌停止部之前部、有胫神经、膝关节动脉。

主治症 大腿内侧部之神经痛，或痉挛，或麻痹（阴股痛、膝痛筋挛、膝胫冷）、膝关节炎、心悸亢进、肠疝痛（七疝小腹痛）、痔（下血）、遗精（失精）、子宫下坠（阴挺出）、阴道炎（阴肿、阴痒）、月经不调、月经闭止、阴茎痛等。

取穴法 正坐屈膝，从膝关节内侧之中央部分、膝腘横纹之上端，沿关节边陷中取之。

针灸法 针五至八分，灸三至七壮。

九、阴包（一名阴胞）

部位 在大腿内侧之下，约三分之一处，股四头肌之内缘。

局部解剖 有股内大肌、股薄肌、股神经、股内皮下神经、股动脉之分支。

主治症 腰部、臀部、下肢之痉挛或麻痹（股尻引小腹痛）、月经不调（月水不调）、便秘（小便难）。

取穴法 正坐垂足，从大腿骨内上髁之直上四寸处取之。

针灸法 针六七分、灸三五壮。

十、五　里

部位 在大腿内侧之上端，内转股肌之内缘。

局部解剖 有内收大肌、股内侧皮神经、闭锁神经、股动脉之分支。

主治症 多汗（风劳）、好眠（嗜卧）、慢性感冒之衰弱（风劳四肢不能举）、肠管闭塞（肠风热闭）。

取穴法 仰卧伸足，从气冲之旁五分，再下三寸取之（参阅胃经气冲取穴法）。

针灸法 针五至八分，灸三五壮。

十一、阴　廉

部位 在鼠蹊沟之中央直下，五里穴上一寸之处。

局部解剖 有内收大肌、肠腰肌、股内侧皮神经、闭锁神经、肠骨腹股沟神经、外阴部动脉。

主治症 大腿之索引性疼痛、淋病、股关节炎、不感症、白带过多、阴门瘙痒、不孕症等。

取穴法 仰卧，从气冲旁开五分，再下二寸取之。

针灸法 针三五分，灸三五壮，不孕症灸大炷三壮。

十二、急　　脉

部位　在腹股沟部之下端，耻骨肌部。

局部解剖　为腹直肌停止部、有肠骨下腹神经、肠骨神经、腹下壁动脉。

主治症　睾丸炎（癞疝）、阴茎痛、大阴唇炎、子宫下脱（妇人胞下垂）。

取穴法　从曲骨穴旁开二寸五分之处，当阴毛之际取之。

针灸法　不针，灸三至五壮。

十三、章门（一名长平、胁窌、肋髎、肘尖、后章门）

部位　在第十一肋骨前端之下际。

局部解剖　有腹内外斜肌、腹横肌、肋间神经侧穿行支、腹壁上动脉。

主治症　肺结核（咳喘）、胸膜炎（烦热支满）、支气管炎（喘息）、神经性心悸亢进（少气郁热不得息）、消化不良（伤饱）、黄疸（身黄疾）、呕吐（同）、肠疝气、肠炎（泄泻）、肠雷鸣（肠鸣）、膀胱炎及血尿、小儿疳疾痞块等。

取穴法　侧卧，从脐上二寸旁开六寸，屈上足伸下足取之。

针灸法　针八分至一寸，灸三至七壮。

十四、期门（一名肝募）

部位　在第九肋软骨与第八肋软骨接合部之下际。

局部解剖 同上穴。

主治症 喘息（喘不得卧）、胆囊炎（胁下满不能转侧、目青而呕）、胸膜炎（胸胁积痛支满）、肝病（胁下积聚）、慢性腹膜炎（腹鞕满）、胃弱吐泻（伤食）、心肌炎（胸痹痛、心痛）、鼠蹊痛、小便闭、遗尿、阴中痛等。

取穴法 仰卧，从乳头直下，按取第九肋端下取之。

针灸法 针五六分，灸三五壮。

［附］肝经穴分寸歌

足大趾端名大敦。行间大趾缝中存。太冲本节后寸半（原作二寸）。踝前一寸号中封。蠡沟踝上五寸是。中都踝上七寸中。膝关犊鼻下二寸。曲泉曲膝尽横纹。阴包膝上方四寸。气冲三寸下五里。阴廉冲下有二寸。急脉阴旁二寸半。章门直脐季肋端。肘尖尽处侧卧取。期门又在乳直下。四寸之间无差矣。

第十三节 督脉（中线凡二十八穴图32、图33、图34）

一、长强（一名气之阴郄、厥骨、尾翠骨、穷骨、龟尾、骨骶、龙虎）

部位 在骶骨尖端之下际。

局部解剖 有外肛门括约肌、臀大肌、骶神经、

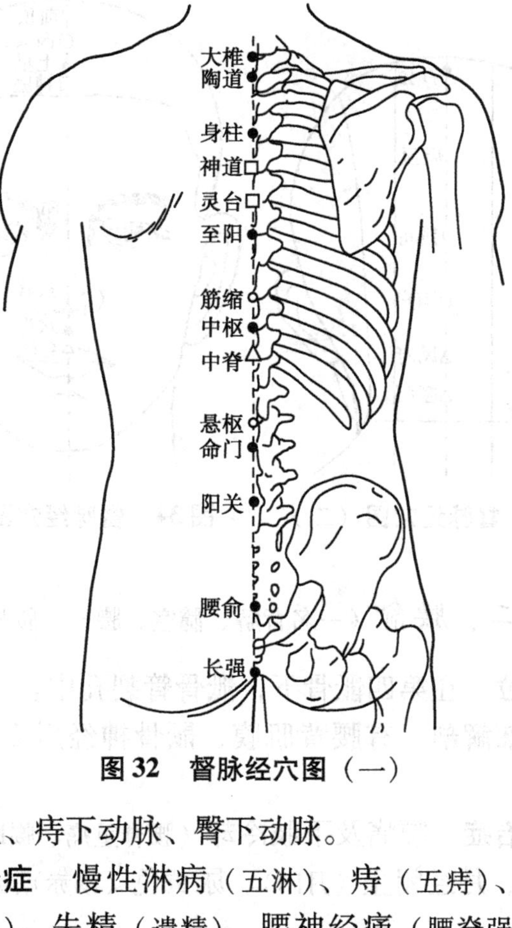

图 32　督脉经穴图（一）

会阴神经、痔下动脉、臀下动脉。

主治症　慢性淋病（五淋）、痔（五痔）、肠出血（肠风下血）、失精（遗精）、腰神经痛（腰脊强急）、肠炎（洞泄）、癫狂病（狂病）、癫痫（惊痫瘛疭）、脱肛等。

取穴法　俯伏，按取骶骨下端，与肛门之间陷凹中取之。

针灸法　针五分至八分，依取穴法进针，灸三至十五壮。

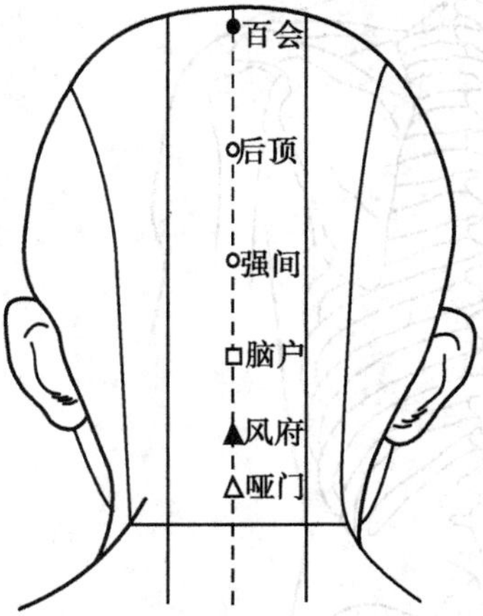

图 33　督脉经穴图（二）

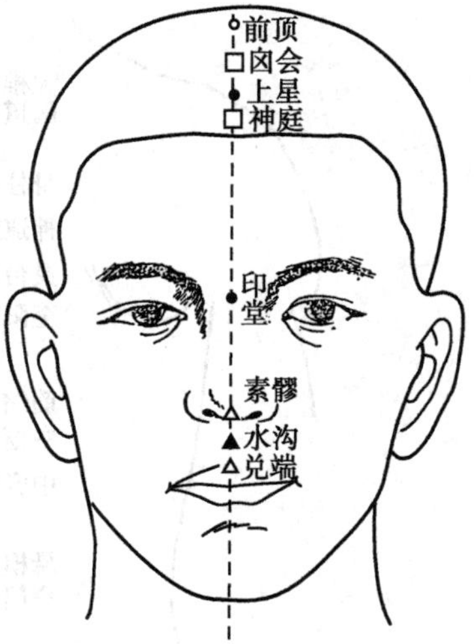

图 34　督脉经穴图（三）

二、腰俞（一名背解、髓空、腰户、腰柱）

部位　在第四骶骨下，骶骨管裂孔中。

局部解剖　有腰背肌膜、骶骨神经后支、臀下动脉。

主治症　腰痛及下肢冷却（腰脊重痛、腰以下至足冷痹不仁）、月经闭止（月闭）、尿黄色（溺赤）、淋病及痔（脱肛）。

取穴法　俯伏，按取骶骨第四假椎之下取之。

针灸法　针三至七分深，针尖斜向上而进，灸三至十五壮。

三、阳　关

部位　在第四、第五腰椎棘状突起间。

局部解剖　有棘间肌、腰背肌膜、腰椎神经后支，腰动脉。

主治症　膝关节炎（膝痛不可屈伸）、腰神经痛、脊髓炎、肠疝痛、慢性肠炎等。

取穴法　正坐或伏卧，按取十六椎之下陷中取之，即第四腰椎之下。

针灸法　针五至八分，灸三至七壮。

四、命门（一名属累、竹杖）

部位　在第二、第三腰椎棘状突起间。

局部解剖　同上穴。

主治症　脊髓疾患、泌尿生殖器疾病、肠疝痛、腰神经痛（腰痛）、痔（痔漏下血）、头痛（头痛如破）、恶寒发热（身热、骨蒸）、遗尿（遗溺）、子宫内膜炎（里急腹痛）、白带（赤白带下）、耳鸣（同）、四肢冷却（手足冷痹）、肠出血（大便下血）、阴痿失精、慢性淋病等。

取穴法　正坐或伏卧，按取十四椎下陷中取之，即第二腰椎之下，旧法左右两中指，按其脐心，同时向左右移至背脊正中是穴位，肥体不准确。

针灸法　针五分至八分，针尖平进，灸三至十五壮。

五、悬　枢

部位　在第一、第二腰椎棘状突起间。

局部解剖　同阳关穴。

主治症 腰背神经痉挛（腰脊强，不得屈伸）、急性肠炎（泻痢不止）、胃肠疼痛（腹中积气，上下疼痛）。

取穴法 正坐或伏卧，按取第十三椎下陷中取之，即第一腰椎之下际。

针灸法 针三五分，针尖微向上斜入，灸三五壮。

六、脊中（一名神宗、脊俞、脊柱）

部位 在第十一、第十二胸椎棘状突起间。

局部解剖 有棘间肌、背阔肌、脊柱神经后支、后肋间动脉。

主治症 感冒（风邪）、癫痫（同）、痔（脱肛）、黄疸（黄疸）肠炎（下痢）、小儿脱肠（小儿痢下赤白脱肛）。

取穴法 正坐，略向前俯，按取第十一椎下陷中取之。

针灸法 针三五分，针尖微向上斜入之，灸三五壮，不宜大灸炷。

七、中　枢

部位 在第十、第十一胸椎棘状突起间。

局部解剖 同上穴。

主治症 腰背神经痛（腰疼不得俯仰）、黄疸（身黄腹满）、热病（四肢寒热）、视力减退（眼暗）。

取穴法 正坐，略向前俯，按第十椎下取之。

针灸法 同上。

八、筋　　缩

部位　在第九、第十胸椎棘状突起间。

局部解剖　有棘状肌、背阔肌、僧帽肌、背椎神经，肋间后动脉。

主治症　强直性痉挛（脊急强、目上插）、胃痉挛、癫痫（风痫瘛疭）、腰背神经痛、言语不能、神经衰弱、癔病等。

取穴法　同上，从第九椎下取之。

针灸法　同上。

九、至　　阳

部位　在第七、第八胸椎棘状突起间。

局部解剖　同上穴。

主治症　腰背神经痛（腰脊强痛）、黄疸（身黄）、消化不良（胃中寒不食）、肠雷鸣、胸膜炎与肋间神经痛（胸胁支满）。

取穴法　正坐，略前俯，于第七椎下陷中取之。

针灸法　针五六分，针尖略向上斜进，灸三五壮。

十、灵　　台

部位　在第六、第七胸椎棘状突起间。

局部解剖　有棘间肌、僧帽肌、背椎神经后支、肩胛下神经、颈横动脉、肋间动脉。

主治症　支气管炎（气喘不得卧）、肺疾患（久嗽）、恶寒（风冷）、感冒、痈疽、疔疮等。

取穴法 正坐，略前俯，于第六椎下陷中取之。

针灸法 禁针，灸三至七壮。

十一、神　道

部位 在第五、第六胸椎棘状突起间。

局部解剖 同上穴。

主治症 头痛及脑神经衰弱（头痛、健忘、惊悸）、颊颔炎（牙车急，口张不合）、下颚骨脱臼（失欠颊车蹉）、小儿搐搦（风痫瘈疭）、肋间神经痛、癔病（悲愁惊悸）、伤寒（伤寒，寒热往来）。

取穴法 同上，从第五椎下取之。

针灸法 同上。

十二、身　柱

部位 在第三、第四胸椎棘状突起间。

局部解剖 有棘间肌、僧帽肌、背椎神经后支、副神经、颈横动脉、肋间后动脉。

主治症 脑及脊髓疾患、癫痫（癫狂、风痫）、夜惊（小儿惊痫夜啼）、衄血、支气管炎（哮吼）、小儿搐搦（瘈疭身热）、癔病（妄见妄言）、热病（寒热）、感冒、肺结核等。

取穴法 正坐，从第三椎下陷中取之。

针灸法 针三五分，灸三五壮。

十三、陶　道

部位 在第一、第二胸椎棘状突起间。

局部解剖　同上穴。

主治症　头项部及肩胛部之诸肌痉挛（项强、脊强）、神经衰弱、癔病（恍惚不乐）、间歇热（痎疟）、感冒、热病、结核病之发热等。

取穴法　正坐，于第一椎下取之。

针灸法　针五至八分，灸三至七壮。

十四、大椎（一名百劳）

部位　在第七颈椎与第一胸椎棘状突起间。

局部解剖　同身柱穴。

主治症　感冒（伤风）、间歇热（疟疾）、肺气肿（肺胀胁满）、肺结核（五劳七伤）、衄血（同）、呕吐（烦呕）、黄疸、小儿疳、癫痫热病等。

取穴法　正坐，从第一椎上陷中取之，此穴适与肩平。

针灸法　针三五分，灸三至十五壮。

十五、哑门（一名舌横、喑门、舌厌）

部位　在第一、第二颈椎之间。

局部解剖　有僧帽肌、颈椎神经后支、副神经、后头动脉之分支、横头动脉之分支。

主治症　习惯性头痛（头风疼痛）、脑充血（暴死不省人事）、脑膜炎（寒热痉，脊强反折）、衄血（同）、言语涩滞（舌缓瘖不能言）、重舌、咽头炎、脊髓病等。

取穴法　项后入发际五分陷中取之。

针灸法　针三四分，不宜过深，不宜灸。

十六、风府（一名舌本、思枕、曹溪）

部位 项窝之上端，后头结节之下方。

局部解剖 有僧帽肌、头后神经、头后动脉。

主治症 全身性强直、发狂（狂易）、中风（偏风，半身不遂）、感冒（伤风）、热性病（伤寒热病）、衄血（鼻衄）、咽头炎（咽痛）、癔病（悲恐惊悸）、头痛眩晕、项强等。

取穴法 正坐，从项后发际以指上压至后头骨而止，即是穴位。

针灸法 针三四分，不宜过深，不宜灸。

十七、脑户（一名匝风、会额、合颅）

部位 在外后头结节之直上。

局部解剖 有头后肌、头后大小神经、头后动脉。

主治症 脑充血（风眩、头中恶风、痉目不眴）、三叉神经痛、颜面神经痉挛或麻痹、中耳炎。

取穴法 从风府穴之上一寸五分取之。

针灸法 不宜针，灸一壮至三壮。

十八、强间（一名大羽）

部位 在三角缝合部，矢状缝合之后端。

局部解剖 有帽状腱膜、头后神经、后头动脉。

主治症 头痛（头痛项强）、眩晕（目眩脑旋）、呕吐涎沫（烦心呕吐涎沫）、小儿急痫（瘛疭摇头）、失眠、神经衰弱、癔病等。

取穴法 从脑户之上一寸五分，正坐取之。

针灸法 针二三分，针尖向上或向下，沿皮而进，灸三五壮。

十九、后顶（一名交冲）

部位 在矢状缝合后半部之中央。

局部解剖 同上。

主治症 脑充血（风眩颅顶上痛）、眩晕（目眩）、偏头痛（同）、颅顶部之痉挛等。

取穴法 从强间直上一寸五分，正坐取之。

针灸法 同上。

二十、百会（一名三阳五会、巅上、天满、泥丸宫）

部位 在两颅顶结节之中间，矢状缝合之中央。

局部解剖 同强间穴。

主治症 头痛眩晕（头风头痛）、中风（中风语言謇涩、口噤不开）、脑神经衰弱（健忘）、脑贫血（头疼眩晕）、鼻孔闭塞（鼻塞）、百日咳、痔疾脱肛（脱肛）、小儿痫风。

取穴法 正坐，从两耳尖直上，当头之正中取之。

针灸法 同上。

二十一、前顶

部位 在矢状缝合前半部之中央。

局部解剖 有帽状腱膜、颜面神经之分支、三叉神经之分支、颞颥浅动脉。

主治症 头痛、眩晕及脑贫血（头风目眩、面肿虚浮）、颜面充血（面赤肿）。

取穴法 从百会向前一寸五分取之。

针灸法 同上。

二十二、囟会（一名囟门、顶门、前头百会）

部位 在前头骨与颅顶缝合部。

局部解剖 同上穴。

主治症 脑贫血之头痛眩晕、颜面苍白（脑虚冷痛）、衄血、鼻塞、小儿疳、惊痫目上视等。

取穴法 正坐，从百会前行三寸取之。

针灸法 禁针，灸三至七壮。

二十三、上星（一名神堂、明堂、思堂）

部位 在前头骨之上方，大囟门之前。

局部解剖 有前头肌、颜面及三叉神经之分支、前头动脉。

主治症 颜面充血、头皮肿、前额神经痛（头风头痛）、鼻茸（鼻中息肉）、鼻炎（鼻流清涕）、鼻孔闭塞（鼻塞不闻香臭）、衄血（脑衄）、角膜炎及眼球充血（目中痛不能视）、间歇热（痎疟寒热）。

取穴法 正坐，从前发际入发一寸取之。

针灸法 针三四分，针尖沿皮向下方，灸三五壮。

二十四、神庭（一名发际）

部位 在前额部之中央。

局部解剖 同上穴。

主治症 前额之神经痛及眩晕（风眩善呕）、急性鼻炎（鼻渊流清涕）、泪腺炎（泣出）、白翳膜（目翳）。

取穴法 从前额上入发际五分取之。

针灸法 禁针，灸三五壮。

二十五、素髎（一名面王、准头）

部位 在鼻之尖端。

局部解剖 有鼻压缩肌、三叉神经之分支、颜面神经之分支、颜面横动脉之分支、鼻背动脉。

主治症 鼻腔疾患、鼻茸（鼻中息肉）、鼻疮、鼻孔闭塞（鼻塞不利）、鼻炎（流清涕）、衄血（同）、霍乱等。

取穴法 于鼻之尖端取之。

针灸法 针一二分，针尖从鼻尖端直入，不灸。

二十六、水沟（一名人中、鬼宫）

部位 在鼻柱下，唇沟中央。

局部解剖 有口轮匝肌、三叉神经及颜面神经之分支、颚外动脉之别支上唇动脉。

主治症 失神（猝然不省人事）、糖尿病（消渴多饮水）、水肿（风水面肿）、脑充血（卒倒中风）、癫痫（同）、口部及眼窝诸肌之痉挛及麻痹（口眼㖞僻）、小儿搐搦（小儿惊风）。

取穴法 于鼻中膈之直下、唇沟（俗名人中）之上段，约三分之一，接近鼻柱根（即鼻中膈）之处取之。

针灸法 针二三分，针尖略向上斜进，以剧痛为度，灸三五壮。

二十七、兑　端

部位 在上唇游离缘之正中。

局部解剖 同上穴。

主治症 癫痫（癫痫吐沫）、黄疸、口噤、口疮、消渴、门牙等。

取穴法 上唇之尖端、外皮与黏膜之中间取之。

针灸法 针二三分，不灸。

二十八、龈　交

部位 在上唇之内面，门齿缝之微上。

局部解剖 有上齿槽神经、口冠状动脉。

主治症 鼻茸（鼻中息肉）、鼻窦炎（鼻头颏颏中痛、鼻中有蚀疮）、鼻闭塞（鼻窒）、角膜炎（目痛不明）、泪液过多（目泪多眵）、牙龈溃疡（牙疳肿痛）、小儿面疮等。

取穴法 于上唇之内，从门牙缝之上三分之处，龈肉略凹处取之。

针灸法 针一二分，不灸。

［附］督脉穴分寸歌

尾闾骨端是长强。二十一椎腰俞当。十六阳关十四命。十三悬枢脊中央。十一椎下寻脊中，十椎中枢穴下藏，九椎之下筋缩取。七椎之下乃至阳。六灵五神三身柱。陶道一椎之下乡。一椎之上大椎穴。上至发际哑门行。风府一寸宛中取。脑户二五枕之方。再上四寸强间位。五寸五分后顶强。七寸百会顶中取。耳尖直上发中央。前顶前行八寸半。前行一尺囟会量。一尺一寸上星会。入发五分神庭当。鼻端准头素髎穴。水沟鼻下人中藏。兑端唇尖端上取。龈交齿上龈缝里。

第十四节　任脉

（中线凡二十四穴图35、图36）

一、会阴（一名屏翳、下极、金门）

部位　在会阴部之正中。

局部解剖　有会阴肌、会阴神经、会阴动脉、痔外动脉。

主治症　阴部多汗（阴汗）、淋病（小便难、窍中热）、痔（久痔）、便秘尿闭（二便不通）、阴道炎（阴门肿痛）、月经不顺（女子经水不通）、男子阴中痛、阴头寒、一切生殖器病、谷道病等。又溺死及气闭针之能开窍。

取穴法　跪取，男子于阴囊后端与肛门之间取之，女子大阴唇后连合部与肛门之间取之。

针灸法　针五至八分，灸三至七壮，遗精，针之极效。

二、曲骨（一名屈骨、回骨、尿胞）

部位　在耻骨缝际中央之直上，左右腹直肌停止

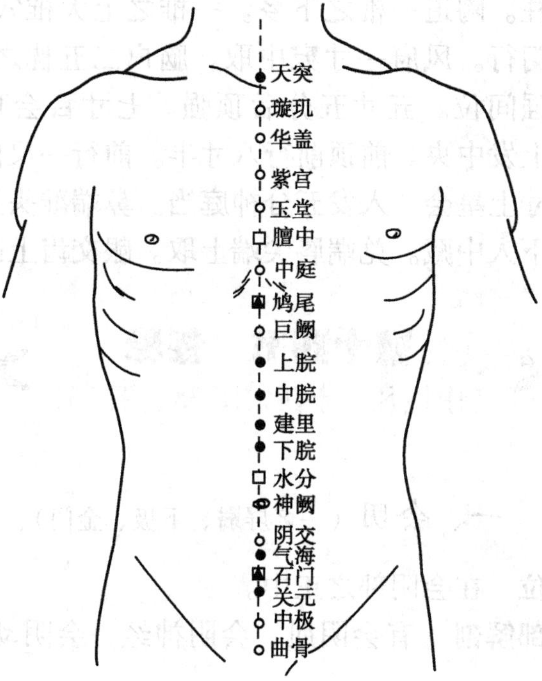

图 35　任脉经穴图（一）

部之中间。

局部解剖　有腹直肌、肠骨下腹神经、肠骨腹股沟神经、腹壁下动脉。

主治症　失精（失精虚冷）、淋病（小便淋涩）、膀胱麻痹（小腹满而气癃）、膀胱炎（小腹膜坚小便闭）、子宫内膜炎（妇人赤白带下）、产后子宫肌收缩不全（转胞不得溺）。

取穴法　仰卧，从脐之中心按下至横骨边而止，其处即穴位（自脐至此，作五寸计算，腹下诸穴分寸，依此推算）。

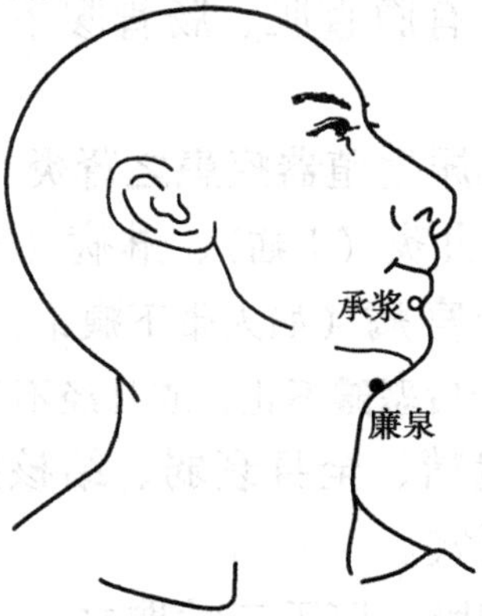

图 36　任脉经穴图（二）

针灸法　针五分至寸余，灸七壮至十五壮。

三、中极（一名气原、玉泉）

部位　在耻骨弓之上方，当膀胱部白线中。

局部解剖　同上。

主治症　肾炎（水肿）、腹膜炎（绕脐痛冲胸）、失精（失精无子）、淋病（白浊）、睾丸炎（阴卵偏大）、膀胱括约肌麻痹（小便不利、遗溺）、子宫痉挛（妇人脐下积聚疼痛）、子宫内膜炎（产后恶露不止）、输卵管炎（女子腹热病、绝子内不足、赤白带下）、子宫不正（子门不端）。

取穴法　仰卧，于脐下四寸取之。

针灸法　针八分至寸余，灸七壮至数十壮。

四、关元（一名次门、下纪、大中极、丹田）

部位　约在腹下部之中央。

局部解剖　有腹直肌、肠骨腹下神经、腹壁下动脉。

主治症　泌尿生殖器疾患之肾炎（溺血、小便赤涩、气癃、溺黄）、睾丸炎（七疝）、淋病（五淋）、前列腺炎（气淋）、慢性子宫病（妇人带下瘕聚、经水不通、不妊、或妊娠下血、或产后恶露不止、或月经不调、阴冷、阴痒）、尿闭、溺数、遗精、全身衰弱、结核病。此穴所治甚多，为强壮之要穴。

取穴法　仰卧，脐下三寸取之。

针灸法　针八分至寸余，灸七壮至百数十壮。

五、石门（一名利机、精露、丹田、命门）

部位　在脐下二寸之处。

局部解剖　有腹直肌、肠骨腹下神经、肋间神经前穿行支、腹壁下动脉。

主治症　专治泌尿生殖器之疾患、与关元穴相同、及慢性肠炎（泄痢不禁）、消化不良（不欲食、谷入不化）、水肿（水肿腹大、水胀、水气行皮中）、吐血（咳嗽发热、四肢常冷、咯血吐血）、阑尾炎（小腹疼及脚中拘急）、肠内膜炎（小腹拘急痛）。

取穴法　从脐下二寸取之。

针灸法　针八分至寸余，灸七壮至十五壮。此穴妇女禁针灸，因能使卵巢受伤而不成孕。

六、气海（一名脖胦、下肓、丹田）

部位　在脐下一寸五分之处。

局部解剖 同上穴。

主治症 肠疝痛（小腹疝气游行腹中切痛）、肠出血（便血）、慢性腹膜炎（绕脐腹痛）、神经衰弱（脏虚气惫、一切真气不足）、癔病（惊恐不卧）、小儿发育不全、遗溺（小儿遗尿）、慢性阑尾炎（小肠膀胱瘕癖）、月经异常（月事不调）、子宫出血（血崩、漏血、赤白带下、产后恶露不止等），凡泌尿生殖器肠疾患皆可取用。

取穴法 仰卧，从脐下一寸五分取之。

针灸法 针八分至寸余，灸五至十五壮。

七、阴交（一名少关、横户、丹田）

部位 在脐下约一寸之处。

局部解剖 同石门穴。

主治症 女子尿道炎（小便痛）、子宫内膜炎（崩中带下）、月经不顺（月事不调）、产后贫血、不孕等之妇女生殖器病、男子肠疝痛（奔豚从少腹冲心而痛）、阴汗湿痹等。

取穴法 仰卧，从脐下一寸取之。

针灸法 针八分至寸余，灸七至十五壮。

八、神阙（一名气舍、脐中）

部位 在脐窝之中央。

局部解剖 有腹直肌、肋间神经前穿行支、腹壁下动脉。

主治症 脑溢血（中风不省人事）、慢性肠炎下痢（腹中虚冷、泄泻不止）、腹部鼓胀（腹大）、水肿（水肿鼓胀)、肠雷鸣(肠鸣)、女子脱肛(脱肛)、小儿乳痢、风痫等。

取穴法 仰卧，脐之正中取之。

针灸法 此穴不针，灸七壮至二三百壮，灸时用盐填脐心，上置艾丸灸之，霍乱病多灸有效。

九、水分(一名分水、中守)

部位 在脐上一寸之处。

局部解剖 有腹直肌、肋间神经前穿行支、腹壁上动脉。

主治症 水肿(水病腹坚)、腹部鼓胀(黄肿如鼓)、胃弱、慢性胃炎(胃反食则吐)、肠雷鸣疝痛(绕脐痛、肠鸣)、小儿囟门陷(小儿囟陷)、洞泄、寒中、脱肛等。

取穴法 仰卧，脐上一寸取之(自胸骨尖端下岐骨间，直至脐心作八寸计算之，腹上诸穴分寸依此推算)。

针灸法 针五分至一寸，肿胀病禁针，灸七壮至百余壮。

十、下脘(一名下管)

部位 在脐上约二寸，属十二指肠部。

局部解剖 同上穴。

主治症 胃扩张(腹胀满)、胃痉挛(脐上厥气坚痛)、消化不良(瘦弱少食)、慢性胃炎(胃寒谷不化)、肠炎(肠鸣泄泻)。

取穴法 仰卧，于脐上二寸取之。

针灸法　针八分至寸余，灸五壮至十五壮。

十一、建　里

部位　在脐上三寸之处。

局部解剖　同水分穴。

主治症　水肿（腹胀身肿）、腹膜炎（卒腹痛）、呕吐（呕逆不食）、消化不良（腹胀逆气）、腹膜痉挛（支满引膈）。

取穴法　仰卧，从脐上三寸取之。

针灸法　同上穴。

十二、中脘（一名太仓、胃脘、上纪、中管、胃募）

部位　在腹上部之中央。

局部解剖　同水分穴。

主治症　急性胃炎（伤饱食不化、疼痛、吐泻）、胃扩张（心下胀满）、胃痉挛（寒癖结气）、食欲不振（饮食不进不化）、消化不良（食不化、飧泄）、胃出血（呕逆吐血）、吐泻、霍乱、子宫病（妇人无故风搐发昏）、一切胃痛皆取之。

取穴法　仰卧，自胸歧骨至脐心之中央处取之。

针灸法　针一寸至二寸，灸七壮至十五壮。

十三、上脘（一名上纪、上管、胃管）

部位　在腹上部中央之上方一寸处。

局部解剖　同水分穴。

主治症　急性慢性之胃炎（心中烦热、痛不可忍、呕吐)、胃扩张（五脏膜满胀)、胃痉挛（心下坚积聚冷胀、奔豚伏梁)、食欲不振、消化不良（脾胃虚、腹满、饮食不化)、胃出血（心下有隔、呕血目眩)、肠疝痛、寄生虫（蛔虫心痛)、小儿惊风等。

取穴法　仰卧，从中脘上行一寸取之。

针灸法　针八分至寸余，灸五至十五壮，多可百壮。

十四、巨阙（一名心募）

部位　在腹上部之上方。

局部解剖　同水分穴。

主治症　横膈膜痉挛（胸中逆气噎塞不通)、胃痉挛（心腹积气)、腹直肌痉挛（腹满暴痛)、吐泻（吐痢)、呕吐（呕吐胸满)、胃溃疡（呕血)、心外膜炎（心痛)、心悸亢进（惊悸少气)、精神病（恍惚发狂)、胸膜炎（胸中引胁痛、胸中有水气)、支气管炎（痰饮咳嗽)。

取穴法　正坐或仰卧，从中脘上二寸取之。

针灸法　针五分至八分，灸五至十五壮。

十五、鸠尾（一名尾翳、髑骬）

部位　在白线之上端，胸骨剑尖之直下。

局部解剖　同水分穴。

主治症　心脏炎（心痛暴绞急绝欲死)、支气管炎（胸满咳逆)、喘息（少气劳多短气)、扁桃腺炎（喉痹)、急性胃炎、癫痫、狂病等。

取穴法　正坐或仰卧，从歧骨下一寸处取之，当中脘之上三寸处。

针灸法 针五至八分，先使两手举之，然后进针，灸三五壮。

十六、中　庭

部位 在胸骨之下部。

局部解剖 有胸大肌、肋间神经前穿行支、乳内动脉。

主治症 肺充血（胸胁支满）、喘息、扁桃腺炎、食道狭窄（吐逆、食入还出）、呕吐（同）、小儿吐乳（同）。

取穴法 正坐，从两乳中间膻中穴之下方一寸六分取之，或循左右第五肋间隙，按至胸骨中央取之（自天突至膻中以六寸八分计算，如以肋间取穴，较为准确）。

针灸法 针三四分，针尖沿皮向下方，灸三五壮。

十七、膻中（一名元儿、元见、上气海、胸堂）

部位 在胸骨体之中央。

局部解剖 同上穴。

主治症 胸部郁血（上气厥逆）、胸膜炎（胸膈痛蓄饮）、支气管炎（咳逆上气）、肋间神经痛（胸痹背痛）、咳嗽（肺痈咳嗽）、心脏病（心痛）、心悸亢进（心下悸）、乳腺炎、乳汁少等。

取穴法 胸骨中央当两乳头中间取之，妇女按取第四肋骨间隙之中间取之。

针灸法 针三五分，针尖沿皮向下方，灸三至七壮。

十八、玉堂（一名玉英）

部位 在胸骨体部，左右第三肋骨之中间。

局部解剖 同中庭穴。

主治症 胸膜炎（胸膺满痛）、支气管炎（咳逆）、喘息（喘息不得息）、呕吐（呕吐寒痰）、小儿吐乳等。

取穴法 膻中穴上一寸六分取之，或按取左右第三肋骨内端之中间取之。

针灸法 针二三分，针尖沿皮向下，灸三五壮。

十九、紫宫

部位 在胸骨体部左右第二肋骨之中间。

局部解剖 同中庭穴。

主治症 胸膜炎（胸肋支满膺痛）、食道狭窄（咽壅水浆不食）、肺充血（逆气烦心）、肺结核（咳、吐血）、支气管炎等。

取穴法 膻中穴之上三寸二分，或按取第二肋骨内端中间取之。

针灸法 同上穴。

二十、华盖

部位 在胸骨柄与胸骨体之接合部。

局部解剖 同中庭穴。

主治症 喘息（喘急上气）、支气管炎（咳逆）、胸膜炎（胸胁满痛）、扁桃腺炎及咽喉炎（喉痹）。

取穴法 仰卧，从膻中穴上四寸八分取之，或自天突穴下二寸取之。

针灸法 同上穴。

二十一、璇 玑

部位 在胸骨柄之前面，胸骨柄端陷凹中。

局部解剖 同中庭穴。

主治症 胸膜炎（胸胁满痛）、肋间神经痛及麻痹（胸胁痛、尪羸喘促）、喘息（咳逆上气、喘不能言）、扁桃腺炎（喉痹咽肿）。

取穴法 仰卧或仰头，于天突穴之下一寸处，胸骨上陷中取之。

针灸法 针二三分，灸三五壮。

二十二、天突（一名天瞿、玉户）

部位 在胸骨之上端，胸锁乳突肌之起始间。

局部解剖 有胸锁乳突肌、颈阔肌、颈下皮神经、舌下神经、甲状腺下动脉。

主治症 颜面充血（头痛、面皮赤热）、喘息（上气哮喘）、声门肌痉挛（暴瘖不能言）、扁桃腺炎及咽喉炎（喉痹、咽肿、咽干）、甲状腺肥大（瘿气）、支气管炎、咳嗽、百日咳。

取穴法 仰头，于胸骨端半月状截痕之上缘约三分陷凹中取之。

针灸法 针五分至一寸，仰头，针尖向喉管而进约二三分，于是将针柄竖起，针尖斜向下方而深入至一寸或寸余，灸三至七壮。

二十三、廉泉（一名本池、舌本）

部位 在前颈部之正中线，喉头结节上方陷中。

局部解剖 有颈阔肌、颈上皮神经、颈下皮神经、甲状腺上动脉。

主治症 支气管炎（咳逆）、喘息（上气喘息）、咽喉炎及呕吐、舌下肿、流涎、舌根急缩。

取穴法 按取结喉上方颈横纹中央之微上二分处，仰头取之。

针灸法 针五分至八分，依取穴法，针尖斜向上方而进，灸二三壮。

二十四、承浆（一名天池、悬浆、鬼市）

部位 在下唇之下方，颐唇沟之中央。

局部解剖 有方形颐肌、三叉神经之颐神经、颚下皮神经、唇下动脉。

主治症 中风（偏风半身不遂）、颜面神经麻痹（口眼㖞斜）、颜面浮肿（面肿）、糖尿病（消渴饮水不休）、齿神经痛（牙疼）、男子疝气、女子瘕聚、头项强痛、小便赤黄等。

取穴法 于颐唇沟之中央陷中取之。

针灸法 针二三分，灸三五壮。

〔附〕任脉穴分寸歌

任脉会阴两阴间。曲骨毛际陷中安。中极脐下四寸取。关元脐下三寸连。脐下二寸石门是。脐下寸半气海全。脐下一寸阴交穴。脐之中央即神阙。脐上一寸为水分。脐上二寸下脘刊。脐上三寸名建里。脐上四寸中脘计。脐上五寸上脘在。巨阙脐上六寸步。鸠尾蔽骨下五分。中庭膻下寸六取。膻中却在两乳间。膻上寸六玉堂主。膻上紫宫三寸二。膻上四八华盖举。膻上璇玑六寸四。玑上一寸天突取。天突结喉下四寸。廉泉颔下结上已。承浆颐前下唇中。龈交齿下龈缝里。

附录 经外奇穴

本编录自各新旧针灸书中，备作临床采用。

	位　置	针　灸	主　治
1. 太阳(又名当阳)	眉棱骨后一寸之处凹陷中	针五分	偏头痛、一切目疾
2. 耳尖	以耳翼卷折，取耳尖上	灸五壮	沙眼、眼有翳膜
3. 当阳	瞳子直上、入发际一寸之处	针二分，灸三壮	眩晕、鼻塞
4. 前神聪	自神庭穴直上四寸之处	灸三壮	小儿癫痫
5. 后神聪	百会穴前一寸	灸三壮	小儿癫痫
6. 四神聪	百会之前后左右各一寸，计四穴	各针三分	头痛、眩晕、狂乱、癫痫
7. 发际	神庭下五分发边际	灸三壮	头痛、眩晕久不愈
8. 印堂	两眉之正中	灸三壮	小儿痉挛、小儿脑膜炎、眩晕、头汗
9. 鱼腰	眉之中间	针沿皮向两旁刺	眼生翳膜
10. 机关	耳下八分，微前取之	灸五壮至七壮	中风、口噤不开

续表

	位置	针灸	主治
11. 鼻交(又名鼻交頞中)	以指从眉心沿鼻茎按下,至鼻骨最高处微上陷凹中	灸一壮	角弓反张、眩晕、脑溢血、脑震荡、人事不省、肝病
12. 内迎香	在鼻孔中上端	以长三棱针刺出血	两目暴赤肿痛
13. 侠承浆	承浆两边各一寸	针二分	齿龈溃烂
14. 唇里	下唇之里,外直承浆穴,与齿龈接近之唇沟中	针三分	肝病、齿龈肿、口噤
15. 燕口	口吻两角,赤白肉际,接近地仓穴	灸一壮至七壮	小儿痉挛、便秘、尿闭
16. 颊里	口角入颊肌内侧一寸处	针二分,出血	口疳齿龈溃烂、黄疸
17. 悬命	在上唇里之中央弦上	灸十四壮	神识错乱、妄言妄语、其弦上有青色息肉如黍米大、以针决去之
18. 金津、玉液	舌下面正中之舌系两侧之静脉上,左曰金津,右名玉液	针二分,出血	口疮、扁桃腺炎、舌炎、消渴
19. 海泉	舌下中央系带上,金津、玉液之中间微后些	针二分,出血	消渴、呃逆
20. 聚泉	舌上面中央	针三分,出血	消渴、舌肌麻痹

续表

	位置	针灸	主治
21. 气堂	天突穴之外侧，当锁骨与胸骨之关节部	灸七壮至九壮	沙眼
22. 龙颔	在鸠尾上一寸半	灸十五壮	胃痛、胃寒
23. 乳上	量口吻之阔度，以之从乳头正中量上，尽处是穴	灸五壮	一切乳病
24. 传尸	乳头外开三寸处	灸五壮	心内膜炎、肋间神经痛、腰背痉挛
25. 胁堂	腋窝下二寸陷中，当渊腋穴斜上一寸之处	灸三壮	心内膜炎、肝病、胸膜炎
26. 旁庭	在胁堂下二骨间陷中	灸三壮	心内膜炎、胸膜炎
27. 疰市	乳边斜下三寸当肋间	针五分，灸五十壮	胸膜炎、急性腹膜炎
28. 九曲中府	在疰市下三寸	针五分，灸三十壮	胸膜炎、急性腹膜炎
29. 肋罅（又名乳后三寸）	以纸绳量两乳间之长度，切去一半，一端当乳头，一端向乳后，绳端尽处，肋骨罅间即是	灸五壮至十五壮	肋间神经痛、胸膜炎、腹膜炎
30. 后腋下	腋窝之后侧横纹头	灸十五壮，针七分	颈项瘰疬、扁桃腺炎、手臂挛急不举

续表

	位置	针灸	主治
31. 通关	中脘旁五分	灸七壮	食欲不振、消化不良、吐食
32. 身交	脐下三寸处	灸十五壮	便秘、尿闭、遗尿、白带
33. 横骨	妇人耻骨软骨接合部之中央	灸七壮	妇人遗尿
34. 直骨（一说即乳根）	乳下一寸处，妇人以乳头攀下所着处	灸七壮	久咳、支气管炎
35. 食仓	中脘旁三寸	灸十五壮	妇人腹中血块
36. 魂舍	脐旁各一寸	灸五壮	肠炎、消化不良
37. 肠遗	中极穴旁开二寸半	灸十五壮至三十壮	便秘
38. 长谷（又名循际）	脐旁开二寸五分	灸七至十五壮	消化不良、下痢、不嗜食
39. 气门	关元穴旁开三寸	灸五十壮	子宫出血、睾丸炎
40. 胞门、子户	关元左边二寸为胞门，右边二寸为子户	针一寸，灸十五壮至五十壮	不孕、腹中积聚
41. 子宫	中极旁开三寸	针二寸，灸十五壮	妇人不孕
42. 泉阴	耻骨软骨接合部，旁开三寸	灸三壮	睾丸炎
43. 急脉	阴茎微上旁开二寸五分阴毛中	灸五壮	睾丸炎、下腹痉挛
44. 兰门	阴茎根之两旁三寸处	针六分，灸十五壮	阴茎强直不衰

续表

	位置	针灸	主治
45. 下曲骨	耻骨软骨之下边际	针五分,灸五壮	月经不调、月经闭止
46. 囊底	阴囊下十字纹中	灸七壮	肾囊湿痒、睾丸炎
47. 肓募	以乳头斜至脐中之长度折半,一端当乳头,一端下垂尽处即是	灸七壮至十五壮	病后极度衰弱、萎黄病
48. 新识	第三、第四颈椎之间,旁开一寸五分	针三分	项强、背弓反张、咽喉痛、颈神经痛
49. 椎顶(又名太祖)	第六颈椎与第七颈椎之间	针三分,灸七壮	疟疾
50. 喘息	第七颈椎旁开一寸	针三分,灸三五壮	呼吸困难、荨麻疹
51. 百劳	自大椎穴上行二寸,旁开一寸取之	灸七壮	瘰疬、结核
52. 巨阙俞	在第四胸椎之下	灸二十壮,禁针	支气管炎,喘息
53. 气喘	第七胸椎旁开二寸	灸七壮	哮喘
54. 巨觉(又名臣觉)	肩胛骨上角边下际,手相抱取之	灸随年壮	癔病
55. 接骨	在第十二胸椎之下陷中	灸五至七壮,禁针	脊背神经痛、胃痉挛、消化不良、小儿癫痫

续表

	位　置	针　灸	主　治
56. 脊背之五穴	先自第二胸椎骨上点上一墨，骶骨之尖端亦点上一墨，从两墨点之中央亦作一墨点，再以第二胸椎墨点与中间墨点之距离长度折半，复以折半之长度，折成△角，上角置于背脊之中央点上，其下两角各作一墨点，全背面计五墨点，即是五穴位	每墨点各灸三十壮，小儿减半	成人癫痫、小儿痉挛
57. 督俞	第六胸椎之下，去脊柱一寸五分	灸十五壮，禁针	心内膜炎、胃痉挛、腹鸣、逆上、寒热往来
58. 胰俞	第八、第九胸椎之间，外开一寸五分	针七分，灸七壮	糖尿病

续表

	位置	针灸	主治
59. 四华患门	大椎之上，作一假点，以纸绳环颈项上，两端由胸前下垂至胸骨尖尽处，绳之中央与大椎上假点平，于是将绳之两端切平，转向背后，其端当背脊尽处作一假点，再以纸绳作∧字形，中间置鼻中膈之下，两端齐口角，比准切平，即以此纸绳之中央直置脊背之假点上，在纸绳之上下端各一点，复横置假点上，在其左右之两端各一点，共计四点，即是四华穴 又：以纸绳于膝腘正中央比平，沿下腿后面之中央向足蹠引伸，至蹋趾尖端切断，即以此绳自鼻之尖端比上，向颈之正中引至后颈，垂向背脊，其尽处作一假点，再以此绳作∧字由鼻中膈下齐口角切断，以此绳中央按背脊假点上，向两侧引伸，绳之两端，即是患门穴	灸七至三十壮	肺结核、肺气肿、喘息、支气管炎、虚弱、羸瘦

续表

	位置	针灸	主治
60. 经门之六穴	以纸绳环颈项,向胸前下垂至鸠尾骨尖端切断,乃以纸绳转向背脊,纸绳之中央,前当结喉,绳之两端在背脊相平处作一假点,另以纸绳量口角阔度,即以此绳折取中心,置于背之假点上,上下展直,尽处各一点,成为三假点,再以此绳从上中下三假点上各平比之,两端为穴,共计六穴,即为经门之六穴	灸十五壮	肺结核、支气管炎、喘息、虚弱
61. 灸哮	以纸绳环颈项向前下垂至鸠尾骨尖端,切断,转向后背,绳之中央平结喉,绳之两端并脊上,尽处即是	灸七壮	支气管炎、喘息
62. 灸劳	令人直立,以纸绳自中趾尖端,通过足心直上膝腘中央委中穴处切断,即以此绳从鼻尖上量过头之正中至脊中,绳尽处即是穴位	灸七壮	盗汗、精神病、关节痛、咳嗽、咯血
63. 华佗侠脊	自第一胸椎之下至第五腰椎之下为止,每椎从脊中旁开五分,计左右共三十四点	灸七壮至十五壮	神经衰弱、肺结核、支气管炎

续表

	位置	针灸	主治
64. 阶段之灸	从第七胸椎下至第十一胸椎下止，各椎去脊柱各二寸，计左右十点	各灸十五壮	脑神经衰弱、肺结核、支气管炎
65. 浊浴	第十胸椎之下，去脊柱各二寸半	灸二十壮	肝脏病、癔病、食欲减退
66. 中枢	第十胸椎之下陷中	灸五壮，禁针	肋间神经痛、脊髓炎
67. 肠风	第二腰椎之下，去脊柱各一寸	灸二十壮	诸脏慢性病、其他慢性痔疾
68. 骑竹马	以纸绳从尺泽穴起，比至中指尖为止，另以纸绳比中指寸之长度，乃令患者跨大竹杆上，复令二人扛抬之，患者足尖约离地半寸许背挺直，即以比尺泽至中指尖之绳，自其骶骨尖端起，随脊骨直上，绳尽处作假点，再以比中指之绳之中央置假点上，两端向左右开，尽处点之，此二点即为骑竹马穴，此穴取法困难，取第十胸椎之两侧各五分即是	灸三十壮	痈疔等之恶疡

续表

	位置	针灸	主治
69. 六之灸	膈俞二穴，肝俞二穴，脾俞二穴，共六穴，名六之灸	各灸七壮至十五壮	胃扩张、胃痉挛、胃癌、肠炎、食欲减退、消化不良、横膈膜痉挛、喘息、胸膜炎
70. 斜差	肝俞左一穴，脾俞右一穴，二穴成斜形，故曰斜差之灸	灸七壮至十五壮	胃弱、胃痉挛、胃扩张、其他小儿之胃肠病
71. 积聚痞块	第二腰椎之下，命门穴旁开四寸	病在左灸左七壮，病在右灸右七壮	胃痉挛、胃扩张、肠疝痛、肠鸣、胸膜炎
72. 竹杖	令人直立，以竹杖立地上比脐心，截痕再比背脊，当痕处即是	灸七壮至十五壮	食欲不振、慢性肠炎、脱肛、痔、腰痛
73. 下极之俞	第三腰椎之下，当命门阳关之中间	灸二十壮，小儿半数	膀胱炎、肠炎、腰神经痛
74. 回气	骶骨尖端	灸五壮	大便血、大便不禁
75. 夹脊（又名肘椎）	伏卧，两手并身体，以纸绳在其两肘尖横引，当绳下之脊柱处作假点，复从假点各外开一寸半即是穴位	灸五十壮	限局性痉挛、转筋、腓肠肌痉挛
76. 精宫（即志室）	第二腰椎下，旁开三寸取之	针七分，灸七壮	遗精
77. 气海俞	第三腰椎之下，去脊柱一寸五分陷中	针七分，灸七壮	腰神经痛、痔

续表

	位置	针灸	主治
78. 关元俞	第五腰椎下，去脊柱一寸五分陷中	针七分，灸七壮	感冒后之虚弱症、腰神经痛、尿闭、妇人病
79. 子宫出血	从骶骨尖端之上五寸作为本点，从本点之两侧各一寸五分点之，再从本点上一寸点之，又再各开一寸五分点之，共计六点	灸七壮至十五壮	子宫出血
80. 下腰	第二骶骨假棘与第三骶骨假棘之中间	灸十五至百壮	慢性肠炎、泄痢久不愈
81. 灸血病	第三骶骨之上脊骨高处	灸七壮	吐血、衄血
82. 腰眼（又名癸亥）	伸足伏卧，两掌重叠按额，于第四及第五腰椎之左右凹陷中	灸七壮至十五壮，针二分	肺结核、气管炎、羸瘦、虚弱、腰神经痛、睾丸炎
83. 痞根	第十一胸椎之下两侧，相去三寸半陷中	灸七壮至十五壮，针三分至五分	不食、胃痉挛、胃扩张、肠炎、肠疝痛、腰神经痛、咳逆
84. 环中	环跳与腰俞之中间	针一寸五分，灸十五壮	坐骨神经痛

续表

	位置	针灸	主治
85. 新建	大转子与肠骨线上之中央	针一寸五分，灸十五壮	股神经痛
86. 痰喘	以纸绳从腋窝横纹头之极泉穴起至乳中穴止，分为二折切断，再以其一端置极泉穴向膻中穴斜引，绳端尽处之肋间是穴。左右共二穴	灸五壮	肺气肿、喘息
87. 腋下（又名腋门）	腋窝聚毛之下陷中，当腋下胁堂穴之微上	灸三壮	呃逆、食道狭窄、狐臭
88. 腋气	剃去腋毛，以好铅粉调水涂腋窝六七日，腋窝处发现黑点是穴	灸三至四壮	腋臭
89. 肘尖	肘外大骨，鹰嘴突起之尖上，屈肘取之	灸七壮至十五壮	瘰疬、痈疔等之恶疡
90. 泽前	尺泽之前一寸，与中指对直	针五分	甲状腺肥大症
91. 手逆注	左手腕后六寸	灸三十壮	癔病
92. 中泉	阳池穴与阳溪穴之中间陷中	灸七壮，针三分至五分	角膜白翳、胃痉挛、肠疝痛、中风、脑溢血
93. 手足髓孔	手髓孔即腕骨孔，足髓孔即昆仑穴	灸五十至百壮	手足肌肉萎缩

续表

	位　置	针　灸	主　治
94. 虎口	拇指与食指之间，合谷穴之前，中央白肉际	灸五壮	头痛、眩晕
95. 大骨孔	拇指背侧中节关节中央	灸三至五壮	一切目疾及吐泻
96. 小骨空	小指背侧第一、二节之关节中央	灸三至五壮	一切目疾
97. 鬼当	拇指外侧第二关节横纹之头	针二分，灸五壮	小儿胃肠病、结膜炎、角膜白翳
98. 大指头	拇指之尖端	灸五壮	肾炎、水肿
99. 十宣	两手十指之尖端	刺出血	一切急性病症之失神、吐泻于癫痫发作时灸之
100. 鬼哭（又名鬼眼四穴）	两手足大拇指（趾）相并，于爪甲根角上取之	灸三壮	
101. 五虎	食指及无名指本节之骨尖上，各一穴，握拳取之	灸三壮	手指痉挛
102. 八邪	在手五指歧缝间	针五分	手臂红肿
103. 拳尖	中指本节前之骨尖上，握拳取之	灸三壮	眼球充血、翳膜疼痛
104. 指根	指第一节近掌处	针刺	手生痈疔
105. 中魁	中指二节骨尖上，屈指取之	灸三壮	食道狭窄、食欲减退、胃扩张、白癜风
106. 高骨	在掌后寸部前之桡骨踝上	灸七壮	手痛

续表

	位 置	针 灸	主 治
107. 二白	掌后大陵穴直上四寸，郄门穴两侧各二分	针一寸	痔疾脱肛
108. 中指之节	中指三节之前，爪甲后之陷中	灸三壮	齿神经痛
109. 四缝	两手除拇指外之四指，掌面之第一指节与第二指节横纹缝之两头（每指二穴）	刺出黄白色之透明液体	小儿疳疾
110. 髋骨	膝盖之上梁丘穴外开一寸陷中	针三分，灸五壮	膝关节炎
111. 风市	膝上七寸，大腿部外侧两筋之间，直立，两手下垂，中指尖着处即是	针五分，灸七至二十壮	半身不遂、膝部神经痛及麻痹、脚气
112. 交仪	在内踝上五寸	灸三十壮	月经不调、赤白带
113. 承命	太溪上三寸	灸七壮至三十壮	癫痫
114. 膝上二穴	膝盖骨上部之两外侧凹陷中，伸足取之	针五分，灸七壮	膝关节炎、膝部疼痛
115. 鹤顶	膝盖骨正中，再上一寸取之	灸七壮	膝关节炎、膝无力
116. 膝眼	膝盖之下，两旁陷中	针五分，灸七壮	膝关节炎、膝盖冷感症、中风
117. 关仪	膝盖外侧上一寸宛宛中	灸五十至百壮	女子生殖器病、阴中痛、小腹绞痛
118. 治转筋	内踝骨上中央陷中	灸七壮。疮有一年灸六壮，疮有三年灸九壮	治恶疮溃烂、息肉出、转筋、腓肠肌痉挛、关节痛风

续表

	位置	针灸	主治
119. 足太阴、太阳	足内踝之后与足外踝后各一寸取之	针三分，灸三壮	难产、胞衣不下
120. 女膝	足后跟骨上赤白肉际	灸七壮至十五壮	齿槽炎、齿槽脓疡
121. 八冲（又名八风）	足五趾歧骨间，两足计八穴	灸五壮	脚气
122. 气端	足趾尖端，两足计十穴	灸三壮	脚气、趾麻痹
123. 踇趾表横纹	踇趾背第二节横纹之中央	灸七壮	淋病、睾丸炎、肠疝痛、腰神经痛
124. 踇趾里横纹	踇趾之里第二节横纹之中央	灸三壮	睾丸炎、病左灸左、病右灸右
125. 内外踝尖	内踝骨与外踝骨尖	灸七壮	齿痛、扁桃腺炎
126. 踇趾聚毛	踇趾本节尖与二节之中间聚毛之中	灸三壮	心脏麻痹、脑溢血、脑贫血、眩晕
127. 踇趾横理三毛	踇趾背本节，横如新月之纹理中	灸七壮	衄血
128. 足小趾尖	足小趾尖端	灸三壮	催产
129. 阴阳	押屈踇趾本节，其本节骨高突显有白晕之处	灸三壮	子宫内膜炎、赤白带下
130. 泉生足	跟骨之后横纹之中	灸三壮	难产
131. 里内庭	足掌面，大趾与次趾之缝中	针三五分，灸三五壮	小儿搐搦、五趾痛
132. 独阴	第二趾之里，第二节横纹之中央	灸三壮	河豚鱼中毒

第四编

治　疗　篇

中国针灸学

总论

第一章 针灸与疾病

生理的生活机能中，原具有抵抗外来之一般侵袭，与维持内部各组织之平衡运动的两种作用，掌握此权衡之作用者为脑，执行此一运动者为神经。无论何种性质之疾病，或机质的、或官能的、或内在的、或外来的，如能克服，则症状，易于消除；如不能克服，则疾病之扩展即不能抑制。虽然，一切疾病之克服，组织机能之调整，固皆在于大脑皮质，但人体组织之繁复，各种生活运动之变化，千端万绪。大脑皮质既统率各种运动之中枢，倘某一组织，受外来之侵袭，或内在之失调，而不能克服时，势必发生疾病，甚至死亡。故在发生疾病时，为辅助身体去战胜疾病，当有两种之措施——在内的不断补充营养，维持健康。在外的先为预防，增加抗力。至于已被伤害者，即作辅助消灭运动与维持体力运动，是谓疾病治疗。

疾病治疗之方式有二，一为化学的，一为理学的。

药物治疗，即为化学的治疗，针灸治疗则为理学的治疗，如免疫、杀菌、消炎、营养、镇静、强壮、收敛、强心、利尿、发汗、通利等，与药物治疗之作用并无差别。所不同者，药物有物质之供应，为直接补充之作用。针灸无物质之补充，仅属于间接之辅助，而为直接之激发。所以针灸与药物功效虽同，而施用之方式则异。

第一节　针灸与免疫

吾人对各种病原菌之侵袭，原有抵抗之机能，其质素名曰抗体。抗体之产生，多在血液中，如以某种病菌之疫苗，注入人体，发生刺激，即能于血液中产生多量抗体，在此类抗体未消失期中，遇有某病之病菌，即不能为害，称为对某病之免疫性。上工治未病，即为防病，今日之预防工作中，普通注射疫苗与种痘，即为提高体内之抗体，增加免疫力，可在某病之流行期中不受传染。

针灸亦属刺激作用，在刺激作用中，以刺点之关系，与方式之关系，能使产生多量血清而增加抗体，与促进白血球之噬菌作用，消灭病菌。千金方中，有宦游吴蜀，体上常须两三处灸之，勿令疮暂瘥，则瘴疠瘟疟毒不能着，即为免疫作用。近世医家从研究中亦已证明针灸有促使白血球之噬菌与产生血清作用，则针灸于免疫方面，自是有其价值。且针灸刺激之预防效果较为广泛，不若预防注射之某种疾病必须注射某种疫苗。但免疫作用之持久期如何，尚无确定之研究。

第二节 针灸与杀菌

外因病症中，除跌仆、机械、化学、温热等创伤之外，几皆为病原菌之感染。在人体生理机能中，原有自卫之能力，最显著者，如呕吐、下痢、咳嗽、排痰、体温升高等之抵抗与消灭机变；在不知不觉中，细菌为消化液所杀灭，白血球所吞噬。如能消灭病菌，则复正常。吾人为维护受害者之体力消耗，消灭细菌，此即为治疗。

针灸为治疗方式之一，与药物治疗之有直接杀菌性能者不同，针灸仅对各组织所受病毒之刺激反应，予以安抚，助以调遣。如减低各部分之神经痛，使抗力之集中，疏通病灶之血行，皆是针灸任务。药物治疗，可谓直接之辅助杀菌；针灸治疗，乃为间接杀菌。此外虽有增加血清与旺盛白血球等之杀菌能力，但数量有限，不能应付繁殖至速之病菌，不若杀菌药物之直接。故针灸虽有杀菌之间接能力，然急性传染病之治疗，则应以药物为主。

第三节 针灸与消炎

炎症之原因，为由各种理化学之刺激，与细菌毒素之刺激而来之充血现象，亦为生理的自然抵抗与保卫之机变。但是能引起生理的生活上之不安，如疼痛灼热，因而加强体力的消耗与食欲减退，反而影响抗力，削弱保卫效能，为维护生活健康，必须予以治疗补助，作消炎工作。在药物疗法上，消炎必配合杀菌或促进血管收缩与渗出物之吸收。

针灸之对于炎症，虽有对于部分之直接刺激，大都则为远隔治疗。或为诱导，或为反射，藉神经之感传与激发，调整其部之血行，使充血部分之血液有新陈之交替，则杀菌能力与炎性渗出物之吸收得以加强。同时因血行通畅之故，患部之压力减低，亦可以解除神经之疼痛或灼热感，因此促进食欲，恢复体力，使白血球之噬菌力随之加强，炎症自可迅速消灭。

第四节　针灸与营养

营养为维持健康重要之一环，因体力之来源，端赖营养，一切生活运动之消耗，亦赖营养补充。但营养之摄取，属大脑支配下之神经所主持，其过程至为繁复，非本文所及。

针灸之于营养，则为刺激主持消化官能之神经，加强生理的摄取机能，与助长消化机转，故针灸后并不供应富有营养之物质，虽照日常生活之进餐，而有显著之效果。

营养不良者，不一定是营养物质之缺少，可能因主持摄取营养机能之神经衰弱，纵有丰富之滋养料，而不被吸收。针灸即针对其主持消化与摄取之神经予以刺激，促进其消化机能，加强其摄取能力，如维生素乙缺乏之脚气病，维生素甲缺乏之视力减退与目球干涩，每经数次之针治，其病症皆消失，诸如此类病证，可见不一定缺乏某质而实为某质不被吸收之所致。故消化不良，营养障碍之病症，若非机质上之变化，针灸较药物治疗为有效。

第五节　针灸与镇静

运动性神经受某种病因之刺激而痉挛，知觉性神经受某种病因之刺激或压迫而疼痛，在一般的医疗上，一面作原因疗法，亦有同时作镇痉镇痛疗法，或单纯的作镇痉镇痛疗法，在名词上统称之曰镇静法。

针灸于镇静治疗之价值并不逊于用麻醉剂之镇静法，且较一般治疗价值为高。以其能针对病灶部之主神经，并沿其神经干线直接予以强烈之刺激而抑制之；同时以针运动之激动，得旺盛其部之血流，减轻其压迫，或消退其发炎；并配合反射法刺激副神经，抑制其兴奋，俾趋于正常；复与远隔之肢末用诱导法之刺激反射，分散中枢之兴奋，导去中枢之充血；于是患部组织得到宁静，则痛可止而痉亦因而缓解。

第六节　针灸与强壮

不论神经，不论细胞，内而脏腑，外至五官，或为全部，或为一部，生理机能发生衰弱现象，如四肢麻痹、肌肉萎缩、视力减退、嗅觉失常、心脏衰弱、消化不良、健忘，失精、体倦、神惫等，不论因病而起，或因衰老所致，除原因疗法之外，皆得用强壮疗法治之。

针灸之兴奋作用，即为强壮作用，但与药物有异。药物治疗以体内缺少某种物质而机能衰退者，即以某种物质制剂或含有某种物质之食品与之，如缺乏钙或磷者，以钙或磷之制剂与之，缺乏维生素某者，以某维生素之制剂与之，缺乏某种内分泌者，以某内分泌之制剂与之，有物质之实际补充，亦有刺激素之作用，此为药物之强壮疗法。针灸则仅具与刺激素相类之刺激作用，如细胞、血行、神经、内分泌腺之内分泌机能，藉针灸之轻微刺激，由大脑起调整作用，从病候上渐见好转，即是证明其趋于活泼而回复正常，衰弱症状因而消失。针科学灸科学中述针灸之功用有种种健体作用，可见机能衰弱之不用物质补助，仅以针灸刺激而有效者，自是有其理由。但此类治愈病例，有一定限度，或者年龄已至衰老时期，或因脏器硬变而来，或为癌肿而致，则针灸之取效至微，或竟无效。他如内脏部分衰弱，外体部分麻痹等症候，由于部分之神经发生障碍而致者，一经针灸之激发，皆能迅速就愈。

第七节　针灸与收敛

治疗上之所谓药物收敛作用，是指腺管口之括约失常，如常流眼泪水、唾液不收、自汗盗汗、漏精、脱肛、二便不禁等症状，以及痰液、胃液之分泌太多，瞳孔血管之部分扩大，心悸亢进，肠蠕动太速等。除原因疗法外，直接用有止涩收缩作用之药物，可予收敛或抑制之治疗。

针灸对于此类症状之治疗亦属适用，每视其病灶部位之所在，直接刺激其部分有关之神经，反射大脑，由大脑传令其组织而发生兴奋紧张作用，同时其部之血行发生旺盛而畅通，细胞活泼而有力，管口之括约能力因之加强而达到收缩之目的，如上星、迎香之于鼻流清涕，睛明、临泣之于流泪，会阴之于漏精，长强之于脱肛等。亦有用反射刺激，传达其刺激于大脑，发生调整或抑制之作用，如大小骨空之于流泪，三阴交之于漏精，阴郄之于自汗、盗汗，内关通里之于心悸，三里公孙之于胃肠泻痢等。皆足以证明针灸对于刺激点之选择与刺激之手术得宜，亦有发挥收敛或抑制之作用，并不逊于药物止涩之价值。

第八节　针灸与强心

在生活生理中，维持生命之持续，而一息不容稍停者，只有心脏之输血运动，当身体发生疾病之后，医疗工作者，首先注意心力之如何，若有衰弱现象，除原因治疗之外，每辅以强壮心力之药物，发现心力不支时，必予以大量维持心力之制剂。

在针灸刺激作用中，因痛之反射，几乎每一刺激点，皆有强心作用，尤以四肢末梢部分之刺激点更强。如忽然昏倒，神识不清，四肢厥冷，脉搏细微或停止，一般认为脑贫血与心脏衰弱之症状，每因刺激四末而即恢复，都认为针灸有强心作用。其实四末刺激，只可谓为有兴奋神经作用及间接强心作用，盖猝然失神之脑贫血，固为心脏机能之不强，亦由主持心运动与主持血管扩张神经等中枢之机能不强，因一时之某种刺激，致发生一时性之麻痹状态，今藉剧痛之反射，神经迅速恢复原状而已，若竟谓为强心，似未尽合理。

然针灸亦自有其强心作用。在大病或久病之后，体力衰弱，心机不健，脉搏缓小或细数，易有出汗、心悸、眩晕、气促等症状，以适当之刺激点，直接与心脏有关之主干神经以适当刺激，并同时与内分泌刺激素有同等效能之灸法配合，确能有强壮心脏机能之作用，其效用且有持续数周至数月之价值。此以针灸持续之应用如何，与其本体之素质如何，而定。

第九节　针灸与利尿、通便、发汗

肾脏机能，发生障碍，则尿量减少；肠之蠕动减少或有阻塞，则大便不通；皮肤汗腺紧缩，则不发汗；故肾、肠、汗腺等，为代谢产物之排泄组织，如因大脑皮质管理排泄中枢之机能失调，即发生障碍，排泄不畅，代谢产物蓄积，成为有毒物质，即能产生自家中毒症候，或助使体温增高。医疗界所以在药物中有利尿、通便、发汗等制剂，以为适当之治疗。

科学家根据人体生理之生活现象，知一切组织各有其生理机能，由其主干神经发挥作用。并知内脏神经为大脑皮质管理下之内分泌所营养维持，如排泄组织，发生障碍，即属其神经机能作用之发挥减低。古昔之针灸家，对于排泄障碍，按其所属，寻取有关之部位，予以适宜之针灸刺激，皆能得到其利尿、通便、发汗之作用。即是以其刺激，反射于大脑皮质，由大脑皮质起调整作用，传达其组织之神经，发挥其机能之结果。从临床经验之实地观察，针灸之所以能调整排泄障碍，是在刺激其有关之神经传达大脑时，似有间接调整其部之血行，与内分泌同等之刺激素产生之故，故其发生效用之后，往往较药物效用为持久（如胃病之水肿，肠病之习惯性便秘）。惟其效用，仍属于本身之固有能力，盖大脑本自有其兴奋机能，今藉针灸之激发作用恢复其本态而已，如其本身之精力，或因久病消耗殆尽，或因年老泉源将竭，则针灸之效用，不如药物之显著矣。

第二章 刺激点与疾病

疾病繁多，难于列举，类而别之，可分为神经系病、呼吸器病、循环系病、消化器病、泌尿生殖器病、内分泌病、运动器病、五官器病等，兹悉从其组织器官之主要作用而分之。

合而言之，组织器官之机能，无一非神经之作用，亦无一不受其中枢之大脑领导指挥，而为有规律之行动。假使某部器官受外来之袭击，或大脑皮质失却调整作用，为其自卫或维持生活需要之作用而失去平衡，即发生病候，因发生部位之不同，则病候亦不同。但千态万变，不外乎太过或不及。

所谓太过，即是其组织受中枢之指挥，发生紧张状态，亢进现象。如体温增高、分泌增加、充血发炎、疼痛痉挛诸症候。

所谓不及，即是神经呈衰弱现象。如体倦无力、食欲不振、心悸气促、麻痹不仁诸症候。

针灸治疗，即从病候上寻取其有关之神经，予以刺激，反射大脑，引起其调整作用。对紧张者为抑制之手术，对衰弱者为兴奋之手术，以达到产生疗效之结果。

以组织作用不同，症状不同，刺激点即随之不一，当于治疗各论中列举之。但综合刺激之目的，不外为强壮、镇静、调整三种作用，再分别择要言之。

第一节　强壮作用之刺激点

强壮作用之刺激，包括营养摄取、机能兴奋、免疫预防三种作用之增强。其刺激点则随疾病系统而不同，分别言之如次：

神经系之疾病，分中枢性与末梢性二类，两者之掌握，虽皆在大脑皮质，而关于强壮疗法刺激点，则有分别。

中枢性疾患之强壮刺激点，则在头皮有发之部。如上星、囟会、百会、通天、承光、后顶、风府、哑门、风池、天柱、完骨诸穴位。

神经末梢疾患之强壮刺激点，则就其病部范围之附近穴位，与沿其神经干线之穴位为刺激点。

呼吸系有鼻、喉、肺、气管诸疾患，关于须用强壮法者，鼻部病以上星、通天为主要刺激点。喉头病以风池、天柱、肩井为主要刺激点。肺与气管病，以身柱、肺俞、魄户、膏肓、督俞为主要刺激点。预防感冒，以风门、身柱，为主要刺激点。

循环系有心脏疾患、血液循环、淋巴循环诸疾患。关于须用强壮疗法者，心脏病候，以厥阴俞、心俞、督俞、食窦为主要刺激点。血液循环，以关元、气海为主要刺激点。淋巴循环，以膈俞、章门为主要刺激点。

消化系疾患之须强壮疗法者，如胃肠诸疾患，以肝俞、脾俞、胃俞、大肠俞、上髎、足三里、上巨虚为强壮之刺激点。

泌尿生殖器诸疾患之须强壮疗法者，以命门、肾俞、阳关、关元俞、小肠俞、膀胱俞、八髎、关元、气穴、水道为主要刺激点。

内分泌中，只有生殖腺之强壮一法，以百会、命门、阳关、关元为主要刺激点。

运动器诸疾患，须作强壮疗法者，以百会、陶道、大杼、阳关、上髎为主要刺激点。

五官器病，以耳目为主体，须用强壮疗法者，以肝俞、肾俞、命门、关元为主要刺激点。

一般之健体针灸，以关元、足三里为主要刺激点，能使血液旺盛，抗体增加，病菌易于消灭，即含有免疫预防之作用。

第二节　镇静作用之刺激点

镇静作用之刺激点，包括消炎、止逆、镇静、镇痉四种作用之发挥，抑制其组织之生理异常亢进，其刺激点则随症状而不一致。

消炎作用之刺激点，每多远隔病灶，如头面五官之炎症，以后溪、合谷、足临泣、至阴为主要刺激点。口腔咽喉之炎症，以少商、鱼际、内庭、照海为主要刺激点。心肺之炎症，以内关、大陵、列缺、太渊为主要刺激点。胸腔之炎症，以少府、内关、肠陵、丘墟为主要刺激点。胃肠炎症，以三里、公孙、内庭、行间为主要刺激点。肝胆炎症，以丘墟、太冲、外关、合谷为主要刺激点。泌尿器炎症，以列缺、照海、曲泉、阴陵为主要刺激点。他如委中、尺泽部之放血，指趾之刺出血等，皆为急性炎症，必须采用之刺激点。

止逆之意义，乃指呛咳、呕吐、疝痛等有痉挛性、上冲性之症状之治疗，天突、中脘、气海、太渊、内关、三里、公孙、大敦、三阴交，皆为止逆之主要刺激点。

痛与痉挛之病症至多，内脏、躯体皆有，针灸刺激疗法之大要，分急性、慢性之不同，选取刺激点，急性都与消炎作用之刺激点相同。慢性则于病灶部位取刺激点，略配合消炎作用之刺激点作诱导。但同一刺激点，如以消炎作用为目的，则手术为短时之强刺激，如为诱导之目的时，则刺激略轻而刺激时间要长。

第三节　调整作用之刺激点

调整作用之刺激者，在一般之生理作用发生异常而成为病候上，不论其性质为亢进，为衰弱，经针灸刺激而消除症状，均得谓之调整作用之刺激，但本条所指者，则为通便、利尿、发汗之三种刺激点。

通便以大肠俞、天枢、水道、支沟、承山为主要刺激点。

利尿以中极、阴陵、足三里、三阴交为主要刺激点。

发汗以大椎、合谷、外关、经渠为主要刺激点。

通便、利尿、发汗三者，必须属于病候，必须属于其主管神经之障碍，始起作用。在平常人体而欲为刺激之试验，则不生效果，所有一般之刺激效果，亦复如是。

第四节 其他疾病之刺激点

非结核性之淋巴腺肿之主要刺激点：为肝俞、天井。

非淋毒性之腹股沟淋巴腺肿之主要刺激点：为承山。

脾脏肿大之主要刺激点：为意舍、肓门。

肺结核之主要刺激点：为身柱、肺俞、督俞。

心脏病之主要刺激点：为心俞、神门、通里、内关。

肾脏病之主要刺激点：为三焦俞、肾俞。

膀胱病之主要刺激点：为次髎、膀胱俞、中极。

肛门病之主要刺激点：为长强、郄门、承山。

胃病之主要刺激点：为中脘、内关、足三里。

大肠病之主要刺激点：为大肠俞、天枢。

小肠病之主要刺激点：为气海、关元俞。

卵巢子宫病之主要刺激点：为水道、中极、三阴交。

目疾之主要刺激点：为风池、太阳、睛明、攒竹。

鼻病之主要刺激点：为上星、迎香、合谷。

耳疾之主要刺激点：为翳风、听宫。

口腔疾患之主要刺激点：为大陵、中冲。

齿痛之主要刺激点：为下关、合谷。

咽喉病之主要刺激点：为少商、鱼际。

上肢病之主要刺激点：为陶道、大杼、肩髃、曲池。

下肢病之主要刺激点：为阳关、环跳、委中、阳陵。

精神病癫痫疾患之主要刺激点：为鸠尾、上脘、神门。

疟疾之主要刺激点：为大椎或陶道。

黄疸病之主要刺激点：为至阳、腕骨。

第五节　结　论

针灸为对症治疗法，亦可谓对病灶治疗法，多数视其发生病变部分，选取适当之刺激点，依其症状之性质，作不同之刺激手术。同一刺激点，可以引起其组织部分之神经发生兴奋，亦可起抑制之作用，达到调整神经生理而消除症状。故与药物之注重原因治疗。与发生理化作用者不同。

本章之主要刺激点，虽从经验之累积而来，其病灶部分与刺激点之神经实有联系，或属其组织机能作用之主管神经，或为其组织神经之中枢之反射点。在临床实用上，此主要刺激点，因每一病者年龄、素质、营养等之不同，症状上亦略有偏重偏轻之不同，故选择刺激点，亦有变通，或取其一，或取其二，配合其他症状所需之刺激点，作共同之疗治，不以主要刺激点作固定之规定。

一、皮肤针之叩打部位

关于皮肤针之应用，参阅针科第二章第二十一节。

（一）脊髓中枢叩打

脑部头盖部之疾患：叩打一、二、三、四颈椎及其两侧。

颜面及五官之疾患：叩打二、三、四、五颈椎及其两侧。

肩臂之疾患：叩打五、六、七颈椎与第一胸椎及其两侧。

肺与气管、肋间之疾患：叩打六、七颈椎及一、二、三、四胸椎，及其两侧。

心脏与膈膜之疾患：叩打三、四、五、六胸椎及其两侧。

胃与十二指肠肝胆疾患：叩打五、六、七、八、九胸椎及其两侧。

小肠与腹腔之疾患：叩打八、九、十胸椎及其两侧。

大肠、直肠、肛门之疾患：叩打九、十胸椎及三、四、五腰椎及其两侧。

腰肾疾患：叩打十一、十二胸椎及一、二腰椎及其两侧。

膀胱男女生殖器疾患：叩打三、四、五腰椎及其两侧与骶骨全部。

下肢疾患：叩打三、四、五腰椎及其两侧与骶骨全部。

关节疾患：叩打五、六胸椎与十一、十二胸椎及其两侧。

寒热：叩打四、五颈椎与一、二胸椎及其两侧。

增进营养吸收：叩打四、五颈椎四、五胸椎十一、十二胸椎三、四腰椎及其两侧。

（二）局部叩打

在病痛之局部及其上下周围叩打之。

（三）末梢叩打

脑与头面疾患：叩打足之大趾小趾及四趾之外侧一面。

肺与心脏疾患：叩打前臂掌侧一面之桡骨近掌一段。

消化系疾患：叩打下肢胫骨外侧上段与大趾内侧一段。

泌尿生殖系疾患：叩打下肢膝下内侧下段及膝上内侧一段。

二、吸筒应用法

吸筒应用，始于何时，尚无考证。以前多用于肌表方面之炎症，近三十年来，苏南针灸医，对于神经痛、内脏疾患，每于针灸治后亦习用之；如习惯性头痛：吸太阳、印堂、额角。感冒：吸风门、大椎。气管炎轻肺病：吸肺俞、身柱。腰痛：吸肾俞。膝关节炎：吸膝眼、阴市等，颇收效果。十八年前，曾往内地湘川一带，见有专门应用吸筒，不用针具而亦能治各病者，可见其风行已极广泛。

就其吸后，皮肤发生紫色之吸筒影（有时吸出血液水液），经一、二日而消失，大概与大炷艾灸有同样之变质作用，毛细血管淋巴管破裂，血液淋巴溢出管外，复被毛细管吸收，可能即此外溢之血与淋巴发生变质，再被吸收后所发生之效果，是否与今之溶血疗法有同样作用，则有待于生理学者之实际研究论定之。下述制作吸筒法与操作法。

（一）吸筒制作法： 以三寸高，一寸二至二寸直径之粗厚竹筒，一端有节，将外层削去，只须有一半厚度，磨致光滑，管口加以磨平，比本身再薄一些即成（北京有以白泥烧制者，口小身大，吸力较竹筒强，惟易于跌碎，不若竹筒之经久耐用）。

（二）使用法： 吸筒分大中小三种，小者直径一寸二（再小亦可），中者一寸半，大者二寸，视应吸之部位，择适用之竹筒，以易燃之纸一小角（约二寸长一寸宽）略折燃火，投入筒中，即速按于应吸之皮肤上，即被吸住不脱（或用少许棉花，蘸酒精燃着投入吸筒底，即按于皮肤上），经二三分钟取下，凡有头发及骨棱关节等处肌肉不平者，不易按稳，亦有用面粉调作面条，先围上而后用吸筒者，亦一法也。

第三章 提供初学针灸之临床应用及参考一些问题

第一节 针灸取穴多少及治疗间隔问题

针术效用，是在用针去刺激神经，由其传导作用与反射作用，促进大脑皮质之正常功能，从而调整各组织之生理的变调而发生疗效。然每一针刺，必刺伤神经纤维与肌纤维二十支以上（说见针科编），且刺针太多，常易引起身体疲劳，食欲减退，甚至体温上升等现象，有时要经二三日之休息，始得恢复，此种情况，屡见不鲜。灸点太多，亦有如是反应。无论其原理为何，根据实际现象而言，总以重点取穴，不必多用为宜，即所谓精简疏针之法，以免组织损伤过甚及反应过甚之弊。然亦有初针二三穴，经数次治疗，不见效果，多取几穴始见功效者，或兼症复杂，必须取穴较多照顾全面者，则又不可机械论断，编者对于取穴之宜多宜少，从历年临床体验，约得如下之总结：

新病体力未衰者，每次以十个穴位最多，如为初诊，还需减少三四穴，体衰者及老年妇孺等，亦需减少取穴。

慢性病，一般不宜超过八个穴位，如体力已衰者，以不超过五个穴位为宜。

神经素质之患者，反应较一般为强，取穴更不宜多，五六穴位已足，体气较弱者，更宜减至三四穴，且不宜作每日连续之针治，与强烈的刺激。

新病可以每日针治一次，但在原穴位上，不宜连针四次以上，针三四次后，需停止二三日再取，使其受伤之神经与肌肉有新生的机会。

久病以间日针治一次为宜，体衰者间二日为适合。

此外，在临床经验上，往往会有初针四五次或六七次时，效果逐日进展，经六七次后，进展反形迟缓，甚且退步。在此种情况下，必须停止针治四五日或一周再作续治，此种顿挫，殆为机能之恢复力，不敌针灸刺激之破坏力（针灸原有创伤疗法之说）。此种现象，皆为体气衰弱者所发生，如间日或间二日针治者，则少见。

总之治病取穴，在可能范围内，应尽量少取，做到精简疏针，避免多针滥刺，以期减少病者遭受不必要之痛苦，其治疗间隔时间，则视病症的缓急与病者体力的强弱而定，一般总以病者不感到疲劳为原则。

第二节 如何决定病症之应针或应灸

初习针灸者，无临床经验，往往遇一病症，究竟应针应灸，常有踌躇不决之感。编者凭临床经验所得之效果上分析：急性新病宜针，慢性久病宜灸，为一般之措施。再以症状分之，属于神经性痛，与痉挛性者，宜用针治。神经性炎症与麻痹性者，宜用灸治。血管末梢部分之充血郁血症，则针治后加以吸筒。脑脊髓病宜用针，而慢性者宜用灸。消化系与泌尿生殖系病之急性者宜用针，而慢性者宜用灸。结核病与腺病，在急性进行期中者，宜多用针。运动器病初起用针，久病用灸。对于疾病应针应灸之决定，大抵依此分之。

针与灸之应用，虽大率如此，而一般病者，每畏灸痛而不愿接受，则应灸者改用轻刺激之针法，复以念盈药艾灸条熏之，亦可代替灸治，但总不及直接灸治之为愈也。

第三节　如何避免针治危险

在一般初习针术者，每有深针或浅针，能否伤及血管内脏及重要器官，立即致人于危之疑问。复见古书中有“刺中心一日死，刺中肝五日死”等，以及“冲阳出血赴幽冥”之类的惊人告诫。并有“禁针二十八穴”之垂示，更觉疑惧而不敢尝试。此一问题，在针术操作上确为值得重视与研究，爰作如下的分析，以避免危险。

（一）针具：在古昔以冶金技术与工具不精，针具较现在粗拙，肥而易折，且不致密，不但易于带菌侵入，且易刺伤组织，故有禁针之穴与刺中某脏几日死之垂戒，以其确有致人于危之事实发生。

（二）消毒：细菌学识未昌明以前，皆不知消毒之重要，取穴用针，皆不消毒，带菌深入为必然之事。

（三）破坏：针疗为刺激疗法，亦属损伤疗法，如重要器官，损伤太重，必然发生不良后果。

（四）摩擦：捻动提插之过分，则损伤大而可能使有害的物质，冲进破伤之血管，或侵入其他组织，又可能在强力摩擦中引起强力突击的反射，而影响呼吸循环中枢之急剧变化。

编者所知有限，仅就临床经验上有如上之几点体察，针术工作者，能选取适当之针具，最粗者以26号针为限，一般粗针绝对不用，针与手指及穴位，务必消毒，不作隔衣针治。捻运刺激，由渐加强，而转动角度，不超过90°，提插不十分急促。于禁针穴位，审慎注意，则危险自能避免。人为之危险，亦可由人为防止之。其次则注意晕针发生，亦属要图。

第四节　针灸刺激强弱之适用及针刺程序

一般属于神经兴奋之症候，如痛、痉挛、炎症，其初起者，每用强刺激以抑制之，久病或体气已衰者，则用中刺激作持久之捻运，或用留针法以解散之，机能衰弱，麻痹、萎缩，则用轻刺激以调整之，此常法也。在临床应用上，随视其所刺激之部位而使用刺激之强弱，亦有分别。凡内脏病症、五官病症，在身半以上者，如需用强刺激，只可减为中刺激，须用中刺激者，只可减少捻运或减少壮灶。在身半以下之肢末，其刺激程度，须较上半身为强，此为编者临床应用之法则，提供参考。

关于刺激程序，则由上而下，由后而前，譬如取百会、内关、陶道、肝俞、中脘、风池、内庭、足三里、攒竹等穴，必先自百会，次则风池，再次则攒竹、陶道、肝俞、中脘、内关、足三里，最后为内庭。如是安排，作为一定之程序，则刺激反射不致紊乱。此为编者之治症方式，是否合理，有待讨论。

第五节 针灸效果不一致之原因

针灸刺激之治病，与药物之治病不同。药物含有抗生素与维生素及化学作用，对病体有物质上之补充，针灸则全凭刺激作用，激发其本身之自卫自治能力。故有同一之病候，但因病者此种能力之各自不同，而收效亦不能一致，如习见之肩臂痛，则取常用之肩颙穴，有略针即效，有久捻乃效，有留针即效，有加灸乃效，亦有因久捻或灸而病反更增者。其间虽有年龄、体质，或病之新久关系，但在临床上，即使正确地根据这些情况推断，每有预测为一时难效或认为一时可收速效者，其结果适得其反。如年老久病者，收效应迟而未必迟；年轻新病者，收效应速而又未必速；此种情况，于临床上数见不鲜，尤以妇女为多。其故不明，只有认为恢复能力之强弱不同而已。至真实理由，尚有待于学者再作实际之观察与研究。

第六节 针与灸效果之特点

就临床上实际观察，针之收效，比较灸治为速，而效果之持久性，灸治较针治为强。事实表现如此，其理由尚待研究，虽有人认为针刺能直达其深层神经而激发其机能，故收效速。灸则因其影响于血球关系及抗体增加，故效用较能持久，此亦仅属于合理之推测而已。而一般疾病之反复，则以其已病之神经组织，其感应性较原有健区为强，每因气候转换，情感变动，过劳不节，调摄失宜，而激发其复病，此无关针灸效果之持久问题，而为其本身之调摄问题与生理机变之自然问题耳。

结论

上述六节，皆初学针灸之所急欲了解者，因就日常临床所得，提供参考，作为讨论之印证，其原理则有待于生理学家与针灸家之共同研究。

各论

第一章 呼吸器病

第一节 喉头疾患

一、急性喉头炎（喉风、急喉痹）

原因 本病之主因，大都由感冒而起者居多。亦有由吸入刺激性之气息或尘灰而起。亦有由恶性之热性病，麻疹、腺病、结核病、梅毒等而引起。其他如饮酒、吸烟、长谈、唱歌，常使喉头过劳，亦能引起。

症状 本病之主症为声音嘶嗄。自觉症状为喉头部有灼热瘙痒之感，咽下时疼痛，甚则有时作剧烈咳嗽而头痛，或者兼有呼吸困难之感。他觉症状为喉头黏膜发赤而肿胀、咳嗽、咯痰不畅。如因感冒而起者，复有恶寒发热、食欲不振等症状。

疗法 以反射法及诱导法，旺盛喉头之血行，解除其喉头炎肿为目的。

取穴 以风池、液门、鱼际，为主。甚者可加：肺俞、手三里、少商刺出血等法。有感冒者，再加：风府、外关、合谷诸穴。每日一次，约针二三次。

护理 安静睡卧，多饮温开水，以冀发汗。饮食则以清淡为宜。

预后 大多良好。

二、慢性喉头炎（阴虚喉痛）

原因 此病每多由急性喉头炎移转而成。或由吸入尘埃，或由剧咳，或由谈话过久，以及吸烟饮酒等，使喉头炎肿，造成慢性喉头炎。其他亦有梅毒、结核、心脏病而致者。

症状 本病之主征为自觉喉头作痒、异常不舒、咳嗽、声音变化。喉头黏膜有潮红肥厚状态，但无急性喉头炎之甚，亦无发热恶寒。如声带部炎肿肥厚过甚，有窒息之危险。

疗法 以反射针法传达喉头神经，调整其黏膜之回复与消炎为目的。

取穴 天柱、肩外俞、肩井、天突、肺俞、液门、鱼际。

风池、肩中俞、天鼎、廉泉、风门、复溜、照海。

每日或间日轮换作中刺激之针治，病者与医家，必须耐性作一月以上之持续针治。

或用皮肤针，在颈椎及胸椎一、二、三节之两侧，与颈之两侧，及自肘至腕之大肠经线与足踝部之肾经线上，捶击之。每日一次（捶击法：每相隔五分捶三下）。

护理 注意休养，去其病因。有梅毒、结核、心脏病者，必须同时助以适当之治疗。

预后 不易全治。

三、喉头结核（喉痹失音、喉癣）

原因 本病为结核菌侵袭所致。大部由肺结核之续发症，甚少独立发生者。

症状 本病之主症为声音嘶嗄、咳嗽、咯痰、喉头作痛或痒、咳嗽及咽下时更痛。痰中含有结核菌，肌肉日瘦，体温渐次上升、潮热、盗汗，日益衰弱而死。

疗法 以加强肺脏与喉头组织之细胞活力，旺盛血行，及增加抗力为针治灸治之目的。

取穴 天柱、身柱、督俞，为主。每日或间日，用大之艾炷，各灸三至五壮。

肺俞、天突、尺泽、太渊、足三里、三阴交。

厥阴俞、廉泉、天鼎、鱼际、液门、丰隆、血海。

每日或间日轮换作中刺激之针治。

潮热加陶道、间使。宜在发热前一小时针之。

盗汗加阴郄、后溪。宜在睡前针之，或在睡前以小艾炷灸阴郄三壮。

食欲不振者，必须取脾俞、中脘、足三里针助之。凡慢性久病，首先注意食欲。

护理 注意营养与休息，予以缓慢之散步，兼以药物助治。

预后 初期针灸良好。二期病重，必助以适宜药剂，久治可效。后期多不良。

四、喉 头 癌

原因 本病多发生于45岁以上之人，独发于喉头。有时由其他脏器之癌肿恶质移行所致。

症状 本病之主征为喉头剧痛、呼吸及咽下有困难感、声音嘶嗄、咯出暗赤色之痰状排泄物、全身衰弱、皮肤呈恶液质之青暗色泽。

本病非针灸治疗之适应证。

护理 注意营养，应由专科治疗。

预后 不良。

五、喉头肌麻痹（瘖、失音、嘶嗄）

原因 本病为神经中枢之一部发生异常所致，或为该部神经末梢发生故障所致，其他为甲状腺肿、食道癌，或药剂中毒所致者。亦有为子宫病，肠寄生虫之反射所致者。

症状 本病以声音变调与呼吸困难为主征，以其喉头运动神经麻痹，声门带失却开放运动之故。对于咀嚼咽下，并不发生障碍。略分析之：声门开张肌麻痹，则为吸气困难。甲状披裂肌麻痹，则为声音全失。横披裂麻痹，则为声音嘶嘎。如为下喉头神经麻痹，声带不能全运动，则成为言语嗫嚅。上喉头神经麻痹，则为食物咽下时易溜入喉管内，发生呛咳。

疗法 本病之症状，虽因病灶有略异，及原因不一。在针灸治疗取穴上，少有为之区别。总以反射的刺激，激动其喉头神经恢复其麻痹为目的。

取穴 风池、水突、风门、廉泉、合谷、鱼际。

天柱、天鼎、肩井、曲垣、肺俞、照海、行间。

每日或间日轮换作中刺激之针治，久针为宜。

护理 颈项部时与按摩，亦可用皮肤针照第二慢性喉头炎所捶击之部位，日施一次。

预后 此症有效有不效。因癌肿所致者，多不良。

六、声门痉挛（急痫之类）

原因 本病多发生于未满三岁之小儿，男孩较多。大都为胸腺肥大病之续发病。每在小儿生齿期或断乳期中发生。

症状 本病之主征，每每突然发作，呼吸猝然停止、颜面发生苍白色或青色、眼球转动、躯干作强直性痉挛、四肢抽搐、人事不省。为时仅数秒钟，至多约二分钟，即复常态。有时作间歇性之发作，重者日发一二十次。将间歇时，喉中发生笛声二三次而醒。发作重者，在呼吸停止时，有发生心脏麻痹而死者，但为稀有之事。

疗法 用反射刺激，传达上、下喉头神经，以镇静为主要目的。

取穴 中脘、气海、足三里、少商、中冲、合谷、隐白、至阴。

在发作时，取上穴用强刺激针法。平时常用皮肤针或小艾炷灸。

在平时取胸椎两侧大杼至脾俞，下腿外侧之三里至丰隆一段，用皮肤针日捶一次，以强壮其身体。或日在身柱、肺俞、脾俞、天枢、足三里诸穴，用△炷灸三壮，亦强壮之一法也。

护理 注意营养，多做日光浴，使吸人乳。

预后 瘦弱太甚，时常发作，每多不良。

七、声门水肿（马脾风之类）

原因 多为喉头病症之续发，或急性传染病之附近炎症而波及。丹毒、痘疮、伤寒、梅毒等病人易得此病。

症状 本病主征为喉头狭窄、吸气困难、吸气时发出嘶嗄之杂音，在吸气时锁骨上窝与胸部侧壁心窝腹壁等皆凹陷。

疗法 本病属呼吸系病中之急性症状，危险殊甚，必须有适当之药物急救，方能解除其危险性，非针灸术之适应证。

预后 用药物早治能效，迟则不治。

第二节　气管及支气管疾患

一、气管炎（燥咳之类）

原因　由于感冒，或麻疹所引起，或其他急性传染病之续发病。

症状　本病之主征为胸骨部内面感瘙痒，频频发生反射性之咳嗽，有时微有热度。小儿最易感染。

疗法　以旺盛全身之血行得有汗液为目的。

取穴　大杼、肺俞、天突、尺泽、外关、经渠、三阴交。

日针一次，针后频饮热开水。

护理　屏除油腻食物，多饮热水，覆被出些微汗。

预后　良。

二、急性支气管炎（重伤风、风温咳嗽）

原因　由于感冒或鼻炎、喉头炎之波及所致。其他如吸入刺激性之臭气、尘埃、麻疹、回归热、伤寒、流行性感冒等之续发。

症状　本病之主征为恶寒、发热、头痛、咳嗽频发，咳则震动胸骨下面作痛。初则咯痰少而黏稠，经过三数日后，咳出黄浓痰后，症状减轻，逐渐自愈。亦有全身倦怠，不欲饮食，呼吸频数等症状。有时体温上升，转成肺炎。

疗法　以消炎诱导发汗为目的。

取穴

（一）头痛、恶寒、发热、咳嗽，针风池、身柱、风门、外关、经渠。

（二）头痛寒热解后，针风门或肺俞、尺泽、合谷、外关。

（三）咳甚而喉头有痒感者，加天突、三阴交。

日针一次，连针三数日。重者须助以药物。

预后　良。

三、慢性支气管炎（老咳、痰饮咳嗽）

原因　本病有由急性支气管炎之移行而致者。有由平素因烟酒之刺激而致者。有由时常受刺激性之气体，或有心脏病而起之肺郁血而致者。总之，支气管久受某种刺激为本病之原因。

症状　本病之主征为咳嗽时间每在侵晨或晚间为甚，白天较稀。咳时初则不畅，痰难咳出，经过若干次之咳逆，排出多量之黏稠泡沫痰，始感轻快而咳停。稍重者喉头有笛声，呼吸感有困难，重者往往在咳嗽时不能平卧，必须起坐。本病多发生于寒冷，或气候转变，季节更换时亦有之。在病名上，以咯痰少而稠黏者名干性支气管炎。以有多量之黏液痰排出者名单纯性支气管炎。有稀薄透明之浆液痰者名浆液性支气管炎。咯出之痰有腐败之臭气者名腐败性支气管炎。

疗法　本病名称有四，而症状则一。治疗以加强肺部组织细胞之机能，及旺盛血行，增加营养吸收，以达强壮肺组织为目的。

〔针法取穴〕 肺俞、天突、中脘、俞府、尺泽、足三里。

风门、身柱、肩井、太渊、气海、丰隆。

每日交换作中刺激之针治，初针数次，颇著显效，第因过劳或气候变易，可能回复原状。比较用灸法为宜，以其持久性较长，往往在灸愈之后，能经二、三年不发。若注意摄生，能不复发。

〔灸法取穴〕 以身柱、肺俞、灵台、天突、膻中、脾俞、中脘、足三里、丰隆。

每日各灸小炷如△大者五或七壮。病家畏痛者，可用念盈药艾灸条，能灸治二三个月以上，平日再注意摄生，可以持续数年不发，且少发生感冒病症。

护理 胸背部必须经常保暖，不食冷品，减少烟酒与刺激物等饮食。

预后 生命上无危险，久治乃有显效。

四、支气管扩张（痰嗽、湿痰）

原因 本病多为慢性支气管炎、胸膜炎、肺炎、肺萎缩等病之续发者。老年患者为多。

症状 本病之主征为痰多易咯，每于清晨离床，先略有咳嗽，继即咯出多量之稀薄脓痰，间有夹杂臭气者，其痰若放置盂中，少顷则分成两层，有臭气者则为三层，上层为泡沫，中层为带黄绿色之浆液，下层则为颗粒状之脓块。而于呼吸困难，咳则胸痛，发热等症状皆无之。

疗法 以加强肺组织，旺盛血行与营养吸收为治疗目的。必须久治乃效。

取穴 以肺俞、督俞、脾俞、丰隆、中脘、气海、足三里。

每间一日针治一次，或每日用小艾炷各灸三至五壮，久灸较针效为强，亦可用念盈药艾灸条熏灸。

护理 参阅上条。

预后 作长久之灸治有良效。

五、支气管喘息（喘急、气喘、喘促、哮喘）

原因 本病之真因，迄无定论，综合诸学者之说，可类别为四：一为遗传性，由父母遗传而致者；二为中枢性，由于呼吸中枢之病变，发生副交感神经之紧张，使小支气管发作收缩而致者；三为末梢性，由于支气管之黏膜急性肿胀，刺激副交感神经而起者；四为反射性，亦可称为神经性，每由吸入某种香气而触发，或由耳鼻疾患、心脏病、肾脏子宫卵巢等疾患之反射所致者。总之，皆为副交感神经之紧张而发生。

症状 本病之主征，多数于夜间突然发作，白天随时亦有发生，发作时呼吸异常困难、肺体膨胀、胸部窘迫、喉头喘鸣、发出笛声及鼾声、颜面苍白或带青色，甚至手足冰冷、全身冷汗、脉搏频数，间有咳嗽咯出多量之白痰者。发作之持续时间不一，有1~2小时者，有持续数日者，有日发者，有一个月数发，数月一发者，至不一致。患者以10岁左右至20岁左右之人为多。

疗法 以反射与诱导，传达肺脏之副交感神经与交感神经，企图平衡与旺盛血行为目的。须持久疗治。

取穴 以肺俞、督俞、天突、膻中、肩井、中脘、气海、列缺、足三里、三阴交。

每日针治一次，连续数日。发作停止一周之后，以肺俞、督俞、身柱、灵台、气海、足三里，每日用小艾炷各灸三壮至七壮。或用念盈药艾灸条熏灸，连续灸治二三个月，有持久不发良效。

护理 避免过劳，背胸部保暖，饮食清淡，屏除烟酒等之刺激性物品。

预后 作长时期之灸治有良效。

第三节 肺脏疾患

一、支气管肺炎（痰热喘嗽）

原因 本病大都由流行性感冒、百日咳、麻疹等症之续发，由于肺之小叶内潴留液性渗出物，妨碍空气与浊气之交换而致。一为肺炎球菌由小支气管黏膜侵入肺泡而引起。多见于小儿及老人。

症状 本病之主征为突发弛张性之不整高热，由38～40℃以上，朝高夕低。脉搏频数，每分钟自140～170至。呼吸次数增加而困难，鼻翼煽动，心窝陷没，神识有时昏糊或不安。时作咳嗽，咯痰为黏液脓性，有时呕吐或下泄。

疗法 本病之主要治疗，应由医家用消炎灭菌之药物诊治，在针治上则作辅助，亦以消炎诱导为目的。

取穴 风池、大杼、身柱、肺俞、膈俞、曲池、合谷、足三里、内庭。其他如外关、后溪、丰隆、行间等穴亦可采用。宜以26号针浅刺略捻即出，往往不多时间，热度降低，神志安定。每日伴同药物治疗，较单纯用药物治疗者效率提高，通常经过一周至二周而渐愈。

护理 绝对使之安静。室内温度调节，不使空气过燥过冷。

预后 续发性或并发之病症，比较危险。凡有高热，皮肤青紫，鼻翼煽动，鼻色淡白者，多数不治。即热度已退，伴有泄泻，食欲不振，鼻翼煽动色青白者亦不治。

二、大叶性肺炎、亦名真性肺炎或纤维素性肺炎（肺风痰喘、温邪犯肺）

原因 本病为感染肺炎双球菌而起。感冒与外伤，则为其诱因。在春末夏初时间之患者为多。

症状 本病之主征，先有恶寒战栗，继即发生39～41℃之高热，能持续一周以上。此外则呈脉搏增加、颜面潮红、舌有黄苔、头痛口渴、全身倦怠、干咳、胸部刺痛、呼吸困难等症，有时咳出血痰。两三日后，咳出特有之锈色痰，为此病之特征。

疗法 本病之主要治疗，应由专医用药物诊治。针灸作为辅助，收效可以迅速。针法以刺激传达肺脏神经，冲动其组织与血行，企图消炎为目的。每日针治一次。视其病况而异其穴位。

〔头痛发热取穴〕 风池、风门、肺俞、曲池、外关、合谷、昆仑、内庭、行间。

〔高热烦渴取穴〕 大椎、身柱、风门、肺俞、膈俞、曲池、外关、合谷、商阳、复溜、少冲、内庭、行间。

〔咳嗽胸痛取穴〕 尺泽、太渊、合谷、中脘、章门、足三里、阳陵、三阴交。

（注意）针治，须视病况取穴，用26号针浅刺略捻即出。

护理 与上条同。

预后 本病老人与幼儿患者，不良者多。如高热胸痛强烈，脉搏140次以上，呼吸急促，鼻翼煽动，每多不良。

三、肺水肿（马脾风）

原因 本病由于肺炎、心脏病、肾脏病、脚气、皮肤病、脑病诸症之续发。肺脏循环系发生郁血，肺组织中蓄积多量之浆液，妨碍肺体之张缩。

症状 本病之主征为卒然呼吸极度困难、鼻翼煽动、喉头气喘痰鸣、咯出稀薄痰液、呼气短缩、吸气延长、脉搏细数、面色青晦或紫暗。四五岁之小儿患者为多。

疗法 本病不适宜用针灸，应急速送专医治疗。

按：幼幼集成书中所称马脾风，即为此症。用牛黄夺命散救治。昔年侍父亲诊病，屡以此急救，早治者皆效（方录本编末页）。

预后 初病即予以适当治疗，可能挽救。

四、肺气肿（肺胀）

原因 常因支气管炎、喘息、咳嗽、百日咳、歌唱过度，使肺部之弹性减退，肺泡内之空气充满，出纳迟缓，肺泡愈形膨大，造成肺气肿之原因。老年患者为多。

症状 呼吸异常困难，稍稍动作，更感呼吸促迫。胸部、肋间、心窝、锁骨上窝皆平坦无凹陷之形，有如酒樽，为本病之特征。全身皮肤苍白，频频咳嗽，咯出黏稠之泡沫痰。

疗法 促进肺组织之新陈代谢，以使呼吸机能之回复为目的。须持久治疗。

取穴 肺俞、心俞、魄户、尺泽、中脘、足三里、三阴交。

风门、督俞、膏肓、曲泽、气海、丰隆、太渊。

每日或间日作中刺激之针治。

或取肺俞、魄户、督俞、膏肓、肾俞、阳关，每日用小艾炷各灸五至七壮，持续三数月。

护理 禁止劳动过度与长谈、演讲、歌唱等，戒除烟酒与刺激性食物。胸背部保暖，注意寒冷刺激。

预后 生命上不致危险，完全根治则难。

五、肺结核（痨瘵、传尸、肺痨）

原因 本病之最大病因为平素摄生不注意，或因环境卫生不完善，与精神过劳，运动不足，营养欠佳，于是感染结核菌而无力抵抗，被其蔓延扩展而致。亦有肺部发达不充分、皮肤菲薄，颈部细长、锁骨凹陷、胸廓扁平，称为结核体质者。又有皮肤黏膜松疏，淋巴间隙空广，淋巴液易于渗出之腺病体与热性传染病之后，或胸膜炎、喉头病、气管炎、百日咳、妊娠、产褥、贫血等易得此病。患者大都在15、16岁至30岁之间为多。

症状 本病之主要症候虽为咳嗽、咯痰、咯血、潮热、盗汗。但其初起，并不全部如是；以其病起缓慢，往往不易觉察；随人之体力强弱，生活状况，而进展有缓速。初发现于外面之自觉症状，则为感有倦怠、精神不继、或饮食少味，消化障碍；渐现咳嗽，或咯少量痰液，间有轻度胸痛；体重渐次减轻，皮肤渐现苍白，一般称为肺病第一期症状。由此演进而为咯痰增多，痰如脓状，不时咯血，或多或少，夜间时有盗汗，体力益衰，肌肉日瘦，每届午后发热，可能升至39~40℃左右；此类病况，一般称为肺病第二期症状。病势演进更甚，除具有上列病状之外，大量排出脓痰、瘦骨棱嶒、极度贫血、呼吸困难、声音嘶嗄、濒于死期，一般称为肺病第三期症状。兹将主要症状，分别言之：

肺病之体温。当初起时，体温无显著之上升，仅有极轻微之热候，微有口渴，朝晨不足37℃常温，傍晚则在38℃左右，相差1.5℃左右，如此持续，称为轻消耗热。如热度持续39℃左右，即称为消耗热。更进则热型成为稽留性之高热，已成严重症候。

肺病之咳嗽咯痰。初则干咳或有喉痒，甚少痰液。渐进则痰液渐增，咳亦增加。如痰中带有干酪脓样之球状痰，则肺部已有空洞。如痰中混有血液，则名血痰。有时含有大量之血，则称咯血。大多由空洞内之血管因咳而破裂所致。

盗汗及其他。肺病初期，甚少盗汗。及发热既久，身体渐趋衰弱，则渐有盗汗，病愈重则盗汗愈多。其他男子时有遗精，女子则月经渐少以至闭止。脉搏每在80至以上，下午较上午增加5、6～10余至，病愈重脉愈快，病至三期，每在110至以上。

疗法 本病为较难愈之病症，如能依照医家指示，亦能达到治愈期望。一般的治疗，注重于休养与营养，其次为药物。

针灸治疗，除休养营养两项之外，收效确较近代一般新型药物之价值为高。以其能直接刺激关于肺脏组织机能之神经与反射管理肺脏之中枢，而得到其自行调整之功效。其次助以激动消化系之中枢与末梢神经，以加强营养之吸收，与红白血球抗体等之增进，所以较一般疗法之效果为高。兹述其取穴疗法如下：

咳嗽：以肺俞、督俞、膏肓、尺泽、太渊为主。如干咳痰少者，辅以天突、三阴交。如觉胸部有气上逆而咳者，依其上逆之轻重，再酌取俞府、中府、膻中、上脘、建里、气海、足三里诸穴。痰多酌用脾俞、中脘、丰隆。

发热：以大椎、身柱、厥阴俞、间使、复溜为主。视热之轻重，以曲池、阳溪、合谷、三阴交、行间、内庭，轮流加取一二穴或二三穴。

盗汗：以阴郄、后溪为主。亦可酌加三阴交、复溜（最好在睡前针治，或在睡前灸阴郄穴三小炷）。

咯血：轻者用尺泽，列缺。稍重加取膈俞、商阳、行间。

大便泄：取大肠俞、天枢、气海、上巨虚。

头痛、腰背痛、喉痛，可照其症状取穴。

肺病用针术治疗，须视病之缓急定穴。有盗汗发热者，以止盗汗为主，解热辅之。有发热咯血者，以解热为先，止血辅之。有咯血咳嗽者，先主止血，平咳辅之。如有感冒者先治感冒。食欲不振者，每次针治时，中脘、三里，必不可少。

关于用针用穴方面：肺病体皆衰弱，神经每多过敏，重刺激手术，绝对避免。背部诸穴，概行轻刺。四肢诸穴，则用中等之刺激。捻动时间，概不超过1分钟以上。用穴每次不要超过八穴，多则易增加其疲倦，以四五穴为适当。如发生疲倦，宜休息一二日再行针治。

肺病之于针治，医者与病家，绝不可存速效之心。多针多取穴，得不偿失。故不必每天针治。如每天针治，只可取一主穴二辅穴；或单日取增加营养吸收之穴，双日取加强肺脏组织之穴。及至各重要症状消失，仅有咳嗽咯痰亦已相当减轻时，可以越三四日一次。至一切症状消失后，还须每周针治一次。如经X线检查已钙化后，续针二三个月（每周针一次）乃可停止。仍须注意摄生，防止复发。

肺病初期，或针治已使热度盗汗等重要症状消失，脉搏亦退到90至以下时，可以改用灸治。只取肺俞、身柱、督俞、关元、足三里，每日用小艾炷各灸三至五壮。半月之后，渐见咳稀痰减、食增、神爽，持续不辍，二三个月后，体重增加，一切症状，可能全消。

护理 肺病以摄生重于治疗。发觉已有肺病，摄养适当，亦能趋于康复。所以解除忧虑烦恼为第一。次则工作减轻，注意营养。古人清心寡欲之诫，真是养肺病第一妙诀。病至二期，必须助以药物，以补针灸疗治之不及。作者二十余年之临床所得，深知肺病之死，不死于治法之不善，实死于摄养之未能尽善。

六、肺脓疡与肺坏疽（肺痈）

原因 本病由于腐败性霉菌侵入肺组织而起。重症肺炎、气管炎、异物吸入、肺脏外之脓菌穿孔侵入等，易得此病。

症状 本病之主征为咳嗽、咯痰、发热。痰为脓状而有恶臭，为此病特征。肺脓疡之溃烂面大，热高而排出大量脓痰。肺坏疽之病灶较小，进行较缓，热度与咳痰无肺脓疡之甚。

疗法 本病必争取时间由专家用药物治疗，不适用针灸治疗。

护理 绝对安静，饮食中肉类食物绝对避免。

按：昔年随内科业师学习，与自行开业中，遇有此病，如未见脉搏细小频数，呼吸急促，鼻翼煽动，面色青晦时，往往用大量犀黄与千金苇茎汤大剂，及饮芥菜卤，而得愈者。录此以供参考。

预后 争取时间，疗法适宜者良。

第四节 胸膜疾患

一、胸膜炎（胸痛、悬饮）

原因 本病发自感冒、热性传染病或附近脏器之炎症而致。

尤以肺疾患之移行而致者为多。有肾脏病、风湿病者亦易得此症。

症状 本病因炎症产出物之不同而分干性与湿性两类。前者因患部仅有炎性充血，胸膜面只附着有纤维素性沉着物，因名为干性胸膜炎。后者以液体之渗出物增多，虽有浆液性、出血性、化脓性、腐败性之别，统名之曰湿性胸膜炎。

干性胸膜炎之主征，为胸腔患侧疼痛，以指按压则痛更甚，不能向患侧一面睡卧。在听诊上有胸膜炎性摩擦音，呼吸音较健侧一面为弱。病之开始有恶寒发热之前驱症状，体温可升至39℃。有头痛咳嗽倦怠等症状。

湿性胸膜炎之主征，为呼吸困难而胸肋痛较甚，患侧胸廓显著扩张。每向患侧一面睡卧，冀减少疼痛。体温为中等性之弛张热，下午较高。在听诊上，患部呼吸音微弱，甚至消失。

疗法 以传达刺激于胸部之神经，回复机能，旺盛血行，图消炎解痛，吸收渗出物为目的。视症情之轻重，由专医以药物助之。

如有头痛恶寒发热之症状，必先予解除。

取穴 风池、风门、陶道、尺泽、外关、合谷、阳陵。每日一次，用26号针作强刺激法。

干性胸膜炎：身柱、厥阴俞、痛点之肋间（浅刺），尺泽、太渊、阳陵，足临泣。用26号针作强刺激，每日一次。

湿性胸膜炎：针法取穴同上。背部可酌取肺、心、督、肝等俞穴。足部酌加阴陵、三阴交等穴。每日一次。如体温已正常，而胸胁痛未已，转成慢性症状时，可取大椎、陶道、灵台、至阳、肝俞、水分、阳陵、章门、三阴交。各取小艾炷日灸三至五壮。

本病如属化脓性、出血性、腐败性者，非针灸之适应证，应速请专医治疗。

护理 绝对安静，多进蔬果与豆乳等食品。如膜间液体过多，应由专医用穿刺术吸出之。

根据以往经验，仲景方十枣丸之利水作用甚强，惟针灸医而不谙中药方剂者，不得用之。

预后 干性与浆液性大都良好。其他三种不良者多。

二、气胸（胸胁气痛）

原因 空气窜入胸膜腔内之故。多发于肺疾患，支气管疾患，胸膜疾患者。

症状 本症之特点，为胸廓之一侧突然作异常之剧痛。呼吸困难而痛。患侧较健侧扩张。

疗法 不适用针灸治疗，应由专医诊治之。

护理 要安静。由专医行穿刺手术。

预后 不定，有危险性者多。

三、水胸（水结胸类之病）

原因 有心肺肝肾等脏之疾患，血中蛋白缺乏，胸淋巴管闭塞，易致水肿性液，潴留于胸膜腔内而成为水胸。

症状 本症之主征为面浮肿、皮肤苍白、胸廓扩张、呼吸运动弱、脉搏频数。

疗法 本病应由专医诊治；助以针术，刺激心、肝、肾之交感神经，加强其组织之吸收力，以达到利尿为目的。

取穴 肺俞、心俞、肝俞、肾俞、大小肠俞、气海、阴陵、三阴交。

每日针治一次。复以皮肤针在胸椎第四节至腰椎四节之两旁，及胸腔六肋之下段全部，每日一次捶打三遍。

护理 以安静为目的，多摄取营养品。

预后 无定。

第二章 循环器病

生理上所谓循环作用者，为各组织必需之物质营养如有机性之蛋白质、炭水化合物、脂肪、维生素，无机性之水、盐类、酸素等，及免疫物质，皆混于血液中，输送于各组织之中。而各组织之物质代谢产物，亦悉由血液或淋巴液，从各组织中运出。循环之器官，为心脏、血管、淋巴管。如此类器官发生疾患，即称为循环器病。

第一节 心脏疾患

一、心绞痛（狭心症）（真心痛）

原因 心肌炎、心肥大、大动脉瓣障碍、心冠状动脉硬化、大动脉瘤、心脏瓣膜症、风湿病、梅毒、子宫病、卵巢病、糖尿病、肾脏炎、酒及烟草中毒，皆为本病之诱因。

症状 本病之主征为心部突然发作收缩性剧痛，如灼如钻刺；同时颈部及肱内侧感有收缩狭窄之酸疼，甚则延及前臂内侧腕部；最重则胸内闷塞、颜面失色、四肢厥冷、脉搏不整、皮肤出汗。发作时间，轻则数秒至2、3分钟，甚则30~40分钟，缓解后，心悸亢进。

疗法 以反射诱导传达心脏副交感神经，图镇静缓解为目的。并对其诱因病予以调治。发作时用诱导法缓解之。须久治乃效。

取穴 风池、大杼、肩井、心俞、肝俞、侠白、尺泽、内关。

每日或间日用28号针作轻刺激。或用皮肤针自颈项两侧至肩上面，胸椎自一至七节之两侧，前臂内侧正中线每日捶击一次，以距离半寸击三下为定则。

发作时：取侠白、孔最、内关三穴，作轻刺激久留，待心绞痛缓解后出针。

又：随其诱因病症，在平时须作原因治疗。

护理 身心不要过劳，淡食节欲。痛发时，亦可含化西药硝酸甘油醇片以助止痛之效。

预后 生命上虽有危险，死亡则较少。惟反复频发，有在发作中死亡之可能。

二、急性心脏内膜炎（心痛、热传心包）

原因 由于葡萄状菌、链球状菌、淋菌等，或为猩红热、麻疹、急性肾炎、急性关节炎等所诱发。

症状 本病有：下列二种。

疣状性心内膜炎：为瓣膜之内膜结缔组织增殖，发生乳突状之增殖物而致。如属良性，则自觉心胸部微痛及有压迫不快感、心悸亢进、脉搏频数、呼吸不利，但无发热症状。如属恶性（如原因条所述）则呈高热、心窝苦闷而心悸亢进、呼吸迫促、脉搏细数而不整。

溃疡性心内膜炎：为发炎性之球菌侵入心内膜所致。其开始症状，为恶寒战栗、身发高热、脉搏重复而不整、舌苔褐色而干燥、胸部作痛。有时意识模糊，有时呕吐，腹部膨满，脾脏肿大。

疗法 本病应以药物作主治，由专医治疗。以针术作诱导刺激，使心脏之炎性减轻，亦有相当辅助。每日针治一次。

取穴 侠白、曲池、内关、神门、三阴交、涌泉、太冲、冲阳，用28号针作强刺激。

护理 绝对使之安静，迅速由专医作消炎杀菌之治疗。

预后 恶性与溃疡性多不良。

三、心脏瓣膜症（怔忡、心动悸）

原因 由于急性之风湿病经过中，亚急性之心内膜炎等之移行而侵及心瓣膜。或为梅毒、淋毒菌、酒客、动脉硬化、热性病等之引起。患者多为30岁以上身体过劳者。

症状 本病之主征为心悸亢进、呼吸迫促、下肢浮肿、间有咳嗽。但因侵害瓣膜之不同，而有下列种种区别：

（一）僧帽瓣膜闭锁不全症：其症状如上述主征外，皮肤苍白、左心室肥大、心脏之浊音界左方增大，心尖部之收缩期有杂音。

（二）僧帽瓣孔狭窄症：上述主征外，脉搏微细而间歇不整，心浊音右方扩大，心尖部有舒张期杂音，肺动脉第二音显著强盛。

（三）大动脉瓣闭锁不全症：上述主征外，脉搏洪数而弦硬，颞颥部、足部、指等之小动脉可见搏动，颈动脉搏动强大，可见心尖部之搏动振衣，大动脉开张期有杂音。

（四）大动脉瓣口狭窄症：上述主征外，时作眩晕而昏倒，脉搏细缓，心尖搏动微弱。

（五）三尖瓣闭锁不全症：上述主征外，脉搏细小而缓，心脏之浊音部左方扩张。

（六）三尖瓣口狭窄症：心脏之浊音部右方扩张，右心房部肥大，有杂音。

（七）肺动脉闭锁不全症：上述主征外，皮肤呈紫暗色，有全身郁血现象，喘息不安，右心室肥大，肺动脉瓣有杂音。

（八）肺动脉口狭窄症：常起呼吸迫促，眩晕失神，脉搏细小，其心尖部搏动微弱，浊音部向右方扩张。

疗法 本病之症状各异；针灸治疗，概以促进心肌机能之恢复，与利尿为目的。不必按症立法，只须耐心久治。

取穴 风池、肩井、大杼、心俞、中脘、气海。
天柱、风门、膏肓、督俞、建里、关元。

每日轮换用30号针轻针一次，加强心机能。或用皮肤针刺激之。

浮肿时：肾俞、次髎、足三里、三阴交。

三焦俞、小肠俞、阴陵、复溜。

每日轮换用28号针作中等度刺激，以旺盛利尿机能。

又：在颈椎两侧至胸椎七椎两侧，可以皮肤针每日捶击一次。浮肿者，腰椎两侧与足肿处，皆可轻击。

护理 绝对安静，少劳动，清心寡欲，淡食与富有营养品之食物。

预后 本病虽无特效疗法，如调养得法，亦可延年。有七八二项之症状，则多不良。

四、急性心肌炎（热入心包）

原因 由于各种热性传染病所诱发，如伤寒、丹毒、猩红热、感冒、疟疾、急性关节风湿症等。

症状 发40℃之高热、神智错乱、昏迷、心脏部疼痛压重、心悸亢进、颜面苍白、脉搏软弱而不整，重症则渐发面浮足肿。

疗法 本病应由专医治疗。针术作助治，以反射诱导减轻心肌之炎性。

取穴 大杼、风门、身柱、肺俞、小海、大陵。

每日作中刺激之针治。

预后 不一定。往往治愈之后，复突然死亡者有之。

五、脂肪心（短气、虚喘之类）

原因 主因起于肥胖体，好饮，美膳食，运动不足。亦有起于贫血恶液质者。

症状 本病之主征为作轻度运动时、立即心跳不已、呼吸气短、面白失神、脉搏微弱不整。病势进行，则成为心脏性喘息。

疗法 以加强心力为目的。每日或间日针治一次，久治乃效。

取穴 风池、肩井、大杼、心俞、中脘、气海、内关、足三里。

天柱、风门、膏肓、督俞、建里、关元、上巨虚。

每日交换作中等度之刺激，依照上条心瓣膜病之皮肤针法亦可。

护理 摒除脂肪肥腻食物，戒酒，作适宜运动。

预后 调摄得宜，可以延年。

六、神经性心悸亢进（心悸、怔忡之类）

原因 本病之主因，由于少壮时不注意摄生、房欲、失血、萎黄病、癔病、胃肠疾患、动脉硬化、子宫疾患反射等之引起。

症状 本病之心的本体，无机质的变化，仅有机能上之亢进。其主征为突然因某一事之引起而心跳动异常，脉搏亦速，有时伴以胸内苦闷，经3、4分钟，自然平息。亦有持续1、2小时以上，间作眩晕者。心悸停止后，一切复常。

疗法 以反射的兴奋副交感神经心脏枝，调节心脏之机能为目的。

取穴 风池、肩井、风门、心俞、大陵、足三里。

天柱、大杼、厥阴俞、督俞、内关、中脘、气海、三阴交。

每日或间日交换针治，持续二三个月。

护理 多休养，注意摄生，作轻运动。其原因病，必先治愈。

预后 良。

第二节 脉管之疾患

一、动脉硬化（肝阳）

原因 本病为动脉管壁之硬化。有属于年老者之生理的自然变化，亦有因梅毒、慢性肾炎、肾萎缩、脂肪心、痛风等，与好酒美膳，少运动而致者。

症状 本病之主征为血压过高，而自觉症状为常感头痛或头晕、大便秘结、四肢末端指头麻痹，作轻度运动，立即呼吸急促、心悸亢进，脉搏有力而徐缓。因动脉硬化，易发生脑溢血、狭心症、肾萎缩诸症。

疗法 调整全身之血行，降低其血压为目的。

取穴 风池、肩井、膏肓、心俞、臀俞、天枢、水道、肩颙、手三里、风市、足三里、三阴交、昆仑、解溪。

间一二日针治一次，须持久针治。同时取风池、天柱、肩井、手三里、神门、风市、阳关、足三里、八穴，于午前空腹时各灸小炷七壮，连灸三日。

护理 戒除烟酒，多食海藻、海带，避免烦恼，不作剧烈运动。

预后 以其易发脑溢血，多危险性。

二、肩凝（肩背痛）

原因 本病来自背部及颈部之血行障碍。其主因为脑神经衰弱、心身过劳、子宫病、局所的血管硬化、痛风、感冒寒冷等所致。

症状 主征为肩臂部有压重感，冷痛感，稍重则有头痛、眩晕、倦怠、不时恶心欲吐、或结膜充血。如发生感冒，则肩臂部疼痛更甚。

疗法 以活动该部之神经血管等为目的。

取穴 风池、大杼、肩外俞、曲垣、肩髃、曲池，及其压痛点。

用28号针作温针灸，每日或间日一次，或用念盈药艾灸条每日灸治。

护理 肩背部防止感受寒冷，时常以手摩擦之。对于原因病，亦须治疗。

预后 本病殊顽固，易于复发。

第三节 血液病

一、贫血（血虚）

原因 由于外伤、或痔出血、生产、子宫疾患等之外，出血过多或消化不良、营养不足、过劳、精神劳动、肠寄生虫癌肿等，致血球大量减少而形成。

症状 皮肤与黏膜苍白色、呼吸气短、头眩耳鸣、恶心、易于倦怠、心悸亢进、脉细数。如属急性贫血，则全身苍白、冷汗、脉频数细微、恶心呕吐、四肢厥冷、猝倒。

疗法 以促进营养之吸收为目的。

取穴 膈俞、脾俞、三焦俞、大肠俞、关元、足三里。

每日各灸小艾炷五壮，或用念盈药艾条灸，每日灸治。如为急性贫血，于上列诸穴针治外，并于穴之上、下、左、右行皮肤针捶击。

其他：对于其主诉，作对症疗法。如耳鸣者，加取听宫、翳风。头晕重痛者，加取风池、太阳、头维、攒竹等。心悸者，加心俞、通里。恶心呕吐者，加上脘、中脘等。主要是原因疗法与对症疗法，相互施治为愈。

护理 作户外运动，进富于营养之食物，略饮葡萄酒等。

预后 因其原因而不一定。慢性者，无直接生命危险。急性者，虽多可愈，亦有因出血过多而死亡者。

二、萎黄病（萎黄、黄胖病）

原因 本病多发于春机发动期之处女，为贫血性疾患之一种。其诱因为大出血、恶液质、肠寄生虫之刺激、性欲不遂等。

症状 本病之主征，皮肤苍白中带黄色，尤以口唇及结膜淡暗无血色。自觉耳鸣眼花、头痛眩晕、易发恶心呕吐，常发脑贫血症状。脉搏及呼吸较一般人为快速，常有不明原因之发生，喜食异物，月经不整或不潮。

疗法 以旺盛血行为目的。

取穴 百会、天柱、身柱、至阳、脾俞、三焦俞、关元、足三里、三阴交。

每日或间日用小艾炷灸治各三至七壮，持续二至三个月。

其他各症状，可随其见症取穴，间日针治（参观上条贫血症）。

护理 多食营养品，再由专医处方内服，去其原因为第一。

预后 得痊愈者多。

三、白 血 病

原因 有因热性病后，间歇热，月经不调，下腹充血，精神感动，慢性泻痢而引起，多发生于贫苦营养不足者。

症状 头痛、眩晕、心悸、气促、食少、皮肤弛缓感、无血色、脾脏肿大、或胸骨痛、或浮肿腹水。

疗法 以促进营养吸收与强壮为目的。

取穴 膈俞、肝俞、脾俞、三焦俞、命门、关元、足三里。

每日或间日用念盈药艾条灸治，有主诉症状，则加取对症穴位，参阅贫血症条。

护理 多进营养品，常食猪肝，与户外运动，并由专医作原因治疗。

预后 视其原因而不一定。

第三章 消化器病

第一节 口腔疾患

一、卡他性口腔炎（口疮，口糜）

原因 由于诸种之热性病或饮食关系，吸烟过度，口内不洁，或为化学的刺激，温热的刺激，器械的刺激，或为近傍黏膜之炎症等所波及而发。

症状 口中发生灼热感、口腔黏膜发赤、肿胀疼痛、舌有灰白色或类褐色之厚苔、口淡或觉苦味、食欲不振、口臭、有时发热。又溃烂性口内炎，覆有黄色污秽易生于出血之苔，舌龈等部有溃疡，并有39℃上下之发热与淋巴腺肿胀。

疗法 以消炎诱导为目的。

取穴 金津、玉液、廉泉、颊车、地仓、手三里、合谷、大陵、内庭。

每日用26号针作重刺激。

发热时，配合风池、身柱、曲池诸穴。

护理 禁与刺激性食物。以生甘草、薄荷煎水，时时含漱之。并保护口腔之清洁。

预后 多良。

二、鹅口疮（鹅口、雪口）

原因 本病发于哺乳小儿，由于乳头不洁或乳汁酸败，口内不洁等，复有传染固有之鹅口疮菌而发生。成人亦有发生者，都为癌肿、伤寒、结核、糖尿病等之严重后期症状。

症状 本病之特征为口腔黏膜及舌面，有群集之白斑点，移时即融合如乳皮，满布口腔，白斑不易剥离，且易于向咽头食道蔓延，唾液分泌极多，吮乳困难。间有轻热。

疗法 以消炎诱导为目的。

取穴 同口腔炎（参见上条）。

护理 以甘草薄荷水洗涤口腔，予以滋养之饮料。

预后 小儿原发者，良。成人由其他严重症候而发者，多不良。

三、亚布答性口内炎（口舌疮）

原因 口内炎、鹅口疮、肠胃病、热性传染病后，每影响身体虚弱而发生此病。患者多为生齿期之小儿。

症状 本病特征，口腔黏膜生白喉义膜样类之白色斑点，如豌豆大圆形而微隆起，周围有红晕，斑点不易剥离，去之则出血。多发生在舌缘、舌前面、舌系带、口唇内面齿龈等处。口腔黏膜有炎性症状及灼热、疼痛、唾液分泌亢进、吮乳困难。

疗法 以消炎诱导为目的。

取穴 风池、天柱、身柱、承浆、廉泉、地仓、曲池、合谷、液门。

每日针治一次，用中刺激。

护理 清洁口腔，饮以滋养料。

按：以前随父侍诊，每用锡类散敷之，二三日即愈，录供参考（方见末页）。

预后 多良。

四、扁桃腺炎（乳蛾、喉蛾）

原因 主因多为感冒之续发。恶性热性病、麻疹、丹毒、梅毒，亦为其诱因。腺病质者易患之。发于小儿者居多。

症状 有急、慢性两种：

急性者：先为恶寒、发热、咽头干燥、瘙痒或疼痛。继即扁桃腺发赤肿胀、咽下咀嚼发生困难。甚则两边扁桃腺肿大相接，阻碍饮食与呼吸，引起喉头炎与喉头狭窄症。

慢性者：一为急性之移转，一为因微有感冒或过劳而发生。无急性之症状，仅有两边或一边之扁桃腺微肿，或肿大，感有咽下微痛，时时作痉挛性之呛咳，声音带鼻声而已。有时有化脓性之溃烂。

疗法 以消炎诱导为目的。

急性取穴：风池、天柱、大杼、尺泽、少商、商阳。

每日一次。26号针作重刺激。

慢性取穴：天柱、大杼、鱼际、液门。

每日一次。28号针作中等刺激。

护理 以甘草水含漱。急性症，可再由专医作药物助治。

预后 多良。

五、耳下腺炎（痄腮、发颐）

原因 本病有流行性耳下腺炎与续发性耳下腺炎两种。前者为一种之流行传染病，其病因尚未明。于秋冬之际，小儿患者为多。一度发生之后，即不再发生。后者为重症伤寒、猩红热、丹毒等病之续发症。

症状 本病之主征候，流行性者，先有违和、倦怠、发热、耳之一侧发生疼痛。次则乳突与下颚枝之间（即耳下腺部），发赤、肿胀、灼热、疼痛，颈偏侧于疾患一面，唾液分泌旺盛，舌有苔而食欲缺乏，咀嚼时影响作痛。本病患者，都为一侧，鲜有两侧者。续发症，肿胀与疼痛较强，有时化脓。每经过一周乃至两周而始愈。

疗法 以消炎诱导为目的。

取穴 风池、大杼、曲池、天井、外关、合谷、液门。

每日用26号针作重刺激。

护理 流行性者，多饮热开水，覆被静卧催汗。有化脓倾向者，应由专医诊治。

预后 多良。

六、流涎症（流涎、涎潮）

原因 本病大都由口腔疾患、胃肠病或肠寄生虫而发。患者以儿童为多。亦有由脑病与水银中毒而引起者。

症状 主征为唾液分泌旺盛，由口角外流，致口角部发生潮热糜烂。

疗法 以加强唾腺之收缩，制止唾液之分泌，调节交感神经之唾液分泌机能为目的。

取穴 风池、天柱、颊车、地仓、廉泉。

每日针治一次。小儿用皮肤针。收效以病期新久与体力关系而不一致。

护理 洗涤口腔与口角外之潮糜部分，禁止唾液之下咽，勿与刺激之食物。

七、齿痛（牙痛、龋齿）

原因 本病为三叉神经别支被侵而作痛。大都为牙齿受伤，或为齿根膜炎、齿髓炎、齿槽脓漏、蛀齿、药剂中毒、口腔炎、齿龈瘀血等因。上齿痛，为三叉神经之第二支受病；下齿痛，为三叉神经之第三支受病。

症状 除各种原因症状外，大都作持续性之剧痛，或作波动性之疼痛。患齿之部，不论寒冷或温热之刺激，皆能使痛觉增剧。痛甚时，患侧颊肌亦为肿胀。有时呈齿根化脓及恶寒发热。

疗法 以消炎镇痛诱导为目的。

取穴 以下关、合谷为主，风池、大杼辅之。

剧痛时，先针风池、大杼，继针下关、合谷。两合谷下针后，作或轻或重之雀啄术约 2 分钟。当施针提插时，使患者合口，上下齿接触，稍稍用力咬紧，待痛止而后放松，然后出针。痛不全止时，可于合谷留针数分钟。

有脓漏蛀齿者，当时虽能止痛，移时即发，亦有可能止痛若干时日而再发。

护理　避免刺激性食物，安静，除去原因。有脓漏、蛀齿，由牙医师诊治。

预后　良。

第二节　咽头疾患

一、急性咽头炎（风热咽喉痛）

原因　由于化脓性菌之侵入。感冒为其诱因。亦有各种之热性传染病，如流行性感冒、猩红热、麻疹、痘疮、邻接器官之炎症波及，或为化学的、机械的刺激，或饮酒吸烟过度而致。

症状　本病之初期，恶寒、发热，咽头觉干燥不适。继觉咽头灼热疼痛，痉咳，咯痰，咽头黏膜发赤肿胀，言语障碍，下颚角之淋巴腺亦肿胀硬固疼痛，咽下时咽头疼痛加剧。大概一、二日而热退，一周以内得愈。

疗法　以消炎诱导为目的。

取穴　风池、天柱、大杼、手三里、合谷、少商（出血）、商阳（出血）、照海。

用26号针作重刺激。每日一次。

护理 以甘草、桔梗煎水含漱，禁食刺激性之食物。

预后 多良。

二、慢性喉头炎（阴虚喉痹之类）

原因 有由急性咽头炎之转致，有因鼻疾患或口腔不洁、烟酒过度、尘埃等之刺激。

症状 本病无发热等之全身症状。其主征为咽头黏膜有充血样之潮红，表面有颗粒状之散在。自觉咽头有异物感，干燥不舒，水液咽下有微痛，干性物咽下比较不痛，间有咳嗽，声音微弱。

疗法 以消炎强壮为目的。

取穴 天柱、大杼、身柱、膈俞、肝俞、天鼎、廉泉、液门、鱼际。

以28号针作中等度之刺激。每日或间日针治一次。

护理 摒除烟酒与刺激性之食物，摄取富有营养价值之食品，少言语，多休息。

预后 不一定。其有心肺肾病者，多不良。

第三节 食道疾患

一、卡他性食道炎（咽食痛）

原因 口腔炎、咽头炎、癌肿、传染病之蔓延、瘀血症、过热之饮食物刺激，机械刺激等所致。

症状　急性者，患部发赤肿胀，往往呈有热候，感觉疼痛，咽下发生障碍，食物时有似食物停滞食道中之感。有时觉胸骨内压重苦闷。儿童则往往在食时作吐，混有黏液与血液。

疗法　以反射诱导旺盛食道黏膜之新陈代谢，达消炎为目的。

取穴　以大杼、风门、肩中俞、身柱、肩井、天突、膻中、上脘、手三里、足三里、内关、内庭。

用26号针作中等度刺激。每日针治一次。

护理　禁与刺激性之食物，安静，以温水洗脚。如为传染病与癌肿之转移者，当由专医用药物治疗。

预后　含有恶性之炎症而致者，多不良。

二、食道癌（食膈）

原因　本病由于平素嗜好刺激性之食物，大量饮酒、吸烟等而致。患者多为45岁以上之男子。癌生于食道中。

症状　本病之主征为咽下困难而疼痛、肌肉瘦削、皮肤呈苍黄灰白色、声音低嗄。

疗法　针灸术不适应证。现无适当治法。患者每在半年至二年中死亡。

三、食道狭窄（热膈、痰膈）

原因　物品咽下之受伤，或食道壁发生癌肿物，或以甲状腺肥大、动脉瘤等外面压迫而致食道发生狭窄。平素多情志忧郁，亦易患此症。

症状 本病主征为咽下困难，食物停滞于狭窄之上部，发生食入即吐。或因食物时时停留，而使狭窄之上部扩张压迫气管，而为胸内苦闷，呼吸困难。初犹能将液体咽下，继至液体不能通过时，遂致营养不足而死亡。

疗法 除属咽下受伤而致者外，概不适应针灸治疗，应由专家用手术医治。

取穴 大杼、肩井、厥阴俞、膈俞、天突、膻中、上脘、内关、手三里、足三里、丰隆。

间日针治之。如经十次以上之针治无少效者，仍属不治。

护理 首先摒除忧郁，宜休养、怡悦，可为治疗之帮助。

预后 不良者多。

四、食道痉挛（胸口痛、气痛）

原因 本病为由脑脊髓疾患、食道炎、癔病、身心过劳、神经衰弱、烟酒过量、子宫疾患之反射而致。

症状 本病多为神经性，且为发作性之食道痉挛性疼痛。发作时间之长短与强弱，并不一致。其疼痛之部位，有时在食道之上段，有时变易位置而在下段。在食物咽下时，发作更甚。但咽固形物较液体为易。此为本病之特征。患者以妇人为多。

疗法 以镇制缓解食道之副神经为目的。

取穴 风池、大杼、肺俞、膻中、上脘、气海、中极、曲泽、足三里、三阴交。天柱、肩井、厥阴俞、玉堂、巨阙、关元、内关、地机。

每日或间日轮换针治之。

护理 多摄取营养物，以情志愉快为首要。

预后 神经性者，良。

五、食道麻痹（噎塞）

原因 本病由脑脊髓及迷走神经之疾病而致。亦由因白喉、梅毒、铅毒、酒精中毒等病而致。

症状 本病之主征为咽下困难，食物停滞于食道中，再以汤水润下之，从其食物之重量，压降入胃。故固形食物之大者，较小者易于通过。当食物压降时，食道扩大压迫邻接之心肺神经，发生心悸气促。

疗法 以促进分布于食道之副交感神经兴奋为目的。

取穴 风池、天柱、肩中俞、肩井、肺俞、心俞、肝俞。

每日或间日用28号针作轻刺激，持续数月之针治。

护理 行原因疗法之外，背脊两侧常予按摩，怡悦情志。

预后 不一定。

第四节 胃疾患

一、急性胃炎（伤食、呕吐）

原因 由于饮食之不节及过食香味食料，或食过热过冷之刺激物品，或食物含有细菌毒素等，或急性热病之波及等而起。其他则为各种食物之中毒或药剂之中毒。小儿则以摄取酸败之乳汁而起者多。

症状 本病之主征为舌有厚苔、味觉异常、食欲缺乏、恶心、呕吐、口渴、嘈杂、口臭、胃部疼痛、便秘或下痢、尿量减少。亦有发生全身倦怠、发热、头痛眩晕者。病的变化，则为胃黏膜发赤、肿胀，分泌及吸收力减退，游离盐酸减少或过多。亦有因细菌之侵袭，起蜂窝织炎，则呈高热与胸口剧痛。

疗法 以反射诱导加强胃黏膜之新陈代谢，达胃黏膜及胃机能恢复为目的。如为食物中毒、药物中毒、细菌感染，有高热剧痛者，速送医院诊治，于针术为不适应证。

取穴 膈俞、胆俞、胃俞、天突、中脘、手三里、内关、足三里、公孙。

每日针治一次。四肢之穴，用26号针作强刺激。中脘宜浅刺而留针。

护理 在症状进行中，不与食物，仅饮以温开水或薄荷水。症状消退时之数日内，以流汁食物为宜。

预后 早期予以适当之治疗则良。

二、慢性胃炎（嘈杂）

原因 有自急性胃炎之后，不注意于摄养。有为过食刺激性之饮食物，如辛辣烟酒等。其他心、肝、肺脏疾病、胃内充血、消化性溃疡、胃癌、贫血、萎黄病、龋齿、妇女子宫病等皆能引起之。

症状　食欲不振，胃部胀满，有时疼痛、吞酸、嘈杂恶心，心窝部压重；有时头痛、眩晕、心悸亢进、胃有振水音、为本病之主征。症状往往持久不愈，因而胃机能吸收迟钝，发生营养障碍，致颜面苍白、肌肤枯瘦、贫血、行动气促、极度衰弱现象。

疗法　以促进一般胃组织细胞之生理紧张性与活动性，旺盛新陈代谢，促进胃腺分泌，加强消化机能为目的。必须作长久之治疗。

取穴　肝俞、胃俞、上脘、建里、不容、梁门、内关、足三里。

脾俞、三焦俞、中脘、承满、太乙、上巨虚、公孙。

每日或间日轮换作中等度之刺激，加用温针法，或念盈药条灸治，收效更速。

或取肝俞、脾俞、中脘、足三里，每日灸小炷各五壮，持久不辍，亦有良效。

护理　因他病之原因而致者，必作原因治疗。此外注意饮食摄养。

预后　视原因之不同，而不一致。

三、胃癌（膈食、反胃）

原因　本病之原因不详，但患者年龄必在40岁以上，男子较多。曾有胃疾患，如慢性胃炎、消化性溃疡等；或为平素喜饮浓茶、厚味、嗜好烟酒等，皆其素因。

症状　本病发生徐缓，初起时，先为食欲不振，消化不良，渐次感觉胃部压重，时作便秘，舌有灰白色或滞黄色之苔，皮肤干燥，手背及前臂，间有白斑发生，食后呕吐，嗳气，时作难以形容之胃痛，痛甚时向肩臂胸窝腰背等部放散，吐出之物有咖啡色之残渣，为本病之特征。胃癌如在贲门之部，则食物难以下胃，每每立即呕吐而出；如在幽门之部，食后数小时必作呕吐。本病胃部膨满，按之可触知有强固之肿疡物，而发疼痛。病至末期，衰弱而死，为期仅一年至三年而已。

疗法 本病为难治之症。针术上只可缓解疼痛。

取穴 膈俞、胃俞、三焦俞、内关、足三里，诸穴针治之。

按：本病中西医迄无药物可以治疗，从理想之灸法，于初时确定为胃癌症而身体尚未十分衰弱时，在其脘腹与背部之适当癌症部位，用大蒜片灸法，下置麝香，施以灸治，感有热气注入而止，约三、五枚大艾炷，间日或间数日一灸之。如有反应，多停数日。著者因曾作子宫癌灸治得效而作此推想也。

四、胃痉挛（又名胃神经痛、胃疝痛）（心痛、肝气痛）

原因 本病为神经性之胃神经痛。由于神经衰弱、癔病、脊髓痨、萎黄病、急性胃炎、胃溃疡、胃癌等，或烟草茶酒之过用，女子生殖器病、月经异常、妊娠等之反射而来。

症状 本病为胃部起发作性之痉挛而发剧痛。其痛如钻、如刺、如灼、如绞，患者必屈其上体，或以拳重压，冀缓解痛度。其痛往往向左胸部、左肩胛、背部放散。同时腹直肌亦发生挛急。痛甚时颜面苍白、手足厥冷、脉搏细小、冷汗直流，甚至不省人事。约经数分钟或数小时间，作嗳气、欠伸或呕吐而缓解。痛止后，健康如常。其发作一日数回，或数日数月一回而不一定。

疗法 以镇静胃之副交感神经，缓解胃运动之紧张为目的。用反射及诱导法。

取穴 肝俞、脾俞、三焦俞、中脘、气海、足三里、内庭。

胆俞、胃俞、肾俞、建里、上巨虚、行间。

每日或间日交换针治，作中刺激。在发作时，取足三里、公孙、厉兑，用强刺激，作诱导法缓解之。

护理 有原因病者，治其原因。注意饮食，愉悦情志。

预后 多良。惟原因不去，每多反复。

附 类症鉴别

一、胃神经痛：疼痛初在心窝部，患者每俯屈上半身，以强压胃部而缓减其痛。

二、疸石疝痛：疼痛发作时，有恶寒、呕吐症状，如压迫其右季肋部则疼痛加强，并有黄疸症状，而大便每为灰白陶土之色而不黄。

三、胃溃疡：疼痛多在食后半小时始发生，有时有呕吐血液症状。

四、肋间神经痛：其痛每多在第五至第七肋间者为多，并有一定之压痛点，且为持续性之痛。

五、肾石疝痛：痛在后腹壁而向下腹放散。

六、局限性腹膜炎：其痛压之乃增剧，亦为持续之疼痛。

七、腹肌风湿病：其痛为持续性者，无发作性者。

八、肠痉挛：其痛每在脐部中心作剧痛开始，患者每强压腹部以图减缓。

九、子宫痉挛：其痛每在下腹部，向下肢放散。

凡强压痛部，而较缓减者，都为痉挛性之神经痛。如增剧者，为机质之疾患。

五、胃扩张（胃胀）

原因 本病由于胃壁弛缓，失去收缩性能力所致。暴饮暴食，慢性胃炎或腹膜炎愈后之转变，或幽门部之狭窄，或胃生溃疡，或邻接脏器之压迫等，为本病之起因。

症状 本病之主征为胃部发生胀重，食欲不振，或易于饥饿，空腹时发生胃痛、吞酸、嘈杂、嗳气，或有呕吐、大便常秘、尿量亦少。胃部之触诊：胃之下缘降至脐下，在仰卧时可看出心窝部稍低陷，而脐之上部膨隆胀大，若振动之，则发生振水音，肌肉日瘦，营养益少，成为顽固难愈之病。

疗法 以反射的加强胃肌之运动机能与组织细胞之活动性，以达胃壁之收缩为目的。

取穴 肝俞、脾俞、三焦俞、巨阙、中脘、不容、梁门、足三里。

胆俞、胃俞、上脘、承满、建里、上巨虚。

每日或间日交换作轻度之刺激；配合念盈药艾灸条之灸治，不断治疗。有原因病者，间作原因疗法。

护理 避去暴饮暴食，脘腹背部保温，常用压腹带，间作户外运动。

预后 去其原因，能久治者良。

六、胃溃疡（胃脘痛、血痛）

原因 多发于一般虚弱者，有肺病或贫血病，大多由于胃之某部发生血行障碍，胃黏膜起局部的自家消化，因此形成带圆形之溃疡面。溃疡部位多数在胃之后壁。而胃部损伤、胃酸过多、其他化学等之刺激为其诱因。患者以 15 至 30 岁者为多。

症状 本病主征，通常于饮食后半小时，胃部发生剧痛。如溃疡部接近幽门，则食后须 1～2 小时发生剧痛。食物吐出之后，立即止痛。疼痛多在上腹部，自第八胸椎至第二腰椎之范围处，痛处按压则更甚。当食后疼痛发作之后，每每呕吐，吐出物中含有血液，甚者大量吐血，血色则为紫暗色，有时混在大便中排出。对于食欲，并不减少，口味亦佳。空腹时亦能发生疼痛，得食可以缓解一时。舌诊多呈赤色。如出血过多，即发生头眩心悸、颜面苍白、脉搏细小、精神衰惫。本病扩展则胃壁穿孔，发生腹膜炎而死亡。

疗法 予以反射刺激，强壮胃肌新生力，并减少胃酸之分泌为目的。

取穴 风池、大杼、膈俞、胆俞、脾俞、足三里。

天柱、肩井、肝俞、胃俞、三焦俞、上巨

虚。

每日交换作轻刺激，持续治疗。

出血时：取足三里、内庭、公孙，作强刺激。

注意：本病禁止胃部深针。

护理 使之绝对安静，屏除忧虑，摄取富有营养无刺激性之流质食物。间作对症治疗。

按以往经验，每日以云南产参三七之大颗者，用开水在砂盆中磨食3~5分，久服有良效。

预后 治愈者有之。如有并发症者危险。

七、胃下垂（嗳气嘈杂）

原因 本病有来自先天的内脏下垂症；有后天性的胃之转位；或为胸部狭隘、腹壁弛缓、肝结肠韧带之弛缓等；或为胃扩张症而移转：或妇人生产后骤形瘦弱而致。

症状 本病胃之大弯下垂至脐下二指余，小弯亦低于肝之下缘，渐次发生消化障碍，心窝常作压重之感，并呈头痛、眩晕、精神忧郁、嗳气、嘈杂、腹胀满、便秘、失眠、神经衰弱。

疗法 同上，以加强胃肌之紧张为目的。

取穴 天柱、大杼、膈俞、肝俞、脾俞、三焦俞、承满、梁门。

每日用温针法治之；或予以轻刺激之针法后，配合念盈药艾条灸治之，必须持续久治。惟先天性者，久治亦难有效果。

护理 背部、胃部、腹部常用按摩法，加强胃肌之紧张力，与针灸法配合应用，兼用胃托以助之。

预后 年久者难效。

八、神经性消化不良（胃气）

原因 本病多属神经质者。30 岁以上男子为多。来自贫血、烟酒过度、精神过劳、疟疾、肺病、肠寄生虫、妇人妊娠、经久授乳、癔病等之续发。

症状 食后觉有胃部压重不快之感，不时头痛、倦怠、眩晕、不眠、心悸、吞酸、嗳气、便秘或泄泻。精神爽快时，则一切症状消失。精神兴奋之时，稍进一些饮食而胃病立发，但有时多进一些不消化食品，亦不发生消化障碍。如此病苦，变易不定，为本病之特征。

疗法 以旺盛胃之机能，促进胃液之分泌，调整交感神经之紧张为目的。

取穴 天柱、膈俞、脾俞、三焦俞、上脘、建里、气海、足三里。

大杼、肝俞、胃俞、意舍、巨阙、中脘、上巨虚。

每日或间日交换作中等度之刺激，需二、三个月以上之针疗。

护理 注意原因病。与易于消化富有营养之食物，少吃多餐。情志愉快为第一。

预后 生命上无危险，但为顽固之病症。

九、神经性呕吐（呕吐）

原因 本病非为胃体有器质的变化，而为脑髓或脊髓之疾患，由神经中枢的作用，直达胃中之刺激而起；或为胃部中毒而来；或为其他病症如生殖器病、咽头、喉头、鼻、肾、肝、脾、盲肠、妇科病、妊娠、尿毒症、神经衰弱、癔病、肠寄生虫等之反射刺激而来。

症状 本病之主征为频繁性之呕吐，虽空腹时亦容易呕吐，常作恶心。亦有限于某种食物而作呕吐。以精神感动而诱发者为多。对于消化作用及食欲无影响，呕吐后之不快感亦立即消失。呕吐时间，每以早晨及胃空虚之时为多。

疗法 以反射诱导抑制副交感神经之上下喉头神经兴奋，以镇静呕吐中枢为目的。

取穴 风池、天柱、胃俞、幽门、上脘、曲泽、通里、内庭、太冲。

每日针治一次。用中等度之刺激。

在呕吐时，取大陵，作强刺激之针刺。

护理 注意食物之选择，以易消化而少水分之食物为宜，安静，避免精神上之感动与冷食品。

预后 因原因之不同，不易达到完全治愈而不再发之希望。

十、胃酸过多症（吞酸）

原因 因快食之习惯，咀嚼不充分，或牙齿不良，神经衰弱，过食淀粉食物与香味料等，刺激分布于胃腺之分泌神经而发。亦有因惊惧，精神感动而来者。

症状 初起时胃部感有压重不快，逐渐增进而为吞酸、嘈杂、嗳气，再进而发生胃痛。胃痛每在食后两小时发生，向背部两肩胛放散，为其主征。但食欲反佳，且有顽固性便秘。如病再进展，发生胃溃疡症者居多。

疗法 以反射诱导刺激胃神经，调整胃分泌机能与通便为目的。

取穴 天柱、大杼、膈俞、肝俞、脾俞、中脘、天枢、足三里。

每日用28号针作强刺激。并用念盈药艾灸条灸治之。

护理 注意饮食物之选择，避免一切冷食，情志怡悦，腹背保温。

预后 大多良好。

十一、胃肌衰弱（胃弱）

原因 为腹壁弛缓，腹压减少及营养不良，影响胃肌衰弱。

症状 胃部膨满，有压重之感，饮食之后常发嗳气，必须放松衣带。进液体后，胃有振水音。每因胃肌弛缓，起蠕运动障碍，形成营养不良、神经衰弱。

疗法 以活泼胃运动，紧张胃肌，加强副交感神经之兴奋，抑制交感神经为目的。

取穴 肝俞、脾俞、三焦俞、上脘、中脘、下脘、不容、梁门、足三里。

每日用念盈药艾条灸治一次。

护理 注意食物，水分多之食物避免，常常按摩背部两侧与胃部。

预后 艾灸大多良好。

第五节 肠疾患

一、急性肠炎（食泻、热泻）

原因 本病每与急性胃炎并发。其主因为饮食不注意，暴饮暴食，食腐败食物及不熟果实，自家中毒，蛔虫刺激，伤寒，霍乱，赤痢，疟疾等之急性传染病，或药物中毒所引起。或为癌肿，心脏病，胃病之并发症，亦有下腹及下肢感受寒冷而致者。乳儿则往往为乳汁之变质而发。

症状 本病有全肠受病，有仅属一部分受病，因此有十二指肠炎、阑尾炎、大肠炎、直肠炎等之区别。最多为小肠炎。成人往往有轻度之发热，小儿往往发生高热，甚至发生痉挛。于发炎部分，则为腹痛、雷鸣、鼓肠、伴以泄泻，作一日五回至二十余回之下利。便中混有多量之黏液，尿量甚少，其他食欲不振、全身倦怠、口渴、亦有头痛，小儿及老人，往往陷于严重。如由中毒而致者，则症状更为剧烈，患者突然衰弱，旋至心脏发生麻痹而亡。由于发炎部分之不同，其症状微异，分析如下：

（一）十二指肠炎：同时发生黄疸。

（二）小肠炎：脐之周围作痛，为不消化性之少量之黏液（食泻）。

（三）大肠炎：沿大肠之径路有压痛，大便为黏液性样之水分，混杂不消化物，而有恶臭（热泻）。

（四）直肠炎：为痢疾，里急后重，痢下量少而次数特多，便中混有黏液及血液（赤白痢疾）。

（五）阑尾炎（另刊）。

疗法　由中毒而致之肠炎，非针术可治，其他概以反射的刺激与诱导，减少肠蠕动，调整血循环为目的。随病位之不同而定穴位。

（一）十二指肠炎：督俞、膈俞、肝俞、日月、中脘、天枢、下巨虚、足临泣，作强刺激。

（二）小肠炎：三焦俞、气海俞、大肠俞、建里、天枢、气海、曲池、合谷、上巨虚、内庭，腹腔之穴浅刺轻针，余作强刺激。

（三）大肠炎：三焦俞、气海俞、大肠俞、小肠俞、天枢、手三里、足三里、合谷、上巨虚、内庭，针法同上。

（四）直肠炎：大肠俞、小肠俞、中膂俞、白环俞、次髎、尺泽、合谷、足三里、内庭，作强刺激。

护理　本病宜与专医用药物共同诊治，收效必速。暂时停予食物，多喝开水。

预后　大多良好。

二、慢性肠炎（寒泻、痛泻）

原因 本病大都由急性肠炎之移转，或肝脏硬化症、心脏病、肺疾患、肠结核、肠寄生虫、肠溃疡、饮酒过度、滥用下剂，肠内郁血等而发。

症状 本病之主征为时而便泻，时而便秘，其他症状，则腹痛、或不腹痛、雷鸣、头眩、食欲减退、肌肉瘦削、失眠、体力日弱。

疗法 以刺激肠肌一般细胞之生理机能回复，旺盛血循环，促进肠肌之吸收机能为目的。有原因病者，应兼作原因疗法。

取穴 三焦俞、气海俞、大肠俞、中脘、天枢、气海、水道、足三里。

用药艾条每日灸治。

护理 去原因病，腹腔保温，注意饮食。

预后 随原因不同而异。有并发症者多不良。

三、阑尾炎（缩脚小肠痈）

原因 由于大肠菌或其他化脓菌类之侵及盲肠，或异物宿便等之嵌入虫样突起内，或骨盆内之炎症波及等为主因。

症状 阑尾炎：初为便秘，继即右肠骨窝处发生疼痛及肿疡状隆起，从右肠骨前上棘线，约距脐之三分之二处，发生急剧之疼痛，热度上升至39℃，甚至41℃，局部拒按，转侧咳嗽更痛，右脚不能直伸，扣诊呈鼓音，本症易于化脓，必须早期由专医切除。

疗法 应由专医作适当之诊治。

取穴 血海、委中、阴陵、地机、三阴交、行间、天井、曲池、合谷，作强刺激。

慢性阑尾炎：热度轻微，不甚疼痛，取气海俞、大肠俞、居髎、冲门、血海、阴陵、三阴交，每日针治。于痛点用药艾灸条灸治。

护理 绝对安静，予以流动的食料。

预后 早期得适当之治疗，大多良好。如已化脓而引起腹膜炎者不良。

四、肠结核（肠痨）

原因 本病为结核菌在肠壁形成粟粒结核，作广泛之浸润，或形成肠内面环状溃疡，多为肺结核病后期之续发症。亦有从结核患者之食具或饮有结核菌之牛乳而致者，以小儿为多。

症状 本病之主征为天明时便泄，一日二、三次，鸡鸣泻，腹部稍稍膨满，将泻时，下腹作痛，粪便为糜粥状，含有结核菌及组织坏片或血液，渐次羸瘦、贫血、潮热，甚至肝肿大，每多发生结核脑膜炎而死亡。

疗法 以强壮为目的。有肺结核者，另作对症疗治。

取穴 脾俞、三焦俞、气海俞、大肠俞、天枢、气海、足三里、三阴交。

间日用小艾炷灸三至五壮。

又：气海俞、大肠俞、阳关、五穴点，每四、五天用蒜片下置麝香少许，灸三壮。

护理 摄取富有营养之品外，与药物共同治疗。

预后 本病早用灸治有效。有结核后期症状者，每多不良。

五、肠疝痛（腹痛）

原因 本病于肠之本质上无变化，仅为肠间膜神经丛，或腹下神经丛所发之神经痛。大多由于神经衰弱、癔病、贫血、肠寄生虫刺激、肾病、子宫病之反射，或为肠中浊气之郁积而致。

症状 本病之主征为发作性之腹痛，自脐部或下腹起突作剧痛，如绞如刺，腹筋紧张，患者必将身躯前屈，以手重压，冀其缓解；痛甚时面色苍白、心悸、冷汗、脉细、肢冷，亦有恶心呕吐者；每经嗳气，放屁，或行大小便而立即缓解。疼痛发作时间不一，有数分钟即止，有1、2小时始已者。

疗法

（一）发作时以缓解肠肌之痉挛为目的。

（二）平时以旺盛其部之血行，调整肠肌之蠕动为目的。

取穴

（一）气海、天枢、足三里、三阴交、行间，用强刺激针法。或用中艾炷灸三壮。

（二）脾俞、三焦俞、气海俞、大肠俞、天枢、关元、大巨、足三里、三阴交。

每日用念盈药艾灸条灸治之。

护理 腹腔保温，避免冷食，兼作原因治疗。

预后 通常佳良。但为顽固疾患，易于复发。

六、肠弛缓症（大便虚秘）

原因 有为先天性之肌肉萎弱，肌肉发达不充分而致者。有为后天性之少运动，作久坐之生活。或妊娠过多，或有慢性肠炎，与滥用下剂而致。

症状 平卧时，腹部平坦而沿结肠则膨满。脐下与耻骨中间按之柔软。于盲肠部与S字状部可触知粪块；震动腹部可得水音；大便秘结，间有每日通便者，其排出量较食物摄取量为少；而食欲不变，此为本病特征。以粪块郁积过久，分解腐败产物，引起头痛、头晕、三叉神经痛、失眠、心悸，恐惧等症状。

疗法 以抑制肠部交感神经之紧张，与促进肠肌之强壮为目的。

取穴 三焦俞、气海俞、大肠俞、天枢、大横、腹结、中极、支沟、足三里、大敦。

每日用小艾炷灸治，或予轻刺激之针法，或用药艾灸条，作持久之针灸有效。

有其他症状如头痛、失眠等，各按其症状针治之。

护理 腰椎至骶骨两侧，常予按摩，时作户外运动。

预后 无生命上危险。治愈则难。

七、习惯性便秘（血虚便秘）

原因 本病为肠之蠕动机能减弱所发生之病症，其诱因为运动不足，多坐工作，与不消化之食物，或收敛性食物。其他胆汁分泌少、贫血、胃肠疾患、直肠肛门疾患、脑脊髓疾患等皆为其起因。

症状　大便数日一行，异常干燥而困难为其主征。腹部时常膨满、压重、紧张、发生自家中毒之眩晕、头重、头痛、倦怠、心悸、不眠、呕恶、或三叉神经痛。

疗法　以加强肠肌力，促进肠蠕动为目的。

取穴　大肠俞、小肠俞、中髎、天枢、肓俞、外陵、水道、支沟、足三里、承山、太白。

每日或间日用中等度刺激。

护理　作户外运动，腰以下前后常予按摩，多饮盐开水，兼作原因疗法。

预后　有脑脊髓疾患者不良。

八、十二指肠溃疡（心脘痛）

原因　本病因十二指肠部肠黏膜发生血行障碍，失去抗力，受胃液之不断刺激，与食物之过度摩擦而致。

症状　每于食后2、3个小时，当心窝下右侧处，发生剧痛，如切如锥，呕吐之后立即止痛，或待食物完全通过之后止痛，为本病之主征。初起时心窝下有压重感，向右侧卧，觉得不舒，大便中有时发见混有黑色之凝血。

疗法　以旺盛其部之血行，加强肠肌之新生力为目的。

取穴　大杼、膈俞、肝俞、脾俞、幽门、梁门、中脘、内关、足三里。

每日或间日用轻刺激针法与药艾灸条灸之。

护理 多进碱性面食，少食多餐，禁止冷食与烟酒一切固性与刺激性食物。顽固性之病，须休养，怡悦性情。

预后 持久治疗者良。

按：本病时服云南产之参三七，作治疗辅助甚好，服法参观胃溃疡条。

九、腹泻（泄泻）

原因 本病为肠之蠕动亢进，或肠之吸收水分作用减退，或为肠液之分泌量增加，或有肠寄生虫之刺激等为其主因。

症状 一般为大便一日数次作泻。其为消化不良而致者，粪便稀薄如糜粥而有恶臭，时作恶心与口内乏味，泻时腹部略痛或不痛。其为蓄便关系而致者，便时腹作疝痛，便出即止，初为硬块便，次为粥状便，最后为水液样便，时时放屁。其为神经性者，便通回数不定，每因精神感动而欲便，便量甚少，同时有心悸、眩晕，全身作一时性之热感或冷感。

疗法 概以加强肠之吸收机能为目的。

取穴 三焦俞、大肠俞、下髎、天枢、气海、足三里。每日用念盈药艾灸条灸治。

护理 注意食物营养，腹部保温。

预后 持久治疗多良。

十、肠狭窄症（脾约）

原因　本病为肠管之一部发生狭窄，其主因或为一部之肠管痉挛，或为肠溃疡后之瘢痕收缩，或为其他脏器之肿疡压迫，及宿便阻塞等。

症状　本病主征为顽固性之便秘。排出粪便成细条形或粒状形，腹部感有膨满，疼痛，渐至呈衰弱状态。

疗法　以缓解肠肌收缩为目的。

取穴　气海俞、大肠俞、上髎、天枢、气海、大巨、水道、上巨虚。

每日作轻浅之针刺，或以皮肤针在腰椎骶骨两侧，脐眼直下之中线与天枢直下之侧线，及下肢胫骨外侧，每日作三次来回之捶击，持续一个月。

护理　腰椎骶骨外侧，日予按摩。

预后　顽固疾患，年久者难愈。

十一、直肠炎（痢疾）

原因　由于宿便或异物之刺激、或因感冒、直肠溃疡，邻接脏器之炎症波及而致。

症状　肛门瘙痒灼热、疼痛下痢、下血、里急后重、肛门周围糜烂，黏液漏出等。

疗法　以消炎诱导为目的。

取穴　上髎、次髎、中膂俞、手三里、合谷、足三里、三阴交、行间，作中等度之刺激。

护理　局部用温水洗涤，兼由专医洗肠与外用药物。

预后　多良。

十二、痔

原因　本病为痔静脉之结节状扩张而致，其诱因为习惯性便秘、直肠癌、子宫肿疡，与其他之慢性心脏病、呼吸器病患等之续发。而负重远行，强力工作，久坐而少行动，每成此症。在 30 至 50 岁之男子，与妇人妊娠分娩，每易发生。

症状　本病之自觉症状，为大便时感到肛门紧张不快，或为疼痛，间有痔出血者，以其病之发生部位，在肛门括约肌之上者曰内痔，肛门括约肌之外者曰外痔。内痔在便通时疼痛，如裂如灼，如不郁血，则便时不痛。外痔则在步行时感觉不舒或疼痛，痔疾每因出血而痛缓解，但因出血过多，即发生贫血现象，眩晕、心悸、衰弱，于是括约肌脱出肛外，俗称脱肛，苦恼不堪。

疗法　以诱导法减低直肠郁血，使痔静脉收缩为目的。彻底治法，应由专医治疗。

取穴　长强、阳关、中髎、二白、三阴交，作强刺激。

脱肛或大量出血时：腰俞、阳关、百会，依次各灸中炷五壮或七壮。

护理　注意每日通便，不使粪便干燥。

预后　虽为顽固疾患，于生命无危险。

第六节 腹膜疾患

一、腹膜炎（急性者飞尸、遁疰，慢性者称腹满痛）

原因 本病多由感染细菌如大肠菌、化脓性球菌、伤寒菌、淋菌、结核菌等所致。每因感冒、外伤、阑尾炎、肠捻转、子宫卵巢病、腹腔脏器之脓疡癌肿、恶性传染病等之病菌侵入腹膜而发生。

症状 本病有急性慢性之分。

急性：

（一）广泛性者： 多数为化脓性，其全身症状，体温40℃以上，脉搏细数、呼吸迫促、口渴、恶心、呕吐、颜面呈苦闷虚脱状态，腹部膨满，抚之板硬，疼痛不堪，按之更甚，床位震动亦能增痛，大便或秘或泻，往往数日死亡。

（二）限局性者： 症状较广泛性者为轻，体温为38℃左右，其腹腔疼痛，只限于一部，或在盲肠部位、子宫部位、肝、脾、胃、横膈膜等部位而不一定，按之疼更甚，甚至咳嗽呼吸皆能影响其疼痛增加，经过数日之后，转成慢性者有之。

（三）穿孔性者： 胃及肠之内容物流出入于腹膜，局部发剧烈之刺痛，全身呈衰脱状态，面色惨白、冷汗直流、皮肤厥冷、脉搏细迟，1～2日内，立致死亡。

慢性之腹膜炎，为结核性者多，有轻度之腹痛，下腹部膨满，腹壁硬固，按之有大小不等之硬结，下午作轻度之发热，食欲不振，消化障碍。

疗法 本病为针灸之不适应证，惟对于限局性慢性之腹膜炎，行镇痛消炎之针法，可作药物治疗之辅助，可以提高治效，缩短病程。

取穴 血海、足三里、三阴交、行间。

作强刺激与置针术，每早晚一次行之，如有结核症状者，一日一次，间作对症之治疗，惟于腹腔部绝对避免用针。

结核性者：取肾俞、大肠俞、关元、三阴交、每日作小灶灸治。

护理 急性腹膜炎症，应争取时间立即送医院诊治。慢性疾患，应注意摄养，与强心利尿之助治，与专医合作诊疗。

预后 急性者不良。慢性者亦缠绵难于痊治。

二、腹水（水蛊）

原因 本病因腹腔内脏之郁血，门脉循环之障碍，或有慢性心脏病，肾病，肝硬化，其他慢性化脓症，癌肿，恶液质等而发。

症状 本病主征为腹部膨大，有光泽，甚有皮内静脉努张显露，以手按之，可证明有水潴留，甚至因体位关系，腹腔内之水液亦随之移转，皮肤苍白，胸内苦闷，呼吸短促，自觉腹腔紧满压重。

疗法 旺盛门脉与内脏之血行，促进肾脏机能，加强利尿作用为目的。间与专医以药物助治。

取穴 心俞、三焦俞、气海俞、水分、关元、水道、阴陵、阳辅、三阴交、行间、足临泣。

肝俞、肾俞、关元俞、天枢、气海、大巨、地机、足三里、下巨虚、悬钟、复溜、内庭、太冲。

每日交换应用。背部诸穴，用针后再用念盈药艾灸条灸治；腹部诸穴，概不用针，只用念盈药艾灸条或温灸器灸治；足部诸穴用26号针作中等度刺激。

护理 饮食淡味，情志怡悦，由专医并用强心利尿之药品互相辅助。

预后 视原因病如何而定，肝硬化、癌肿，恶液质者多不良。

第七节　肝胆疾患

（附脾肿大）

一、肝硬化（血蛊、单腹蛊）

原因 本病为肝脏之间质发炎，由于饮酒过度、肝脏充血、结核、疟疾、糖尿病、痛风、梅毒等因而致，患者多中年男子。

症状 本病主征为上腹膨满，偏右侧胁下可按得硬块。初起为心窝膨满、嗳气、吞酸、嘈杂、消化不良、大便不正常，皮肤与颜面渐呈暗黄色，肝渐肿大，有轻度之压痛。甚则肝收缩而硬化，腹腔发生郁血，形成腹水。脾亦肿大，胃肠郁血，腹上部静脉扩张，慢性肾炎症，尿量日少。有时发生吐血下血，渐次衰弱而转归死亡。

疗法 本病难治，药物亦无特效，针灸刺激内脏之神经，疏通血行，加强门脉循环，比较合乎理想，一面与专医配合药物治疗为适宜。

取穴 督俞、肝俞、脾俞、肾俞、期门、阴包、阴陵。

膈俞、胆俞、三焦俞、气海俞、章门、血海、三阴交。

每日交换针治。

护理 注意饮食营养，怡悦情志，以中药治疗，着重行血去瘀，互为辅助。

预后 难于痊愈，调摄得宜，亦可延年。

二、卡他性黄疸（谷疸）

原因 本病由饮食不节，引起十二指肠炎症，延及胆道或输胆管之黏膜发生肿胀，胆汁不能输入肠内，移行于血行中而致。此外感冒、胃肠炎、胆石、寄生虫、热性传染病等，皆能发生。

症状 本病主征，皮肤、黏膜、眼球、爪甲，皆呈黄色，胃部有压重感，频作恶心或呕吐，头痛或晕、身体倦怠、舌有厚苔、大便秘结，便色灰白有恶臭，皮肤瘙痒，呼吸气短。

疗法 以反射诱导调整肝脏之血行与加强肝细胞之机能，达到胆汁流动正常为目的。

取穴 天柱、肩中俞、膈俞、胆俞、至阳、中脘、手足三里、公孙、内庭。

每日或间日针治一次，用中刺激。

有其他原因症状者，依其症状兼治之。

护理 本病宜与中药治黄疸病专药合治。

预后 大多良好。

三、传染性黄疸（阳黄、湿热黄）

原因 本病为感染日本黄疸出血性螺旋虫体，从消化系或皮肤侵入，每发于夏季。

症状 本病主征为猝然恶寒、发高热、头痛、呕恶或泻下，至第二日全身筋骨痛，尤以腓肠部为甚，第三日即全身发黄，脾肿大，热度过高则为谵语，小便少而红赤，中有血球，经四日后，热度渐次下降，黄疸渐次消退。

疗法 以诱导疏通胆液血行，达致退炎为目的，应与专医同治。

取穴 身柱、至阳、脾俞、阳纲、胃仓、手三里、腕骨、足三里、丰隆、内庭，每日针治。

护理 配合药物疗法诊治。

四、郁滞性黄疸（阴黄疸）

原因 本病由于胆石、凝血、黏液等残存于胆道内，或胆道发炎，黏膜肿胀，因此引起胆道狭窄，胆汁郁滞，被血管淋巴管吸收，引起全身发黄。

症状 本病主征为皮肤发暗黄色，或黄绿色，甚至黑黄色，眼球结膜及口腔黏膜之黄色更著，皮肤瘙痒、消化障碍、体倦头晕，渐次肝硬化，脾肿大，形成黄肿。

疗法 以强壮为目的，促进肝脏机能，与疏通胆道，渐次恢复正常为目的。

取穴 大杼、膈俞、肝俞、脾俞、魂门、阳纲、身柱、至阳、三阴交。

每日予轻刺激后，再以念盈药艾灸条灸治之。

护理 必须蔬食，多饮盐开水，与中药效方配合治疗。

预后 多数良好。

五、胆石痛（肝胃气）

原因 本病由于胆道狭窄，胆汁郁滞，结为胆石，当其排出胆道，移行于十二指肠时发生剧痛，平素嗜好酒肉，多坐少运动者易患之。中年女子，较男子为多，有痛风、糖尿病、肥胖病、动脉硬化等疾患者，亦易得此病。

症状 本病之主征为右季肋部突然发作剧痛，如锥如刺，向胸部、背部、右肩胛部放散。痛甚时发生体温上升，恶寒呕吐，喜向右侧踡屈其膝而卧。本病发于深夜者多，发作时间，数分钟，数时数日不一，以胆石大小通过输胆管之难易而定。一入肠中，其痛若失。

疗法 以促进胆液活动，缓解疼痛为目的。同时以药物助治，或行手术取出胆石。

取穴 肝俞、胆俞、腕骨、阳陵、足临泣、行间，作强刺激。

护理 本病以预防胆石不新生为主，多蔬食，多运动，中药之芒硝，每日服二三分，良效。

预后 多良。

六、脾肿大（痞块）

原因 本病每由热性传染病、疟疾、丹毒、猩红热等病，热高口渴时，多饮冷饮而起。初无感觉，及逐渐肿大乃知。

症状 左肋下可以触知有钝圆形之肿物，肿度大者即在左季肋部呈隆起状，有大如覆盆延至下腹耻骨上者。面色黄淡、贫血、倦怠、消化不良、食欲不振、脉搏细数、不时发热，渐至全身衰弱，发生浮肿而亡。

疗法 以旺盛血行循环，促进脾组织细胞机能之恢复正常为目的。

取穴 肝俞、脾俞、意舍、中脘、章门、气海、足三里。

每日用轻刺激针治之后，再以药艾灸条灸治之。如患者未呈现十分衰弱者，在脾肿大之块上，下三至五枚之针用温针法，更易使之软化缩小。注意：如为脾癌肿，绝对禁止局部刺针。

护理 多摄取营养品，绝对避免冷食与刺激性食物。

预后 如无肝硬化或癌肿者，多良。

第四章 泌尿生殖器病

第一节 肾脏疾患

一、急性肾炎（风水）

原因 本病为肾脏实质发生炎症。大多为其他疾患之续发，如流行性感冒、猩红热、白喉、伤寒、丹毒、梅毒、疟疾、各种热性病、急性关节风湿病、化脓性淋毒、急性扁桃腺炎、膀胱炎、皮肤病、药剂中毒等，皆能续发本病。

症状 本病之开始为恶寒、发热、头痛、腰部疼痛、呕吐、全身浮肿。浮肿必先从颜面部之下眼睑开始，渐为前额面颊，继则足部及阴部，又继而波及全身。尿量减少，或尿意频数。尿中含有多量之蛋白为本病主征。尿之沉淀混浊，在镜检查下可认出有红血球、上皮细胞、肾圆柱等。本病之重症，往往发生尿毒症。即眩晕、呕吐，时有发作性之全身痉挛，呼吸急促，瞳孔缩小，视力亡失，以致神识模糊，昏睡，转归不良。

疗法 以亢进肾脏机能，消炎利水为目的。

取穴 天柱、风门、肾俞、大肠俞、上髎、章门、外关、合谷、阴陵、三阴交。

每日或间日作强刺激之针治。

护理 本病有恶寒发热时，应与中医配合作发汗利尿之处方，使患者绝对安静，限制有盐味之食物。

预后 并发尿毒症者危险。

二、慢性肾炎（浮肿）

原因 本病或为急性肾炎之移行，或因感冒而反复，或因结核、疟疾、热性病后及腺病、梅毒等失于调治而致。

症状 时有轻度热、倦怠、食少、颜面苍白而带浮肿、四肢浮肿、皮肤面有光泽、尿量短少含有蛋白、腰酸身疼、心悸。

疗法 以强壮肾脏机能、旺盛血行、强心利尿为目的。

取穴 三焦俞、气海俞、大肠俞、上髎、气海、足三里、阴陵。肾俞、关元俞、次髎、天枢、关元、足三里、三阴交。

每日轮换先予轻刺激，而后以药艾灸条灸治之。

护理 摒除肉食蛋类，尽量淡食，作适当运动。

预后 有心脏肥大者难效。

三、萎缩肾（老人溺多）

原因 本病多发于老年。每因平素嗜好酒肉与有茶癖者，易得此病。其他有梅毒、风湿痛、血管硬化、高血压者亦易得此病。

症状 本病主征为口渴、尿多，尿中有尿圆柱、脂肪颗粒。以本病发展殊缓，初期无明显症状、仅有倦怠、尿意频数、视力渐差、不时眩晕、有时作发作性之心悸。病势渐进，则面浮足肿、脉搏有力、心脏扩大、心悸亢进。

疗法 以减低血压、强壮肾脏组织为目的。

取穴 肾俞、三焦俞、气海俞、命门、阳关、关元。

每日用温灸器温灸之。

足三里、阳辅、三阴交、昆仑每日或间日作中刺激。

护理 戒除烟酒与一切有芳香辛辣之食物，腰部时予按摩。

预后 本病经过缓慢，不易痊愈，往往因急性肾炎、尿毒症、脑溢血、心脏衰弱而转归不良。

四、肾盂炎（腰痛）

原因 本病之原因为异物或肾结石刺激肾盂黏膜而发；或为邻接脏器之炎症波及；亦有肾静脉郁血或外伤、感冒等之诱发。患者多中年后之男子。

症状 本病有急性慢性之分：

急性症：开始恶寒战栗，继则发热、出汗，腰部异常酸痛。如有肾石嵌顿，则呈发作性之剧痛；其痛向输尿管、膀胱、阴部、上腿、背部放散；身体如有摇动、咳嗽、喷嚏、深呼吸等，则发疼痛。尿意频数，尿量减少，尿液混浊。镜检查，尿中含有脓液血液、尿酸结晶、黏膜片等。

慢性症：腰部虽有疼痛，每因排尿障碍时作痛，尿通之后疼痛消失。尿量每较平时多出二至三倍，尿中含有少许黏膜脓汁或少许血液。

疗法　以消炎诱导利尿为目的。

取穴　肾俞、大肠俞、委中、血海、足三里、三阴交、大钟，用强刺激法。

慢性者：三焦俞、督俞、次髎，用轻刺激后再用艾条灸治；并针足三里、委中。

护理　急性者须绝对安静，以大量之金钱草煎水代茶，消炎化结石有良效（参观末页）。

预后　大多良好。

第二节　膀胱疾患

一、膀胱炎（急性太阳蓄水症，慢性热淋）

原因　本病为化脓菌之侵入膀胱而发。其他因感冒、尿闭塞、尿道炎、外伤等之诱发者有之。

症状　本病之急性症：为恶寒、发热、食思缺乏、烦渴、膀胱部硬满疼痛、尿意频数而少，为其主征。排尿时尿道感觉灼热、排尿不畅或竟闭止；尿中含有多量黏液或血液，放置移时黏液沉降浓厚；有化脓性者，含有脓浊，静置之则有带绿灰白色之脓沉渣。

慢性症：无恶寒发热现象，仅为膀胱胀满、尿意频数、排尿淋沥，尿液混浊程度极轻。往往延绵数月，体渐衰弱。

疗法 急性症以消炎诱导为目的，慢性症以强壮膀胱之组织为目的。

急性取穴：大肠俞、膀胱俞、上髎、中髎、足三里、血海、阴陵、三阴交，作强刺激。

慢性取穴：肾俞、上髎、中髎、气海、中极，日用温灸。

护理 急性症：应与药物配合治疗，首先发汗解热。慢性症：膀胱部保持温暖，摒弃有刺激性之食物。

预后 视原因而异。

二、血尿（小便血）

原因 本病多为膀胱黏膜损伤，或有结石而致出血，亦有为肾脏出血而来。

症状 尿中含有多量之血液，色红赤为主征。有初出之尿色即为红赤，有至尿之中度时色始红赤，有尿中含有已凝之血块。排尿时有痛有不痛。

疗法 以收缩该部血管为目的。

取穴 肾俞、小肠俞、气海、关元、大陵、列缺、复溜。

用强刺激法，连针数日。

护理 戒除刺激性食物与烟酒，安静，少劳动。

预后 大多良好。

三、膀胱麻痹（癃闭、遗溺）

原因 本病多数起于脑脊髓疾患，如脑溢血、脑膜炎、脊椎结核、脊髓炎。其他有属于急性传染病后之全身衰弱、神经衰弱、房事过度等。

症状 本病视麻痹部位之不同，病况互异。如膀胱压缩肌麻痹，则排尿困难，膀胱充满溺液，小腹胀满，旧称癃闭。如膀胱括约肌麻痹，则频频排溺，每因咳嗽、谈笑而溺水出，旧称遗溺。如两部皆发生麻痹，则为小便长流，旧称遗溺不禁。

疗法 以促进膀胱神经机能之回复为目的。

取穴 阳关、次髎、中髎、关元、中极、曲骨。用轻刺激后，再用药艾灸条灸治之。每日一次。

护理 作强壮之针灸外，应作原因治疗。

预后 从脊髓病来者多不良。

四、膀胱痉挛（气淋）

原因 本病由脑脊髓疾患、淋病、膀胱疾患等而发生。亦有神经衰弱或子宫卵巢疾患而来者。

症状 本病为发作性之膀胱痉挛，每次约数分钟至半小时之久。其痉挛部分如在膀胱之压缩肌部，则尿意频数，虽尿量甚少，亦感急迫欲便。如在括约肌部发生痉挛，亦感尿意急迫而排出困难，甚至完全闭止。凡发生痉挛欲溺时，膀胱作痛，向会阴尿道内股大腿放散。在排溺时更为剧痛。

疗法 以镇静诱导为目的。

取穴 大肠俞、次髎、气海、关元、阴谷、曲泉、光明、三阴交、太冲。行强刺激法。

护理 注意避免刺激性食物。

预后 不一定。

五、膀胱结石（砂淋、石淋）

原因 本病由肾脏之小结石流下，与尿成分之黏液，及纤维凝固物附着，而凝结增大；或尿中之磷酸石、尿酸锂等与异物结合凝固而成。

症状 本病以小便困难而疼痛，排出有如砂石之物质为主征。一般之病状，以其结石之大小而异。大多为会阴部疼痛，尿意频数，尿液混浊，混有血液。在排溺时，往往发生中断而痛。如果移动身躯，可能止痛。患者往往侧卧，屈一足而排溺，比较爽利；直立排溺，则甚困难。当排溺疼痛剧烈之时，肛门挛缩，疼痛波及阴茎、睾丸、内股等处。妇女则波及耻骨、阴核、内股等处。

疗法 以反射刺激传导肾与膀胱之神经，图肾与膀胱组织机能之调整为目的。同时服中药之化结石剂。

取穴 肾俞、膀胱俞、气海、关元、中极、阴陵、三阴交。

用轻刺激，再以艾条灸治之。每日一次。

或以金钱草熬水饮之，化结石有效。

护理 戒除肉食酒类。结石过大，应用外科手术。

预后 砂石过多，并发他病，转归不良。

六、遗尿（尿床）

原因 本病大多由幼时保育不善，素性懒惰，或睡前进食过饱，及体力不足，营养不良，管理膀胱括约肌之脑中枢神经失调，每因蓄溺刺激而括约肌自动开放所致。患者多在十七八岁以下者。

症状　本病主征为睡眠中遗溺，甚有一夜二、三次者。

疗法　以强壮膀胱神经机能为目的。

取穴　百会、肾俞、命门、关元。

用温灸器每日灸治之。或用艾条灸治亦效。

护理　睡前少饮水，多与滋养品。睡时以布带一端缚腰部，一端屈膝缚其小腿，使之屈一足而侧卧。如要排溺时，会自然醒觉作正常之排溺。经一、二旬即养成习惯，可不治而愈。

预后　佳良。

七、尿失禁（溺沥）

原因　性神经衰弱者、膀胱括约肌力薄弱、妇人患者为多。

症状　久立时，或笑，或咳或手持重物时，有不随意之尿液下滴。

疗法　藉神经反射传导，图加强膀胱括约肌之收缩机能为目的。

取穴　百会、命门、中髎、关元。

每日用小艾炷各灸七壮，或用艾条灸治，持续数周有良效。

第三节　尿道疾患

尿道炎（癃疝）

原因　本病以曾发淋病者为多。次则膀胱炎、阴道炎、房欲过度等之刺激而致。

症状　尿道感有微痛，常有轻度之尿意，排尿时有不快之感，并有黏液漏出。

疗法　以消炎诱导为目的。

取穴　关元、列缺、曲泉、三阴交。

行中刺激，连针三数日。

护理　不作过劳运动与乘马骑车。

预后　多良。

第四节　生殖器疾患

一、阴痿（阳痿）

原因　本病有先天的发育不全、阴茎屈曲、尿道破裂、包茎及睾丸疾患，有因神经衰弱、恐惧、羞耻、自渎、房劳、脊髓疾患等。

症状　阴茎不能勃起，或勃起而易于软缩，所谓交接不能症。

疗法　以旺盛全身血行与加强阴部神经之兴奋为目的。

取穴 百会、膈俞、胃俞、肾俞、命门、阳关、关元、中极。

每日用药艾灸条灸治之。

护理 常作户外运动，多摄取滋养物，兼服用强壮剂。

预后 不一定。

二、遗精（梦遗）

原因 少年时情窦初开，由不良之图书文字与传闻之诱惑而生幻想，发生手淫；或房劳过度，致情欲兴奋，神经衰弱；或睡时内衣过紧，被褥温暖，皆能触致。

症状 初为睡眠中梦有男女接触之事而精液射出。时常发生则引起神经衰弱、眩晕、耳鸣、失眠、倦怠、心悸、记忆减退。经年累月之后，转成重候时，每因耳目所接有关于生殖器官方面之事，精神感动而忽然漏精。早泄、阴痿，成为不能避免之事。

疗法 以强壮与加强射精管之机能为目的。

取穴 心俞、肾俞、阳关、关元、会阴、三阴交。

每日或间一、二日针治之。须持久针疗。

护理 戒手淫，禁刺激性食物，寝前洗足。

预后 经过缓慢，久治乃良。

三、睾丸炎（溃疝、㿗疝）

原因 本病多为淋菌侵入睾丸而发。其中以淋疾之经过中，由尿道淋续发为副睾丸炎者为最多。亦有因外伤、耳下腺炎、伤寒、多发性关节炎等之续发者。

症状 本病之主征为睾丸肿大，发生疼痛，甚则从精系向腹下部大腿部放散。肿之甚者大如拳。同时有恶寒、发热、头痛。但本病每发于一侧之睾丸，两睾丸同发者，有而甚少。亦有由急性而转为慢性，虽无寒热、但剧痛经久不消。

疗法 以反射传导，刺激其部之神经，发生机能之正复为目的。

取穴 手三里、合谷、曲泉、三阴交、中封、大敦。

用强刺激日针一次，数次即消。

转成慢性时，以药艾灸条对准睾丸灸治，并灸关元、腰俞、三阴交，每日一次，渐消。

护理 急性肿疼甚重时，应配合原因治疗。轻症者施用温罨法。

预后 多数良好。

四、前列腺炎（瘕疝）

原因 本病为感染葡萄状球菌，或连锁状球菌、大肠菌、淋菌等而发。其他膀胱疾患、尿道疾患、外伤、手淫、房劳，乘马、便秘等为其诱因。

症状 本病之来自急性者，多为感染细菌，有恶寒、发热、战栗，小腹疼痛、胀满，放尿及排便时有前列腺分泌液漏出。从手淫、房劳等而来者，则为慢性，直肠内与阴部前有压重感，或有钝痛瘙痒感、尿意频数、排尿无力、勃起不全、早泄、遗精等症状。

疗法 急性以消炎诱导为目的，慢性以强壮为目的。

急性取穴：气海、血海、阴陵、三阴交、太溪、照海。用强刺激针法。

慢性取穴：腰俞、中极、百会、大赫、三阴交。用轻刺激针后，再以药艾灸条灸治之。每日一次。

护理 小腹阴部用热罨，避免劳剧，禁戒房欲。

预后 多良。

五、淋病（白浊）

原因 由于与淋病患者之交接，感染淋菌而发。亦有从公共场所衣被器物传染者，但为少数。男子初发于尿道，女子则发于阴道及子宫内膜。

症状 病菌传染后一、二日，局部感有异常。男子初觉尿道口有瘙痒感，继即有黏膜分泌物，尿道微痛，旋即症状显著，阴茎头常觉坠胀，排尿时有如灼痛而困难，尿意频数，脓汁分泌增多，此时称谓急性淋病。经过一周以上，炎性渐退，排尿痛苦渐解，转为慢性症状：尿道口时有脓液而不多，缠绵不愈。亦有引起前列腺炎、膀胱炎或睾丸炎者；或成为精神抑郁神经衰弱症。

女子初起，则为外阴部红肿，尿道口、阴道或子宫颈等处发生炎症，分泌多量之脓液，排尿时作剧痛。一、二周后转成慢性。亦有续发子宫实质炎、子宫内外膜炎、卵巢炎，经年不愈。

疗法 急性症时，以反射刺激，调整病灶部之血行与机能，以抗菌消炎为目的；同时由专医用对症之灭菌治疗。慢性症时以加强抗菌力为目的。

急性取穴：小肠俞、气海、曲泉、三阴交、行间、合谷，日用强刺激一次。

慢性取穴：小肠俞、中髎、中极、曲骨、三阴交，用轻刺激后以药艾灸条灸治之，不数次即愈。

护理 禁止烟酒芳香刺激性食物，严守摄生法。

预后 多良。

第五章　脑及脊髓及神经系病

第一节　脑髓疾患

一、脑贫血（血亏）

原因　本病多为营养不良，或由恶液性疾患、久痢久泻、慢性胃肠病、产后、大出血等而致。亦有由外科手术后，或大热病而起者。

症状　本病之急性脑贫血症：突然眩晕、耳鸣、心悸、颜面苍白、四肢厥冷、冷汗直流、恶心呕吐、心窝苦闷、瞳孔散大、视力减退、甚至猝倒，人事不省。

慢性脑贫血症：发作较缓，常因起立，而有眩晕、耳鸣、眼花缭乱。急剧起立时，亦有猝倒失神之事。

疗法　以强壮疗法，图血行活泼为目的。

取穴　百会、风池、脾俞、关元、足三里。

每日用轻刺激后，再用药艾灸条灸治之，持续数月，必能健壮。

护理　发作时，使之仰卧，头略低，足稍高，饮以葡萄酒或热姜汤。

预后　大多数分钟至数十分钟即醒而复常。

二、脑充血（肝阳上逆）

原因 本病有实虚之分：实者名动脉性充血，系饮酒过多、精神过劳、便秘、腹水、脑膜炎、心肝疾患、月经闭止、脉管运动神经麻痹等而来。虚者名静脉性瘀血，系脑静脉之压迫，慢性支气管炎、肺气肿、咳嗽喘息等而来。

症状 本病之主征为头面灼热潮红、结膜充血、耳鸣、眩晕或头痛、眼花闪发、心悸亢进、以致手足厥冷、瞳孔缩小，颈动脉、颞颥动脉、搏动强盛，甚至人事不省。

疗法 以诱导法降其脑部充血。

取穴 风池、天柱、人中、合谷、商阳、昆仑、至阴，用强刺激法。

护理 坐而倚靠床栏，绝对安静，手足指端，予以剧痛刺激。

预后 如发生脑溢血，则有危险。

三、脑溢血（中风）

原因 本病患者，多在五十岁以上之人，由于平素嗜酒，或萎缩肾、心瓣膜病、痛风、肥胖病等之血压过高，脑动脉内形成粟粒性动脉瘤，因作剧烈运动、热浴、咳嗽等之动作中，促使动脉瘤破裂出血外流于脑髓内而致。

症状 突然猝倒、人事不省、脉搏不整、呼吸缓慢、而发鼾声、头倾斜一侧、颜面口眼歪斜、瞳孔散大或缩小、口开流涎、大便失禁、小便自流，反射机能消失。

本病以出血之部位与出血之多少，而预后不同，重症数小时至一、二日中而死。轻症则知觉渐渐苏复，成为言语障碍，半身不遂，行动不能。

疗法 本病初发之始，作紧急降低血压，收缩脑血管之急救，同时应与专医配合药物之治疗。

取穴 关元用大炷灸七壮至二十一壮，甚至百余壮，视其脉搏调整为止，作强心与导血下行之企图。

商阳、中冲、三阴交、涌泉，作强刺激，以图反射脑部，发生血管收缩作用，每日一次，经二、三日知觉渐复后，视其症状已定，作促进溢出脑外血液之吸收为治疗目的。

取穴 风池、天柱、大杼、肩井、肩颙、曲池、合谷、环跳、阳陵、三阴交、昆仑。

先针能活动的一边用强刺激；次针不活动的一边用轻刺激。每间一日或二、三日针一次，至症状消失能行动为止。有复常者；有不能完全复常者。

护理 本病有再发生之可能，必须时时注意摄生，烟酒刺激品一概戒除，忧虑烦恼，尤宜避免。

预后 视摄养如何而定。

注意：本病无速效之理，全视其脑部溢血之吸收迟速为症状好转之迟速，亦有因动脉瘤破裂之后成为瘢痕与脑髓结合，而影响其所管制之神经始终麻痹，所以有一部分症状，始终不能消失。

四、习惯性头痛（头风）

原因 本病之原因有多种，主因有为遗传、脑充血、脑贫血、感冒、传染性疾患、梅毒、目鼻疾患、心脏病、胃肠病、男为生殖器病，女为月经异常，精神过劳，神经衰弱等而致。

症状 头部有不快之疼痛，或剧痛、食欲不良、恶心、呕吐、眩晕、健忘、失眠。

疗法 以诱导及反射的刺激，旺盛该部之血行，企图神经之镇静为目的。视疼痛部位而取穴，复间作原因治疗。

一般的取穴：风池、大杼、合谷、申脉。

头顶痛：加取百会、前顶、后顶、后溪。

前头痛：加取上星、阳白、丰隆、内庭。

眉棱骨痛：加取攒竹、阳白、太阳。

偏头痛：加取头维、太阳、悬颅、含厌、偏厌、足临泣。

后头痛：加取后顶、昆仑。

酒后头痛：加取印堂、攒竹、率谷、完骨、中脘、梁门、足三里。

凡头部之穴：用中刺激后，再用药艾灸条灸治之，四肢之穴，只用中刺激。

护理 避免精神过劳，注意摄生，头部勿受寒风刺激及烈日晒射。

预后 必须久治，能去其原因则良。

五、脑动脉硬化（肝阳）

原因 有因遗传，有因烟酒中毒，为一种慢性症状。

症状 时常失眠、全身不舒、精神作业力减退、头痛、头重、眩晕、知觉异常、运动障碍、麻痹、脉搏硬性、血压增高，性情躁急。

疗法 旺盛代谢机能，抑制血管之硬化。

取穴 百会、肩井、大椎、肩髃、合谷、阳辅、昆仑、行间。

每日或间日作轻刺激，或日用皮肤针一次。

护理 除烟酒、寡欲、蔬食、减少作业，不作剧烈运动，注意行动，常作血压检查。

预后 不良者多。

按：中药杜仲、桑寄生各三钱，每日煎服，不间断，可治高血压，对本病有帮助。

六、麻痹狂（癫狂）

原因 梅毒、遗传、身心过劳、酒精中毒、人事刺激。

症状 目光异样、举动失常、言语粗鲁、喜怒无常、目空一切、妄言妄詈、不知污秽、不避亲疏、不饥不卧、随处乱跑、或毁物叫嚣。

疗法 以镇静其兴奋，清醒其头脑为目的。

取穴 鸠尾、中脘、人中、少商、隐白、大陵、申脉、风府、颊车、承浆、劳宫、上星、神门、足三里、丰隆。

以上诸穴，鸠尾、中脘、风府，用28号针作中刺激，其他诸穴用26号针作强刺激，为体位安全计，将患者强制而后针之，在肢末之穴，至少捻动一分钟，使之剧痛，每经针后，体倦思睡，尽其酣睡，经一二日醒后再针，如初针未见倦睡，则逐日针治之。

本病初起，半年以内者，收效较速，尤以初起呈举动狂暴时，收效更著。如病经一二年以上则效迟，三年以上者更难收效。

又：中药龙虎丸，编者屡用有效，于此介绍，方见编末。

护理　设法安置静室中，注意其静洁，予以蔬食，免除肉食。

预后　年深久者不良。

七、偏执狂（文痴）

原因　用情太过、所欲不遂、中怀抑郁、人事刺激。

症状　歌哭不常、或悲或喜、语无伦次、秽洁不知、精神恍惚、不知饥饱、好静睡，如醉如痴。

疗法　以促进营养，清醒头脑为目的。

取穴　鸠尾、风池、肺俞、肝俞、神门、合谷、中脘、气海、足三里、丰隆。上脘、天柱、心俞、膈俞、后溪、间使、建里、关元、上巨虚、三阴交。

每日或间日轮针，统用中刺激，予一分钟以上之捻针。

亦可服龙虎丸，惟连服三、四次后，觉精神异常萎顿时不能再服。

护理 设法去其原因，禁止肉食及生冷食品。

预后 不一定，早治者良。

第二节 脊髓疾患

一、脊髓炎（瘫痪）

原因 本病由于外伤或恶性热性病，流行性感冒、淋病、梅毒等而并发。

症状 初起多为恶寒、发热、脊柱强直、项背肌疼痛及感觉过敏。渐次脊髓麻痹，下肢无力衰脱，步行困难。更视其所侵害之部位而有种种不同之症状：

（一）颈髓炎：有呼吸肌麻痹而速死者；有上肢麻痹不能运动，知觉障碍，瞳孔缩小，眼球陷没，而下肢知觉消失，膀胱直肠发生障碍。

（二）胸髓发炎：则为下肢不能活动，成为截瘫，知觉消失，膀胱直肠起障碍，大小便不通或自流，腱反射亢进。

（三）腰髓炎：则为下肢运动麻痹，膀胱直肠发生障碍，下身肌肉萎缩弛缓，易致褥疮，皮肤与腱反射消失。

疗法 本病无妥善疗法。针术则以消炎利尿为目的。

取穴 风池、天柱、大椎、身柱、脊中、命门、阳关、肓门、志室、曲池、外关、后溪、委中、三里、三阴交、足临泣。

在脊髓发炎之脊椎上，用麝香蒜片每间四、五日灸治一次。上穴间日浅针。

护理 由专医配合药物治疗。

预后 多不良。

二、急性脊髓膜炎（痉病）

原因 本病多为流行性脑脊髓膜炎、结核性脑膜炎之续发。或为脊椎骨损伤而致。

症状 初起恶寒、发热，战栗，脊柱疼痛，向四肢放散，知觉过敏，运动困难，头部向后方牵引，四肢作强直性痉挛，大小便不通。病势增进，发生运动麻痹，下肢瘫痪，有时上肢及躯干之皮肤知觉麻痹消失，膀胱直肠亦生麻痹，而大小便感觉不知。

疗法 以消炎利尿为目的。并与专医配合药物治疗。

取穴 风池、天柱、大杼、风门、天井、肾俞、大肠俞、委中、阴陵、后溪、外关、合谷、昆仑、三阴交、行间、足临泣。上穴皆作中刺激。

护理 绝对安静，配合药物治疗，争取时间，冀其炎症迅速消退。

预后 麻痹症状发现后，即转归不良。

三、脊　髓　痨

原因 本病多因身神过劳或房劳过度而致。亦有因梅毒、外伤、传染病而起者。

症状 本病之主征为神经样疼痛，腱反射消失，四肢运动不协调，瞳孔变化，针刺皮肤痛觉迟缓，或有重复感与多感。本病之进行迟缓，其初期，胸腹部感觉闷紧，全身各部无一定部位之神经痛样疼痛，有时胃痛、疝痛、呕吐、膝盖反射消失、瞳孔缩小、视力障碍、心悸亢进、大小便有时困难、爪甲肥厚、关节肿胀变形。约经数年，渐致步行蹒跚，两足运动不能协调，旋转等动作困难，甚至直立时摇摇欲倒，两手运动亦渐失协调。再经数年，两足即不能步行而成截瘫，卧床不起，大小便失禁，渐趋死亡。

疗法 以消炎利尿为目的，随症状刺激其有关穴位以辅之。

取穴 自大椎至尾闾，分为三部，每部之椎骨间用麝香少许隔蒜片灸治，一、四、七日灸上部七节，二、五、八日灸中部七节，三、六、九日灸下部七节，每灸仅使其感觉灼痛为止，往返轮灸。

此外如有胃肠、大小便、四肢运动等症状，各随其适当之穴位针治之。

护理 注意摄生为第一，避免身体过劳及不良刺激性食品。

预后 早治有效。

四、压迫性脊髓炎（龟背）

原因 本病多数为结核菌侵入脊髓骨体之海棉样质中，而成结核性病变，椎髓崩坏，椎骨屈曲，棘状突起突出，形如龟背，因而压迫脊髓。

症状 被侵害之脊椎部发生变形，或高突，或侧弯，脊椎强直而过敏，其脊髓知觉根发生神经痛，知觉过敏，运动根发生痉挛，或为完全麻痹，或不完全麻痹。复因神经传导路之障碍，发生肌肉紧张，膀胱与直肠障碍，而为大小便困难或不能制止。

疗法 以旺盛血行增进抗力、促进营养吸收为目的。

取穴 大椎、身柱、大杼、大肠俞、足三里、三阴交。

每间日针治，再以药艾条灸治之。并于脊椎突出处，敷少许麝香，上覆蒜片，用较大艾炷灸三、五壮，间二、三日为之。如蒜灸后，发生热度升高、体疲无神时，多间一、二日，俟其恢复未灸时之状况时再灸，其灸炷酌量减少之。

护理 有潮热、盗汗、食欲不振时，用退热、止汗、开胃之针灸法兼治之。

预后 早治，耐性久治，有治愈希望。有并发症时，往往转归不良。

五、慢性脊髓前角炎（风瘫）

原因 本病多由梅毒或其他传染病之细菌毒素侵害而致。

症状 偶然发生高热不退，经数周热退之后而下腿发生麻痹，不能行动。

疗法 以刺激脊椎神经，加强传导为目的。

取穴 大椎、身柱、命门、大杼、肓门、大肠俞、三里、陶道、至阳、阳关、风门、肾俞、关元俞、阳陵。

间日轮换，针灸互用，耐心久治。

预后 如大小便失禁，多不良。

第三节 末梢神经疾患

甲、知觉障碍

指趾尖知觉异常症

原因 本病之发生，多为手指之过劳、手指常受冷之刺激而诱发。

症状 本病为四肢之末端手指或足趾有似瘙痒，有似蚁走，或似灼热，或似疼似胀。此异常之感觉，每在午夜拂晓睡眠醒觉时较重，昼间则往往减轻。抚其指趾，大多较常人为冷，亦有抚之觉灼热潮热者。中年女子患此者较多。

疗法 直接或用反射的刺激其主干神经，企图其神经机能之回复正常为目的。

手部取外关、大陵、合谷、后溪、五指歧骨间。

足部取解溪、昆仑、太溪、五趾歧骨间。

每日或间日一次用中刺激。

护理 避免冷水中洗涤，与跣足在寒冷潮湿地上行走。

预后 良。

乙、神 经 痛

一、后头神经痛（头痛）

原因 由于外伤、感冒、精神兴奋、失眠、贫血、脑充血、癔病、鼻咽疾患、耳疾患、颈椎疾患等之诱发。

症状 本病发自大小后头神经分布之区域，俄然发作疼痛。其部位多在后头部，或后头颅顶之侧部。其压痛点在耳后乳突之后部。

疗法 以制止诱导为目的。

取穴 风池、大杼、完骨、外关、合谷、丰隆、昆仑等穴、用中刺激。

护理 头部保温，避寒风，戒刺激性食物，日常每晚洗足。

二、三叉神经痛（颜面神经痛）（面痛、偏头痛）

原因 流行性感冒、鼻腔疾患、齿牙疾患、耳中疾患、疟疾、梅毒、痛风、癔病、外伤、贫血、子宫病、卵巢病，或其神经附近之化脓性疾患，皆能诱发。

症状 本病在颜面部起发作性之剧痛，如为：

第一枝神经痛：为上眼窝神经痛。痛在前额，上眼睑眼球及鼻根，或上至颅顶，压痛点在上眼窝孔。

第二枝神经痛：为下眼窝神经痛。痛在下眼睑，头颅骨之前部颧骨，鼻侧，上唇及上列牙齿，压痛点在下眼窝孔。

第三枝神经痛：为下颌神经痛。痛在下颚下唇，颊黏膜，下列齿牙，舌尖，外耳及颞颥部，压痛点在颐孔。

其他：颜面之皮肤与结膜，或呈苍白色，或为潮红，泪液增多，颜面之知觉特敏，或为知觉失却，有时发作眼睑痉搐，或口角痉搐，如疼痛经久，其疼痛部之毛发为之变白或脱落。

疗法 以借针刺激之传导，促进其血行，抑制神经兴奋，使之镇静为目的。

取穴 以风池、翳风、下关、手三里、合谷为主。

第一枝痛：加阳白、攒竹。

第二枝痛：加太阳、四白、巨髎。

第三枝痛：加颊车、大迎。

手术 在颜面部诸穴，初作中等度之刺激一分钟左右，即作置针术，再作手部诸穴之强刺激，即与出针。再经三数分钟，将颜面部诸针不作摇动，轻轻出针，持续针治数日。

护理 避风寒、安静、多睡、少言语，避免刺激性食物。

预后 大多良好。

三、颈臂神经痛（手臂痛、肩胛痛、胸胁痛）

按颈臂神经痛，其受侵之神经，有桡骨神经痛、尺骨神经痛、正中神经痛、前胸廓神经痛、长胸神经痛、肩胛上神经痛、肩胛下神经痛、腋窝神经痛等之分。

原因 本病患者多为神经质之人，或贫血、外伤、外科手术后、诸热性病后，感冒等病之续发。其他有脑脊髓疾患，及心脏病，神经衰弱，癔病等病而来者。

症状 本病每从其所患神经之分布区域而发疼痛，或知觉异常，或运动发生障碍，亦有发生皮肤麻痹，或肌萎缩现象。

疗法 本病以直接刺激其患侧之主干神经，再从其所患神经之径路予以刺激，以制止其兴奋为目的。兹就各神经之主征与取穴，分列于后：

（一）桡骨神经痛： 本病之主征，前臂运动不自如，拇指之活动牵强不能如意，其疼痛径路，自肱后面沿桡骨神经径路而至前臂上面（靠拇指一面）桡骨腕关节之直上部。

取穴 大杼、肩外俞、肘髎、阳溪。

天柱、曲垣、消泺、手三里、合谷诸穴，每日轮换针治，作中刺激，针后再以艾条灸之亦可在曲垣、肩外俞针后加用吸筒。

（二）正中神经痛： 本病之主征，前膊之回转运动与拇指中指小指之活动不能自如，疼痛径路在锁骨上窝部，沿二头肌沟，至肘关节前面及前臂前面。

取穴 天柱、曲垣、天泉、郄门、内关。

大杼、肩外俞、侠白、间使、大陵诸穴，每日轮换，作中刺激，并作艾条灸治。

（三）尺骨神经痛： 本病之主征，为手之曲屈与小指无名指的活动不自如，其疼痛径路，从腋窝肱内侧而至肱内髁与鹰嘴之间（靠小指侧一面）。

取穴 天柱、曲垣、青灵、阴郄、少府。

大杼、肩外俞、少海、灵道、后溪，每日轮换作中刺激。

（四）胸廓前神经痛：本神经分布于大胸肌小胸肌一带，故胸侧作痛（旧名胸痛）。

取穴 天柱、曲垣、气户、屋翳、尺泽。

大杼、肩外俞、库房、膺窗、足三里，每日轮换作中刺激。

（五）胸长神经痛：本神经分布于前大腘肌，故胸腋侧部作痛。

取穴 大杼、肩外俞、中府、胸乡、食窦、尺泽，作中刺激。

（六）肩胛上神经痛：本神经分布于棘上肌，故肩胛上端与肩胛后侧肩臂作痛（肩胛痛）。

取穴 大杼、肩外俞、秉风、天井。

肩中俞、曲垣、臑会、少海，每日轮流作中刺激，间作艾条灸治。又：肩中俞、大杼、肩外俞，针灸后可用吸筒。

（七）肩胛下神经痛：本神经分布于肩胛下肌、大圆肌、背阔肌等处，故肩胛下端背部一带作痛。

取穴 曲垣、臑会、天宗、肩颙，作中刺激，并用吸筒，或以艾条灸治之。

（八）腋窝神经痛：本神经分布于三角肌及小圆肌处，故肩胛及三角肌部作痛。

取穴 肩髃、肩贞、极泉、消泺，作中刺激。

预后 多良。

四、肋间神经痛（胁肋痛）

原因 本病为分布于各肋间之神经作间代性之疼痛，其诱因多为感冒、外伤、痛风、癔病、梅毒、疟疾、各种热性病、脊髓病、神经衰弱、贫血，妇女生殖器病等。

症状 本病多在左侧第五肋至九肋间，起发作性之刺痛或剧痛，作咳嗽、深呼吸、或手上举，则痛更增、为本病之主征。

疗法 以反射传导之刺激，抑制其兴奋为目的。

取穴 大杼、风门、肺俞、心俞、肝俞、步廊、神藏、尺泽、太渊，作中刺激。

预后 多良。

五、腰神经痛（腰痛）

原因 本病为分布腰部及骨盆内脏器及阴部之神经径路，发作疼痛，其成因由感冒、过劳、寒冷、挫伤等而来。

症状 本病为存在于腰腹及生殖器部分之腰腹神经丛，肠骨下腹神经、阴部神经、肠骨腹股沟神经、阴部腹股沟神经、外精系神经等，作发作性之疼痛，痛时如在腰部疼痛而波及肠骨部、臀部、腹下部、阴部及大腿之前面等处作疼痛，其压痛点，一在第一腰椎外侧，一在肠骨栉中央，一在肠骨前上棘内方。

疗法 同上。以镇静制止为目的。

取穴 三焦俞、大肠俞、志室、带脉、环跳、髀关及压痛点。肾俞、小肠俞、肓门、维道、居髎、五里及压痛点。

每日轮取作中刺激，并在压痛点用吸筒。

预后 大多良好。

六、股神经痛（腿股痛）

原因 本病每为脊髓疾患、子宫病、卵巢病等而引起。感冒、热性病亦能引发。

症状 股神经，自股神经丛起始，自腰大肌与肠骨肌之间而下，分布于腰腹肌，股四头肌，缝匠肌，趾骨肌之区，故本病疼痛自上腿之内面而下至下腿之内面，及足跗之内缘止于踇趾，如下肢运动时，则疼痛加剧。

疗法 以反射诱导，疏通其血行，图神经之镇静为目的。

取穴 肾俞、大肠俞、阴包、阴陵、三阴交、水泉、大都。

每日或间日作中刺激，间用艾条灸治，肾俞、大肠俞，间用吸筒。

七、股外皮神经痛（大腿痛）

原因 同股神经痛。

症状 从大腿之外面，至膝关节附近作疼痛，直立时更甚，每与股神经痛并发。

疗法 以制止为目的。

取穴 环跳、风市、中渎、阳陵，予以中刺激，间作艾条灸治，风市用吸筒。

八、闭锁神经痛（胯痛）

原因 同上条。

症状 以闭锁神经分布于股大内转肌，故本病疼痛部位在大腿之内面与其后侧，股下运动时则痛更剧。

疗法 同上条；以镇静为目的。

取穴 阴廉、箕门、曲泉、三阴交。五里、阴包、阴陵、太溪。每日轮换作中刺激。

九、精系神经痛（睾丸痛）

原因 本病之主因，多由不注意摄生，房欲过多、神经衰弱、阴部疾患、瘾病、外伤等而致。

症状 本病之主征为从睾丸及副睾丸沿精系而波及于腰部作疼痛，有时睾丸及精系作痉挛性之疼痛，睾丸知觉锐敏，稍触及即痛，有时肿大。

疗法 传达刺激交感神经之腹下神经丛，以抑制其兴奋为目的。

取穴 肾俞、大肠俞、上髎、中髎、会阴、三阴交、行间。

每日或间日作中刺激。并作留针。

十、坐骨神经痛（腰腿痛、腿股风）

原因 本病为自腰部臀部及大腿后侧发作疼痛，

其主因，为脑脊髓疾患、糖尿病、疟疾、痛风、淋病、梅毒、妊娠、贫血、子宫疾患、膀胱炎、挫伤、过劳、过受寒冷等而引起，30岁至60岁之男子为多。

症状 本病之主征为大转子与坐骨结节之中间发作剧痛，向大腿后面至膝腘，甚至下腿后面而至外踝作疼痛，尤其至夜间而增剧；疼痛甚时，如灼、如裂、如绞，至不能耐；行动与坐位，每作弯侧倾斜之势，以减缓其痛；本病之压痛点，为坐骨结节与大转子之中间，大腿后侧之中间，膝腘与下腿后侧之中间。

疗法 以旺盛血行促使神经机能之正常，并作抑制其兴奋为目的。

取穴 次髎、环跳、压痛点、承扶、殷门、委中、阳陵、合阳、三阴交、昆仑等穴。

视痛之所及，取四、五穴作刺激而后留针，压痛点针后再用吸筒，每日或间日针治一次。

护理 腰腿部常使温暖，不勉强行动。

预后 多良。病始即用针治，数次即愈，如经过电疗久治者，再用针灸，收效则缓，此在个人历年临床所得之经验，还待多数针灸医家之证实，以确定之。

十一、关节神经痛（骨节痛）

原因 本病发生于癔病者为多，其他由贫血、感冒、诸热性病、生殖器病、外伤等而来者，概以女子为多。

症状 本病大多发于膝关节或腕关节，其疼痛如刺、如灼、如裂，向患部之上下放散，甚则其肌肉发生痉挛，皮肤之知觉过敏，虽轻压之亦突增剧痛。

疗法 以调整其部之血行，抑制其兴奋为目的。于患部施术之后，再取适宜之部位诱导之。

膝关节痛取穴：两膝眼、委中、阴市、阴陵、阳陵、三阴交、昆仑。

每日或间日作中刺激，并以艾条灸之，或在关节部诸穴作置针术。

腕关节痛取穴：阳池、阳谷、阳溪、合谷、中渚、外关。

每日或间日作中刺激。

预后 多良。

丙、运动神经麻痹

一、颜面神经麻痹（口眼㖞斜）

原因 分布于颜面神经径路受压迫之故，其诱因为流行性感冒、痛风、耳下腺炎、外伤、延髓疾患、白喉、伤寒、梅毒、铅中毒、结核性诸疾患、化脓性中耳炎、糖尿病、麻风、肌萎缩，尤以睡中受风寒之侵袭为多。

症状 本病之主征，眼睑闭锁不能，颜面肌下垂，失去皱襞，患侧之口角倾斜，谈话咀嚼，俱有妨碍，唾液外流，听觉异常。

本病如为中枢性者，其偏侧之上下肢亦同时麻痹（旧名风中血脉）。如为末梢性者，仅为颜面麻痹，即旧称口眼㖞斜。

疗法　以直接刺激其神经使其机能恢复为目的。

末梢性者取穴：下关、颊车、地仓、承浆、合谷。

手术初起数天内，只取患侧一面之穴针之，作强刺激，日针一次。病已一周以上时，复用隔姜灸法（最好用直接灸或中途灸），灸患侧一面之颊车、地仓，同时着火，三至五中炷（参观灸科学灸法应用），灸后用长软毛巾或纱布棉花包围，停止言语咀嚼 2 小时，每日灸治一次，二、三次即愈。病一月以上时，先从患侧一面取攒竹、丝竹空、四白、下关、颊车、地仓，作浅刺之轻刺激，再依上述之灸治法，灸颊车、地仓。

中枢性者取穴：百会、风池、翳风、肩髃、阳陵、颊车、下关、地仓。

手术百会用艾条灸，其他用中刺激；地仓、颊车、用如上述之灸法。

护理　颜面部避免寒风之侵袭，患侧一面，常以皮肤针轻搥之。

预后　多良。病久者较难治。

二、三叉神经麻痹

原因　本病为发自中枢之疾患，因其脑底硬脑膜为梅毒、或结核、脑动脉瘤、脑膜炎等之影响而致。

症状　本病为分布咀嚼肌之三叉神经第三枝之运动性机能不全所致，故其主征为患侧之咀嚼及咽下运动发生障碍，其下颚骨常偏于患侧一面。

疗法　以直接刺激其神经，使之恢复机能为目的。

取穴 百会（灸）、风池、翳风、耳门、颊车、下关、地仓、合谷。

每日或间日针治一次，健侧用中刺激，患侧用轻刺激，并用隔姜灸治法，或用艾条灸治之。

预后 由梅毒而来者难效。

三、舌下神经麻痹（言语謇涩）

原因 本病主要为延髓之疾患，或脑底硬脑膜肿疡而致。

症状 本病为司舌运动之舌下神经失去机能，故言语不能，咀嚼困难，咽下运动障碍，口内流涎，如为末梢性舌下神经麻痹，患侧之舌有萎缩现象，舌伸出口外向患侧弯屈，中枢性者则无此现象。

疗法 以反射的刺激促进其机能恢复为目的。

取穴 风池、天柱、肩井、天鼎、廉泉、大陵、通里。

每日作中刺激。

预后 收效迟缓。

四、眼肌麻痹（斜眼、斗眼）

原因 本病由外伤、压迫、感冒、传染病等而致。

症状 两眼球不能作共一运动，视线不能落同一点上，因此发生斜视，或复视（视物为二），病眼之眼球稍稍突出，不能作上下内方之运动，瞳孔散大，以光射之，亦不收缩；如为外旋神经麻痹，则外直肌失去作用，眼球不能移转正中线外，反而转向内方，成为辐辏性斜视；如为滑车神经麻痹，则眼球不能向下内方回转，视野之内，下半部成为复视。

疗法 以反射的促进该神经及肌之能力发挥。

取穴 风池、天柱、翳风、太阳、睛明、悬厘、养老。

每日或间日针治一次。

预后 病经久者难效。

五、副神经麻痹（歪头）

原因 由于颈部之外伤、肿疡、化脓性淋巴腺炎等之压迫，其他颈椎疾患及延髓疾患等而发。

症状 本神经分布于胸锁乳突肌及僧帽肌，故（一）胸锁乳突肌发生麻痹，若在一侧，则头盖倾向健侧，颐部向上，如两侧共同麻痹，则头盖反向后方，不能左右回顾。（二）僧帽肌发生麻痹，若在一侧麻痹，肩胛部向前方倾斜，锁骨上窝陷没，肩胛骨之内缘与脊柱远离，手不能平伸，肩不能平举；若两侧之僧帽肌皆麻痹，背脊如驼，头向前倾，肩胛骨下垂，手不能全部上举，头不能左右回顾。

疗法 以促进该神经之机能为目的。

取穴

（一）完骨、天牖、天窗、肩井、腕骨、小海。每日或间日作中刺激，间作艾条灸之。

（二）完骨、肩中俞、肩井、身柱、魄户、神堂、腕骨、小海。每日或间日作中刺激，间作艾条灸之。

预后 时间已久者难效。

六、桡骨神经麻痹（手腕无力）

原因　本病为前臂桡骨侧所起之神经麻痹，其诱因为睡眠中之压迫、外伤、感冒、关节痛风、发疹伤寒、酒精中毒等而致。

症状　本病之主征为前臂无力平伸，与回转向后，手腕关节与大指更失却伸举能力；如以健手托其肘下，则前臂下垂，托其前臂，则手腕下垂。

疗法　直接刺激局部，兴奋其机能为目的。

取穴　肩井、肩颙、曲池、上廉、阳池、鱼际、三间、巨骨、臑会、手三里、孔最、阳溪、少商、合谷。

每日轮针，间用艾条灸治，并每日用皮肤针沿该神经分布线搥击一次。

预后　早治多良。

七、正中神经麻痹（猴爪风）

原因　由于外伤、脱臼、过劳而致。患此者甚少。

症状　本病之主征，前臂不能作回后运动，倾斜于尺骨侧一面，手指不能伸屈，拇指与食指尖不能接合，亦不能外举，与食指无名指成平行状，有猿手之名。

疗法　刺激其部之神经引起机能恢复为目的。

取穴　天柱、肩中俞、肩井、天府、曲泽、郄门、大陵、劳宫。

每日或间日作中刺激，并灸以艾条，并每日用皮肤针沿该神经分布线揕击一次。

预后 早治久治乃效。

八、尺骨神经麻痹（拳手）

原因 本病主要由外伤而发，亦有由麻风、急性传染病而致。

症状 本病之主征，第五、第四指运动完全不能，指之首节（又称基节）作背屈，中节末节不能伸展，呈鹰爪状。

疗法 刺激其部之神经引起机能恢复为目的。

取穴 肩中俞、肩井、曲垣、肩髎、天井、小海、支正、神门、后溪。

肩外俞、缺盆、巨骨、消泺、少海、四渎、灵道、中渚。

每日轮针并灸之。并以皮肤针每日沿神经分布线揕击一次。

预后 耐性久治乃效。

九、肩胛部之麻痹

原因 本病由于颈部之外伤，筋肉之过劳，其他诸热病，癔病等而发生，从其侵入之神经有下列之各症候：

（一）胸长神经麻痹（手不能举）原名胸廓侧神经麻痹

症状 本病为分布于前大锯肌之胸长神经麻痹，其主征为手上举困难。必须助以健手，且不能超过水平以上、上肢下垂时，患侧之肩胛骨，稍稍隆起，肩胛下隅，接近脊柱而外突，与胸壁离开，如以肱向前方伸展，则肩胛骨之内缘，可以看出与胸膈相离甚多。

疗法 以旺盛血行与主干神经之兴奋为目的。

取穴 天柱、肩外俞、中府、胸乡、天池。

每日或间日作中刺激，并用吸筒治疗。

（二）肩胛背神经麻痹（手不能后转）

症状 本病为分布于菱形肌之肩胛背神经麻痹，其主征为肩胛不活动，手臂不能向后回转，肩胛骨不能作接近脊柱运动，肩胛骨之内缘及下隅，与胸壁离开显著。

疗法 以旺盛血行兴奋该主干神经为目的。

取穴 大杼、肩中俞、曲垣、附分、肺俞、曲池。
肩外俞、肩井、秉风、臑俞、风门、天井。

每日轮针，肩背诸穴，兼用吸筒。

（三）肩胛下神经麻痹（手不能反）

症状 本病为分布于背阔肌之肩胛下神经麻痹，其主征为上肢运动困难，手臂不能向后面抚腰背，能上举而不能按摸后头部。

疗法 以旺盛血行兴奋其部神经为目的。

取穴 曲垣、肩贞、肩颙、曲池。
天宗、臑俞、肩髎、臑会。

每日轮针，肩背诸穴用吸筒治疗。

十、腋窝神经麻痹（手不能举）

原因 本病由打扑、感冒、痛风等而致。

症状　本病主征为上臂不能上举，肩胛关节下垂而肩峰突出。

疗法　以兴奋其处神经机能为目的。

取穴　天柱、大杼、肩颙、臑俞、巨骨、曲池。

每日或间日作中刺激，大杼与肩颙用吸筒。

十一、横膈膜麻痹（气短）

原因　本病由颈部外伤、白喉、感冒、煤气中毒等而致。

症状　本病之主征为呼吸气短，大小便不能用力，吸气时心窝上腹陷没，呼气时反而膨胀。

疗法　以反射针法兴奋其神经机能为目的。

取穴　膈俞、肝俞、京门、章门、不容、气海、足三里、三阴交。

每日或间一、二日俱用中刺激法。

预后　不定。

十二、胸廓前神经麻痹（手不能抱）

原因　颈部损伤、肩荷重物、感冒、脊髓疾患等而致。

症状　本病之主征，肱内转困难，不能作拍手动作，患手不能按到健手之肩上，手上举后不能自由放下。

疗法　以直接刺激兴奋其神经机能为目的。

取穴　天柱、大杼、肩中俞、俞府、神藏、神封、库房、膺窗。

每日或间一、二日用中刺激法针治。

十三、腹肌麻痹（腰尻强直）

原因 由于脊椎疾患、感冒、痛风、腹萎缩、脊髓前角炎等而致。

症状 本病主征为直立时胸腹部向前凸出，脊柱后弯，仰卧时不能急起，必借两手支扶乃起。

疗法 以兴奋其神经之机能为目的。

取穴 命门、阳关、脾俞、三焦俞、肾俞、大肠俞、中脘、气海、足三里，三阴交，作中刺激；并于腰部诸穴用吸筒。

预后 多良。

十四、下肢诸神经麻痹

（一）股神经麻痹（足不能提）

原因 本病由肠腰肌风湿痛、外伤、骨盆内肿疡压迫，脊髓疾患等而致。

症状 本病之主征为直立时大腿不能提起，屈向腹部；坐时不能马上起立，下腿之屈伸不能，膝盖腱反射消失。

疗法 以反射的刺激主干神经，引起其机能兴奋为目的。

取穴 肾俞、大肠俞、次髎、髀关、阴市、曲泉、阴陵、大都。

每日或间一、二日用中刺激之针治。

（二）闭锁神经麻痹（腿不能叉开）

原因　本病每因难产或手术分娩而致。

症状　本病之主征，大腿向内向外之转侧运动困难，不能叉开，患腿不能架在健腿上。

疗法　以兴奋其肌之神经机能为目的。

取穴　肾俞、大肠俞、中膂俞、阴廉、阴谷、三阴交、照海，作中刺激。

预后　良。

（三）坐骨神经麻痹（股难伸屈）

原因　本病每因外伤，骨盆内有肿疡压迫其神经，难产、神经炎、步行过劳、感冒、脊椎下部疾患等所致，尤以筋肉劳动者，运动家患者为多。

症状　本病之主征，大腿外转不能，膝关节屈曲不能，步行困难，足尖下垂。

疗法　以刺激骶骨神经丛与直接病部之神经，促进其兴奋为目的。

取穴　大肠俞、次髎、中膂俞、环跳、承扶、委中、飞扬、三阴交。

关元俞、中髎、秩边、殷门、承山、阳陵、阳辅、解溪。

间日轮流用轻刺激法针治，并循坐骨神经之线路，于大腿后侧，下腿前外侧，间日施用皮肤针。

（四）胫骨神经麻痹（跛脚、外拐脚）

原因　同上。

症状　本病之主征为足背与足趾不能向下屈，如下腿前面之足伸趾长肌有偏胜，则起立时足背偏外侧一面，成为钩足或外翻足（图 36、图 37）。

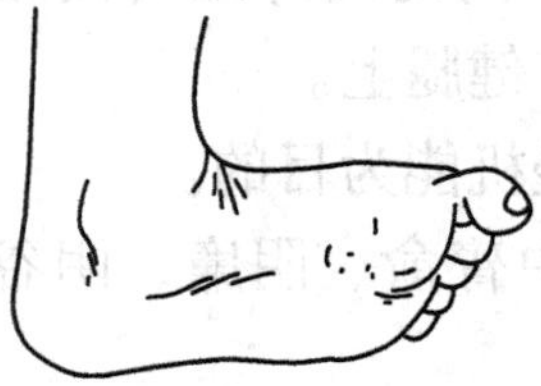

图 36　内翻足图

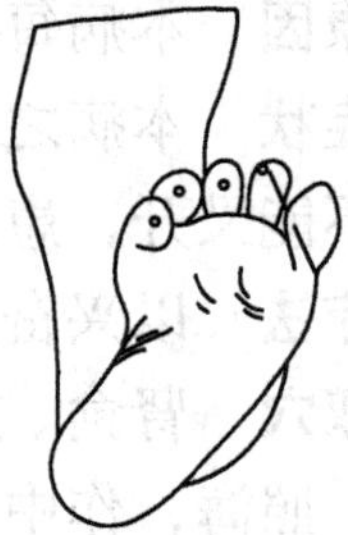

图 37　外翻足图

疗法　以刺激其主干神经，引起兴奋，传达于末梢为目的。

取穴　大肠俞、次髎、承扶、箕门、阴陵、三阴交、然谷。

关元俞、中髎、殷门、曲泉、承山、太溪、商丘。

间日轮换用轻刺激法针治，并于足踝关节下足蹠内侧部分施用皮肤针。

（五）腓骨神经麻痹（足跛、内拐脚）

原因　同上。

症状　本病之主征，足趾弛缓下垂，不能向足背翘起，足掌外缘，偏向内方，如马蹄之向内翻。

疗法　以兴奋其主干神经为目的。

取穴　大肠俞、次髎、环跳、足三里、阳辅、昆仑、束骨。

关元俞、中髎、秩边、阳陵、辅阳、申脉、至阴。

间日轮针，用轻刺激法，并于足外踝以下，足之外侧，施用皮肤针。

第四节　运动神经痉挛

一、颜面神经痉挛（肌肉瞤动）

原因　有为感受风湿，或神经质之精神兴奋，或童年时期之模仿，或为头盖底之疾患引起颜面神经干之障碍，或为三叉神经痛、龋齿、眼疾患之反射性等原因而致。

症状　本病之主征，有为额部之肌时时发生牵皱，有为眼睑时时发生瞬霎，有为口角时作歪牵，大多偏于一侧，发作与停止仅一瞬间而已，于精神兴奋之时，发作特别显著。

疗法　以制止颜面神经兴奋为目的，从直接、反射、诱导三法取穴。

直接取穴：视其痉挛发作之处，如阳白、攒竹、四白、丝竹空、地仓、颊车等穴采用，应用留针法。

反射取穴：风池、天柱、翳风等用中刺激。

诱导取穴：手三里、合谷等穴用中刺激。

护理　每日以两手掌擦热，在痉挛处摩擦一、二次，每次数分钟。

预后　生命上无问题，治愈则较难，有终身不愈者。

二、舌下神经痉挛（舌强）

原因　为脑疾患之一分症，每与其他之痉挛共发，少有原发性之单独发现者。

症状 本病之主征，在发作时，舌向后头牵引，呼吸困难，言语障碍，咀嚼咽下等运动发生障碍。有偏于舌之一侧者，有为两侧者，则不一致。

疗法 用反射法以镇静其神经之兴奋为目的。

取穴 风池、天柱、风府、廉泉、手三里、大陵。间日针治作中刺激，在后项之部，可施行皮肤针。

护理 务必于同时除去其原因病。

预后 多良。

三、三叉神经痉挛（口噤、齘齿）

原因 为咀嚼肌发生痉挛，多由脑膜炎、癔病、癫痫、破伤风等之续发，或为牙齿疾患之反射而致。

症状 本病之主征，强直性者，为牙关紧急，不能张开；间代性者，则为斗牙。

疗法 以刺激三叉神经、颈椎神经、或反射的刺激颜面神经，以达制止为目的。

取穴 风池、天柱、翳风、下关、颊车、外关、厉兑等穴，用强刺激法。

四、颈肌与项肌痉挛（失枕、歪头、摇头）

原因 每由感冒风湿寒冷，或睡眠时枕太硬而致。

症状 （一）胸锁乳突肌痉挛：如发于一侧，头面偏斜，颐部偏向健侧，头向后方牵引而不安定，作发作性之痉挛。如为两侧皆痉挛，则作与人点头样之运动。

（二）夹板肌痉挛：则头偏于患侧一面，几乎接近肩胛。

（三）下斜头肌痉挛：则头向左右作回旋之摇动。

疗法 刺激颈部之神经，以达缓解镇静为目的，并作反射法。

取穴 风池、天柱、完骨、手三里、腕骨。

五、腓肠肌痉挛（转筋）

原因 由于腓肠肌之过度疲劳，如登山、步行、游泳、久立；其他贫血、糖尿病、急剧之吐泻、脚气等疾患之续发。

症状 主征状，在发作时，腓肠肌作强直性之痉挛而疼痛，伸缩转动则更痛。由疲劳过度而致者，每在午夜发作。

疗法 刺激坐骨神经以抑制其兴奋。

取穴 承山、昆仑、用中刺激法。

六、发作性横膈膜痉挛（呃逆、吃逆、作噫、噎、哕）

原因 有为胃部膨满，或心脏疾患、胸膜疾患、颈椎疾患，或为哄笑，或有精神感动影响横膈膜而致。

症状 本病主征为突然发作呃逆。当空气吸入时，同时声门发生闭止，此时发出一种呃忒之声音。轻症容易消散，重则有持续数日至数周间者。

疗法 以镇静为目的。

取穴 水突、膻中、巨阙、关元，用小艾炷各灸七壮。

七、强直性横膈膜痉挛（中恶）

原因　本病之诱因，为感冒、风湿痛、破伤风、癔病等而致。

症状　突然胸廓下部扩大而静止，无翕张现象，而上部膨隆，呼吸困难而促迫，重则肢冷脉停气闭。

疗法　以镇痉为目的，作急救处置；同时另急请专医治疗。

取穴　巨阙、期门、内关，各灸十壮。

第五节　炎性及变性神经变化

一、原发性神经炎（肌肤热痛）

原因　每由风湿性神经痛、肩凝重症、神经麻痹等而引起。

症状　每因颜面神经麻痹、腋窝神经麻痹、神经丛麻痹等病时，而发生急性末梢性麻痹，被侵入之神经及其附近发生疼痛。如属重症，其处之肌肉则发生萎缩与电气变性反应。

疗法　依其病患部之所在，按照神经痛之治法疗之。

二、续发性单发性神经炎

原因　由于外伤，因化脓菌之侵入；或为骨折、骨蚀、脱臼、肿疡等所影响；有为泌尿生殖消化器系之疾患而续发。

症状 被侵入之神经附近，发生持续性之疼痛，向外方放散，压之更痛，旋即知觉减退，而为末梢神经麻痹。重症之时，发生肌萎缩，同时发生电气反应变性。

疗法 从被侵入之神经部分，按照各神经痛、神经麻痹时之治法，为适宜之处置。

三、多发性神经炎

原因 有中毒性神经炎，如被铅、铜、砒剂、酒精、水银、磷、硫化物等之毒而致者；有为传染病之急性疾患后而发之神经炎，如伤寒、猩红热、败血症等；有为传染慢性疾患如结核、梅毒等之神经炎；有为物质代谢之糖尿病而来之神经炎；其他生产发生急性贫血之神经炎；及原因不明之原发性神经炎。

症状 由种种原因之不同，产生多种多样之症状，综合之可分急性与慢性二类：

（一）急性神经炎之症状：头痛、全身倦怠、发热，少量之尿蛋白、脾肿大、四肢或腰骶部作风湿痛样之疼痛、感觉异常；继则桡骨神经及腓骨神经之麻痹情状显著，腱反射减退，所被侵神经分布区之肌肉发生电气反应变性与肌肉萎缩。

（二）慢性神经炎之症状：初无定型，其经过非常缓慢，在经过中，不时发生如急性症状，旋从下肢发生麻痹，继则波及上肢。

疗法 一般的治法，以旺盛血行，恢复神经机能之正常，达消炎为目的。

取穴 依照患部附近取穴之外，再取大椎、身柱、至阳、厥阴俞、督俞、曲池、外关、阳陵、昆仑诸穴，用中刺激法。

预后 急性重症，往往发生呼吸肌麻痹而死亡；慢性者，能经过数年，生死不一。

〔附〕

一、脚　气

注：本病有列入神经炎类，有列于新陈代谢病类，有列于维生素缺乏病类，亦有列于传染病中，至不一致。

原因 本病之起因，为营养吸收障碍而维生素 B_1 缺乏之故。而气候、肉体与精神过劳、运动不足、感受寒湿、病后失调、妊娠、产褥、密集生活，皆为本病之诱因。

症状 本病一般之症状，为下肢倦怠有重感，知觉钝麻，膝关节无力，心悸亢进，胸闷胀满，食欲不振，便秘，足踝浮肿，腓肠肌握之痛，腱反射初则亢进，继则消失。依其病型，有下列之区分：

（一）神经性症：症状极轻，往往先由胃炎而起，继则下肢之知觉及运动发生障碍。腱反射初为亢进，继即消失。

（二）浮肿性症：初为下肢渐肿，继则颜面浮肿，而波及全身，尤以腓肠肌部为甚。行步困难，呼吸急促。

（三）萎缩性症（麻痹性）：下肢肌肉先由浮肿，继即渐渐萎缩而至瘦削，同时知觉障碍，腱反射完全消失。

（四）急性恶症（心脏性、冲心性）：突然心悸亢进、胸内苦闷、呼吸迫促、脉搏频数、四肢清冷、呕吐、体温上升。经过数日，发生心脏麻痹而转归不治。患者多为壮年，由一、二两型移转来者。

疗法　统以旺盛血行，促使营养机能吸收，以减退浮肿与麻痹为目的。

取穴　风市、伏兔、犊鼻、膝眼、足三里、上巨虚、下巨虚、悬钟。

肩井、心俞、脾俞、肾俞、关元俞、水分、阴陵、三阴交。

每日轮换，各灸小炷米粒大者七至十壮；或用针治后以药艾条灸治之。

如便秘者，加取腹结、大横；呼吸困难者，轻针风池、天柱。

预后　浮肿性者易愈，治疗一、二周收效。萎缩性者，非一、二月不可。恶性者，多不良。

二、荨　麻　疹

原因　有谓因血管运动神经之障碍而发之皮肤疾患；有谓虫类之螫刺、鱼虾之中毒、吗啡、奎宁、松节油等刺激消化器而发。而寒冷、糖尿病、黄疸、消化器病、间歇热及女子生殖器病等，皆为其诱因。

症状　为猝然而起之皮肤病，周身有赤色或淡赤色平坦如大豆大之硬疹隆起，发生瘙痒、灼热之感，有时皮肤发热，而浮肿。其来也速，其退也速，为其特征。

疗法 以旺盛胃肠之机能与血行，达自动消炎为目的。

取穴 身柱、膈俞、肝俞、大肠俞、肩髃、曲池、血海、三阴交，作中刺激。

第六节 官能的神经病

（即解剖不明之疾患）

一、神经衰弱症（阴虚）

原因 本病之主因为手淫、房劳、精神过劳、焦虑、烟酒过度而致；或由消化器病、梅毒、伤寒热病后、肺病等而起。

症状 本病在神经系统上，易于疲劳，每有刺激，易于感动；于脏器实质上无变化，因此在病理解剖上无病灶存在，只就其自觉症状言之如次：

精神方面：多疑虑，多恐惧，易兴奋，易沉郁，感情易于变动，好恶不常，喜怒无定，时常失眠。

脏器方面：心胸部每因事故而有压紧之感，每因些微事故而心悸亢进、脉搏加速，时有胃炎恶心呕吐，便秘或便溏，手足时冷，或时热，易感疲劳，皮肤有时如蚁走感，性欲亢进或减退，早泄遗精。

疗法 以调整血行及精神机能为目的。

取穴 风池、大杼、心俞、三焦俞、关元、内关、足三里。

天柱、身柱、厥阴俞、肾俞、气海、通里、三阴交。

间日轮换用轻刺激针治。或用皮肤针于各穴之上下左右约一方寸部位，日施捶击。关元穴常予灸治甚佳。

护理 常作户外运动，静坐，多睡眠，避免用脑之事；不看有刺激性之书图、戏剧、电影等。

预后 得愈与否，视治疗与休养配合得宜与否而无一定。

二、癫痫（五痫）

原因 本病之真因未明。发者每在7岁至21岁左右之间，少有持续至高年者。其副因，大都为神经病之遗传，或其父母好酒，血族结婚，梅毒遗传；而头部外伤、精神或肉体过劳、大病后失调等为其诱因。此外有末梢神经障碍如耳鼻炎症、神经肿疡、寄生虫、妊娠等之反射而发者。编者则认为与胃消化、水毒食毒有关系。

症状 本病之主征：突然人事不省，全身作间代性之痉挛，反复发作。在发作间歇时，仍为健康状态。依其发作症状，有重症癫痫、轻症癫痫、类似癫痫三种，分述如下：

（一）重症癫痫：在发作之前，先有前驱症状，如头痛、不眠、神思不安、心窝苦闷、肌肉时作抽动、耳鸣、饮食无味、嗅觉不敏、皮肤苍白、手足清冷等。此等症状发现时，即将移转至癫痫发作。

发作情况，为猝然跌倒，不知人事，全身发强直性痉挛；数秒钟后，即移行为间代性痉挛，手足抽搐，眼球回转，齿牙相剉，口吹泡沫，喉有鸣声，甚至舌尖咬伤。当强直性痉挛之际，瞳孔散大；移时为发作性痉挛时，瞳孔缩小，对光反应失去调节机能，眼睑不作开合动作；当痉挛静止之后有半小时至数小时陷于昏睡状态，觉醒后感有头痛。发作之回数无定，有一日数回、一月数回、一年二、三回者；亦间有发作未终中，为二次三次之发作者。

（二）轻症癫痫：患者于行动往来中，或谈话中、工作中，突然眩晕，轻度失神，所作所为陷于中止状态，听觉存在，而言语与运动不能表达。约数十秒至数分钟，即觉醒而立复常态。

（三）类似癫痫：有一时神志失常，作无为举动，如打人、杀人、放火等犯罪行为而不觉，及其既觉，茫然不知。有不作一般的癫痫，发作症状，而为一时发作性之精神强度兴奋，或恐怕惊愕，或自己捶击。有为发作性之运动变调，如俄然向前突进，或作环状回转之步行，静止后自己一无所知。亦有为一时发作性之强度出汗等。

疗法 以镇静神经机能、加强体魄、促进消化与代谢为目的。

取穴 风池、肺俞、心俞、鸠尾、中脘、气海、神门、丰隆、三阴交。

每日或间日或间一、二日作中刺激之针治。若一日数发者，经三数回之针治，发作次数即减少，或移转为数日一发；继续针治，即可将发作日期延长，而至一月数发不等。针治方式，亦由间一二日，渐为三四日，五六日，一周十日，半月之间隔针治。如每一发作，即连针三四次；如有半年以上不发，仍须按月针治一二次；年余不发，则一二月针治一次以防止之。编者对于斯症与精神病，其解剖上之病理固不明，一般称为脑病；而著者每认为胃肠中之食毒、水毒，成为痰涎蓄积，反射脑中枢所致。其病在脑，其源则在消化系，故取穴偏重于刺激胃肠，历年颇收良效。

护理 绝对禁止心身过劳，与禁止烟酒肉食，尤忌牛、羊、鸡肉，常能蔬食更佳。清心寡欲，为第一调护法。

预后 针治与调养配合得宜，可收速效而良好。否则常年频发，概成不良。

三、惊　厥

原因 本病殆因大脑皮质存在制止反射之作用不充分，每因尿毒、铅毒、妊娠等之反射而发作；或小儿肺炎、麻疹、急性热病、消化不良、肠寄生虫、牙齿发生期等，容易引起痉挛抽搐。

症状 本病之发作症状与癫痫发作症状相同（参阅上条）。但同时有体温上升。

疗法 在发作之际，以反射的镇痉为目的。

取穴 风池、天柱、身柱、上脘、下脘（孕妇不针）、天枢（同上）、曲池、商阳、足三里、厉兑。四肢之穴作强刺激，其他作中刺激。

预后 虽似危重，多数可以全愈。

四、癔病（脏躁）

原因 本病为妇人特有之疾患。其造因为不能满足某种欲望，苦心焦虑，精神过劳，或生殖器病，烟酒过多，铅中毒，与不合卫生之生活等为诱因。中年妇人患者为最多。

症状 本病起于诸般之精神机能障碍，故其症状千差万别，归纳如下：

（一）精神障碍： 其主征为每因些微小事而异常兴奋，或喜或悲，或嗔怒，或苦虑、深疑、嫉妒，意志感情时常动摇。

（二）知觉障碍： 在病的发作时，同时发生极端的知觉过敏，其身体任何部位不愿被人触及，见人回避，喜居暗室，嫌恶响声及一切气味，嗅觉、味觉、视觉都与常时不同，而头顶中央、脊柱关节、左肠骨窝等压之则头痛，卵巢痛，所谓癔病性神经痛。有时则知觉钝麻或脱失，如呆木现象。

（三）运动障碍： 病之发作中，乍觉半身麻痹，或四肢某一部分麻痹，或身体某部分发生强直性痉挛或发作性痉挛，尤以颜面及食道，乍然发生痉挛者为多。

（四）脉管运动性分泌障碍及生殖器障碍： 因血管之持续收缩，皮肤苍白，四肢厥冷；或者相反的而为潮红、灼热。唾液与小便特多，或反而减少。色欲亢进或减退，或异常嫌恶。

（五）癔病性癫痫：发作前每为精神兴奋，或有恐怖心理，或以某事而冲动情感。在发作时，心悸亢进，喉头感觉狭隘，而剧烈之痉挛就此发作，与重症性癫痫无异，但无吐沫、咬舌现象。经过 20～30 分钟而止，旋发谵语，或失笑、或愤怒、或号泣、各人之情况颇不一致。

疗法 以旺盛全身血行、营养吸收，及镇静神经机能为目的。

取穴 肺俞、心俞、三焦俞、次髎、中脘、关元、三阴交。

间日或间三四日作轻刺激针治一次，必须持续数月。关元，则每日用温灸器或艾条灸治之。在癫痫型之发作时，只取膻中、中脘、气海、大陵，予以中刺激即醒。

护理 注意除去其原因，常予精神上之安慰。中药方甘麦大枣汤，编者屡用，颇得良效，亦要多服。

预后 生命上无直接危险，而治愈则不易，必须经年之治疗。

五、职业性痉挛（附书痉）

原因 本病为上肢及手腕分布之神经发作痉挛。多为神经素质之人，从事于手腕手指工作，急激频繁而少休息，每因精神上受刺激、失望、情绪不快、嗜酒、房劳、热病后虚弱等而引发。

症状 本病之主征：每持取其平素工作用具，如书者执笔、缝工持针、刻工执刀时，立即发生指腕强直，而不能使用工具，或发生震颤而不能如意进行，或竟发生麻痹。如在停止工作中，则指腕如常，无病态。

书痉：属于本病之一，执笔书写时，即如上述而不能运用。

疗法 以加强其神经机能与镇静为目的。

取穴 风池、曲池、外关、阳池、合谷、后溪。间日用轻刺激法针治之。每日再灸关元一次。

预后 年老力衰者不易收效。

六、搐搦（抽搐）

原因 本病之真因不明，有谓由于副甲状腺之衰弱关系。本病之诱发，为胃肠病、肠寄生虫，尤以胃扩张、急性传染病、关节痛风等易致发生。患者小儿及少年男子靴工缝工为多。每在冬季流行，感冒为本病之诱因。

症状 本病之主征为手足肌肉作强直性之痉挛，手腕弯屈，拇指内转，其他四肢之第一指节强屈，二、三节伸展，四指相并，掩蔽拇指，两手作同样形式，如捧物状。如发生在足，则足蹠肌痉挛而为外翻足之形式。每一发作，约数分钟、数小时而至数日不一。在病之发作前，先觉将发病之肢节发生疼痛，知觉异常，肌肉萎弱或强硬，旋即发生痉挛。而神识体温则无异状（图38）。

疗法 以对症疗法为目的。

手部取穴：曲池、孔最、合谷、大陵。

足部取穴：昆仑、解溪、足临泣、陷谷。

统用强刺激后，予以留针 10 数分钟之处置。

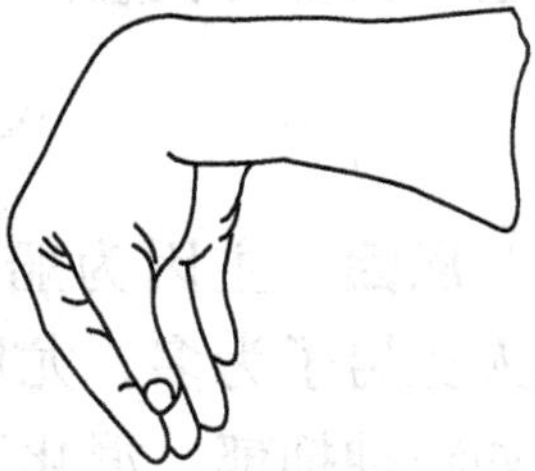

图 38　手痉挛图

预后　多良。

七、舞 蹈 病

原因　本病之本体未明，有作栓塞说，有作传染说或中毒说。但总属脑疾患之一种。急性传染病、关节痛、心脏瓣膜病、以及患者之模仿运动等，为其诱因。与气候潮湿寒冷亦有关系。

症状　本症发作为亚急性，往往先觉精神异状、过敏、记忆减退、嫌恶精神作业、食欲减退、全身不舒、头痛、眩晕、筋骨疼痛等，渐次全身肌肉运动不能协调，所谓不随意的非共同的挛缩运动，呈额纹皱襞、口角倾斜、容貌奇特、眼球旋转不正常、言语涩滞，咀嚼咽下不顺，而手指腕运动呆笨、伸牵不利、下肢步行蹒跚或作摇动。如此病态，每因感动而增剧，于睡眠中则消失。患者多为七岁至十三四岁之儿童。

疗法　以镇痉为目的。

取穴　风池、大椎、曲池、外关、合谷、后溪。

天柱、身柱、手三里、阳辅、昆仑、解溪。

每日或间日轮取，用中刺激与留针法，必须久治。

预后　本病之经过甚长，时有再发之虞。如无合并症，大都可获愈。

八、晕　　船

原因　主因为船之动摇，而恐怖心理亦有关系。妇人比男子为多，尤以神经质者虚弱者易得此病。其他如精神抑郁、消化不良、营养不良、长途旅行、失眠、饥饿或饱食等亦易于触发。

症状　轻症感觉精神不爽，胃部停滞，食欲缺损；重症则有头痛、眩晕、恶心、呕吐、口渴、全身衰弱，甚有颜面苍白，时流冷汗。

疗法　本病应作预防法：于乘船前，先针风池、天柱、身柱、足三里等穴。

发作时取穴：风池、天柱、中脘、气海、足三里、丰隆、内庭，用中刺激法。

九、指 趾 拘 缓

原因　本病为一种特异之运动性刺激症状。其病因未明。感冒、精神感动、外伤等为其诱因。

症状　本病主征为手指或足趾作无意识而有顺序之挛缩与伸展（如图39），而无其他诸肌作不随意性之痉挛。其指趾之痉挛，为比较缓慢之发作性痉挛，作有力之扩展与挛缩，顺序不乱而无休止的屈伸。因过度之运动，其关节韧带成为弛缓，似脱臼状态。如在足趾，则行走妨碍（图39）。

疗法　抑制患部诸肌之痉挛为目的。

指部取穴　曲池、曲泽、大陵、劳宫、后溪、合

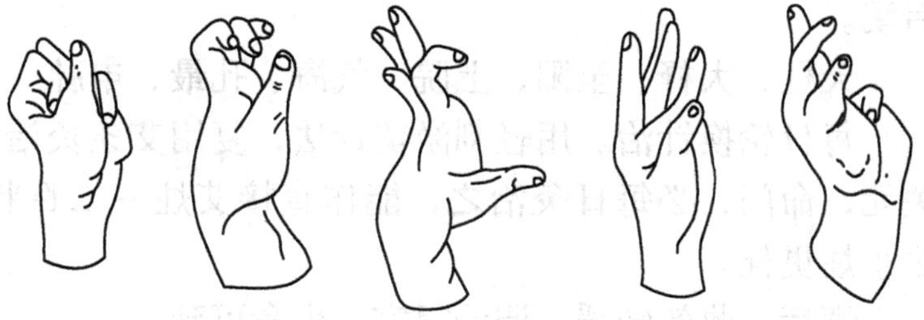

图 39　左手拘缓之程序图

谷。

趾部取穴　解溪、昆仑、太溪、金门、涌泉。

每日或间日用强刺激针治。

预后　本病稀有，亦不易治愈。

十、震颤麻痹

原因　真因未明，与年龄有关系，多发自高年 40 岁以上者。有作自家中毒之说者。而精神感动、感冒、外伤、梅毒、热性传染病、嗜酒、房欲不节等，实为本病之诱因。

症状　本病之主征为竟日肢体震颤，睡眠中则无。病之发作极徐缓，通常起于右手，渐次波及于左手，为上半身之震颤；亦有渐次波及下肢，为全身之震颤。其震动之迟速平匀，安静与运动时皆不休止，最初在睡眠中则消失，最后亦作轻微之震动。在震动剧重时，饮食、更衣、工作皆感极大不便。

疗法　以调节全身运动之机能为目的。

取穴　风池、身柱、命门、中脘、关元、曲泽、后溪。

天柱、大杼、至阳、上脘、气海、孔最、申脉。

每日轮换针治。用轻刺激留针法，复用艾条灸治。关元、命门，必每日灸治之，能作直接艾炷一二百壮之小炷更佳。

预后 收效殊缓，调治得宜，生命可延。

十一、偏 头 痛

原因 本病患者多为神经素质之青年男子，有为贫血，有为遗传，尤以有月经病之妇女为多。精神感动或过劳、烟酒过分、房欲不节，皆为此病之诱因。其病理未明，有谓属于自家中毒，有谓交感神经之疾患。

症状 本病主征，多数为头部左侧发生剧痛，或在前额部，或在颅顶部，有时左右交换变化，有时波及全头部。头部之皮肤知觉过敏，末梢神经有压痛点。本病发作时间颇长，有数日，有至数月数年、时常反复者。其一般之症状，为恶心、呕吐、食欲及思考力减退、眼花闪发、耳鸣、颜面苍白或热感。分有下列三类：

（一）脉管运动性偏头痛（由于头部交感神经之变化）：

1. 交感神经麻痹性偏头痛：患侧颜面潮红，患侧颞颥动脉搏动，瞳孔缩小，脉搏徐缓。

2. 交感神经痉挛性偏头痛：患侧颜面苍白，患侧颞颥动脉细小，瞳孔散大，唾液分泌亢进。

（二）眼性偏头痛：恶心，弱视，有闪光状暗点，甚至发生偏盲。

（三）类似性偏头痛：恶心、呕吐、眼花闪发，烦躁、半盲症、言语困难。

疗法 以诱导反射镇痛为目的。

取穴 风池、头维、太阳、下关、丰隆、申脉、为主穴。头临泣、完骨、和髎、悬颅、悬厘、风门、厥阴俞、翳风、上脘、中脘、列缺、足临泣、行间诸穴，随症状采用。

每日或间日针治。如属交感神经麻痹性者，头部诸穴用轻刺激之兴奋法，不必留针；如属痉挛性者，用中刺激，复采用留针法。手足部诸穴，可用重刺激，为反射之目的；中刺激并留针，为诱导之目的。

护理 避免精神过劳与兴奋，注意通便，改善日常生活，充分睡眠，多蔬食，除烟酒，离烦嚣，戒恼怒郁愤等。

预后 本病属慢性，不易收捷效，生命无问题。在各种疗法中，以针灸治疗最适宜。

第七节 运动器病

一、急性关节风湿病（风痹）

原因 真因未知。感冒、潮湿、寒冷、过劳、外伤、神经衰弱等为本病之诱因。往往续发于产后，热性病后，尚有一种于春末或秋冬时期，类似传染病之流行。

症状　本病先为恶寒发热，达39°～40°，烦渴、呼吸促迫、有汗而臭、或有汗疹、关节疼痛、此愈彼起、游行各节，尤以肩胛、肘、腕骨各关节为甚，其被侵之关节，肿胀滑泽，皮肤潮红灼热，自发疼痛，略为动作，其痛更甚，此为本病之主征。

本病往往发生各种之合并症，如急性心脏内膜炎、心肌炎、心囊炎，因而遗留心脏瓣膜病，亦有并发胸膜炎、腹膜炎、肾炎等，但为少数。

疗法　以诱导法消炎为目的。

取穴　大椎、大杼、肩颙、曲池、外关、合谷等为主，用强刺激之针法。

其他：凡患部之上下稍离一二寸部位之穴，可采用针治。

护理　本病应与药物之发汗退热疗法并用，不能单纯用针灸治疗，尤以有合并症者，必与专医共同治疗，关节肿痛处，切不可用冷敷，以保温为适宜。

预后　大多可望全愈，然往往移行为慢性症状，收效较缓，如为脑脊髓风湿病，则不良。

二、慢性关节风湿病（痛风）

原因　本病有自急性症移转而来者，大多发于中年以后，独立发生者亦有，水中雪地工作者为多。又有淋毒性急性关节风湿病之续发者。

症状　各关节徐徐发生疼痛性肿胀，关节屈伸困难，体温如常，病势则时进时退，每因烦劳与气候寒冷，阴雨等而增剧，在安静之时，有时不痛，每一触动，则痛彻心肺，病多发于春秋气候寒温不调时期者为多。有时与心内膜炎并发，又往往因关节肿胀肥厚，而渐次弯曲及强直，变成畸形现象，所患之关节，多为腕、肘、肩胛、膝、足跗等处，侵于指节者亦有之。

疗法 与急性者相同，但注重于其患部上下之穴位针治，并可在患处关节用念盈药艾灸条每日灸治之，收效迅速，服药方面，以加强行血之剂为适宜，患处经常保温，不使冷气袭击。

预后 生命无问题，收效迟缓。

三、肌肉风湿病（肌肉痛）

原因 真因未明，从前以感冒为本因，今有谓为一种之传染病。感冒、潮湿、过劳、外伤，神经衰弱等为其诱因。与关节风湿病，可谓类似之病原。

症状 本病之主症状，为局限于一定之肌肉，而作肌肉痛，压迫或使用则引起其更痛，患部之肌肉，呈轻度之微肿，于运动上发生障碍，时轻时重，每随劳动与天气阴晴冷热等关系而转移，发病最多之处为三角肌、僧帽肌、胸锁乳突肌、肋间肌、腰肌等。

疗法 以局部刺激与反射刺激为镇痛消炎之目的，取穴视病灶所在而有异。

（一）腰肌风湿病： 腰部及骶骨部，发生急剧之疼痛，每在朝起之后，或扛举重物之时发生，在急性之肌肉风湿病中为众多。躯干偶一回转或屈曲之际，其痛更甚。

取穴 三焦俞、气海俞、肓门、上髎、委中。肾俞、大肠俞、志室、次髎、三里。

每日或间日轮换作中刺激之针治，间用艾条灸治。

（二）颈肌风湿病： 每发于项部侧颈部之一侧，而为项背部之疼痛与斜颈，回旋则强痛。

取穴 风池、天柱、肩中俞、肩外俞、天井、腕骨。

用中刺激之针治。

（三）背肌风湿病： 肩胛骨间部与背部（七、九椎旁）发生疼痛。

取穴 附分、肺俞、神堂、心俞、譩譆、魂门。

魄户、风门、膏肓、厥阴俞、膈关、肝俞。

每日轮换针治，作中刺激，但不限于上穴，尽可按其痛处之穴取之，兼用艾条灸治。

（四）三角肌及肩胛肌风湿病： 即肩胛部及三角肌部发生疼痛，而关节运动则可能。

取穴 巨骨、天髎、肩颙、肩髎、臂臑、臑会。

作中刺激之针治，兼作艾条灸治。

（五）胸肌风湿病： 胸肌及肋间肌作痛，尤以咳嗽、喷嚏、深呼吸而痛增。患肌以手压迫则痛，此与肋间神经痛分别之点。

取穴 气户、屋翳、周荣、辄筋、手三里、阳陵。

库房、膺窗、胸乡、大包、曲池、足三里。

用中刺激兼作艾条灸治。

预后 本病在一切的疗法中，针灸收效较速，预后多良。

四、膝关节炎（鹤膝风）

原因 本病之主因为梅毒、淋毒、结核、急慢性风湿病、外伤，脓毒症等而发生。

症状 被侵之关节周围，发生灼热潮红、疼痛、肿胀、浸润、肌肤有光泽、屈伸不得、旋为强直，成为畸形。

疗法 以消炎与促进吸收作用为目的。

取穴 阴市、曲泉、膝关、两膝眼、委中、阴陵、阳陵、三阴交。

急性者：每日用中刺激针治一次，并于两膝眼及阴市与膝头两侧加用吸筒，间日一次。

慢性者：间日针治一次，并用艾条灸治之，亦须用吸筒。

护理 不论急性慢性，绝对不用冷罨法或润湿之品涂敷，局部必须保温，在一般之治法中，以针灸为最效，而同时用中药方阳和汤作助治，收效更速。初起者一周左右，可以收效（梅毒淋病性者则缓），如病已久，经过电热疗法者，收效更缓，此是临床经验。一般之神经痛麻痹等，大都有同一之感觉。在治疗期中，禁止行动，可收速效。如炎肿完全消退，疼痛完全解除，而膝关节还存在多少之强急不能完全直伸时，必须每日正坐，足下踏圆棍前进后退，作膝关节之活动运动数十分钟，尽可能减少步行，久之自然恢复原状。

预后 多良。

五、淋毒性关节炎

原因 由急、慢性之淋疾，淋菌侵入该部组织而发生。

症状 与普通之关节炎无大差别，最多侵入膝关节，亦有侵入足蹠关节或腕关节。

疗法 依其病灶之周围取穴，如上条取穴法，但宜偏重用艾条灸治，收效较速；如炎肿较重，渗出液较多时，兼用吸筒。

六、肌炎（湿痹）

病因 病因未明，有谓系一种之传染病。

症状 头痛、恶寒、战栗、发热、出汗、失眠、脾肿大，同时四肢肌肉或躯干背面之肌肉，发急剧之疼痛，存在炎症部之皮肤有浮肿灼热潮红现象，肌肉肿胀，知觉过敏，指压之，不留压痕。其中以肩胛、上臂、前臂，发牵引样或痉挛样之疼痛最重。

疗法 以退热消炎为主。

取穴 大椎、身柱、脾俞、肩颙、曲池、外关；合谷、足三里、三阴交。

每日用中刺激针治。

预后 有合并症者多不良。

七、尿酸性关节炎（痛风）

原因 本病多发于中年以后之男子，其原因虽大半由于遗传性，而嗜酒、与美食安逸，尿蓄积等引起体内多量之尿酸蓄积而发，故有列入于新陈代谢病类。

症状 本病主征为突然头痛恶寒，发三十八、九度之热，同时左踇趾关节发生激剧之疼痛；渐次波及下肢之其他关节，肿起、发赤、灼热，作发作性之关节痛，夜间更痛。每因所侵之部位，而有坐骨痛风，膝痛风之称。大约三数日后，热退而移行为慢性痛风。

疗法 以旺盛血行利尿与镇痛为目的。

取穴 肾俞、气海俞、膀胱俞、关元、三阴交，为主穴。其他，离患部一二寸部位之穴取之。如为慢性，即就患部取穴，统用中刺激针法外，兼用念盈药艾条灸治之。

护理 饮食清淡，尽量减少肉食，患部多晒太阳，注意保温。

预后 多良。但慢性病之全愈，相当缓慢。

八、佝偻病（鸡胸龟背）

原因 本病之真因未明，一般谓骨质中缺少石灰、磷酸，以此骨质柔软脆弱，骨骼为特异之变化，当转变情况复常时，骨质急速石灰化，骨端肥厚，形成畸形，患者多为五岁以下之小儿，而日光缺少，居处潮湿，营养不足，为本病之诱因。

症状 本病之进行殊缓，先自生后囟门之广狭与结合，较一般正常者，有显著之广大与延迟，头盖较一般正常者为大，颜面缩小，渐次胸廓柔软而膨大，脊柱弯屈如龟背，骨盆发育迟滞，亦呈畸形，四肢之骨端膨大，上下肢成不正之弯曲肌肉松弛，皮肤苍白，全身发育极迟。

疗法 以促进营养吸收，与强壮各组织机能为目的。

取穴 身柱、至阳、中枢、肺俞、心俞、脾俞、三焦俞、手足三里、三阴交。

每日于上列各穴之上下，用皮肤针捶击三下，用半粒米大之艾炷，各灸三壮。

护理 多晒日光，注意营养，多进富有钙盐之食物，与维生素甲、丁之制剂。

预后 早期治疗，无合并症，可望治愈。

第六章　妇人科病

第一节　内外阴部疾患

一、阴道炎（阴痛）

原因　由淋毒而致者最多，其他手淫、异物插入、子宫内外膜炎、恶性肿疡分解物、蛲虫之刺激、腺病、萎黄病、感冒、房劳等之续发。

症状　阴道黏膜发生炎症充血，有压重感及疼痛，为本病主征；其他恶寒发热，小便频数，阴门瘙痒，排出白色黏液脓性分泌物（旧称白带），重症则并发贫血、便秘、食欲减退，癔病等。

疗法　以调整局部之血行，为消炎之目的。

取穴　次髎、中极、大赫、血海、三阴交、中封。

每日或间日作中刺激之针治，骶骨部之四髎，可用艾条灸治。

护理　局部清洁，注意摄生，并作原因病之疗法。

预后　多良。

二、阴门瘙痒症（阴痒）

原因　糖尿病、贫血、妊娠、子宫内外膜炎、蛲虫刺激、带下过多、局部不洁，房劳等。

症状 阴门初感灼热，次即瘙痒难堪，局部湿疹或糜烂，瘙痒重时至于失眠，并发癔病。

疗法 旺盛阴部之血行为目的。

取穴 大肠俞、次髎、长强、中极、气冲、血海、三阴交。

每日或间日作中刺激之针治，骶骨四髎穴用艾条灸治。

预后 注意局部清洁，多良。

第二节 子宫及卵巢疾患

一、急慢性子宫内膜炎

原因 本病由于淋毒频发，或分娩过多、产褥期感染、子宫转位、子宫癌肿、手淫、异物插入、房劳、月经时不摄生、感冒、蛲虫等之刺激而致。

症状 本病之急性症，初有恶寒发热之前驱症状，次即骶部下腹部刺痛，发牵引性或痉挛性之疼痛，月经之血量增加，月经时之疼痛增剧，且有非月经时之出血，又有无色之黏液或脓汁之分泌物增多，兼有头痛或偏头痛，消化不良，神经胃痛，背脊时觉寒淋，病势增进时，白带增加及心悸亢进，腹部膨胀便秘。如为慢性症，常与癔病并发。

疗法 消炎并缓解疼痛，旺盛血行为目的。

取穴 肾俞、大肠俞、次髎、会阳、曲泉、漏谷、水泉。

气海俞、小肠俞、中髎、白环俞、血海、三阴交、商丘。

急性每日轮换针治，作中刺激法，慢性则用轻刺激，兼用艾条灸治。

护理 禁止不摄生之行为，小腹与足部保温。

预后 多良。有合并症者不一定。

二、急慢性子宫实质炎

原因 本病之急性症，为淋毒性子宫内膜炎，子宫创伤，外科手术后等所发，慢性者，则由急性之移行外，子宫充血、房劳、手淫，子宫转位等诱发。

症状 本病以恶寒、发热开始。子宫知觉过敏，腹下部疼痛，牵引下肢，子宫肿胀，脓汁外流，呕吐便秘或下痢，或小便闭塞，白带增多，或有赤带，体温上升，或有谵语，慢性者体温不高。

疗法 以消炎诱导旺盛血行为目的。

取穴 肾俞、上髎、腰俞、中极、血海、上巨虚、地机。

气海俞、中髎、会阳、曲骨、阴陵、下巨虚、三阴交。

每日轮换作中刺激之针治，慢性者用轻刺激，兼用艾条灸治。

护理 同上条。

预后 良。

三、子宫外膜炎

原因 本病之主因，由淋毒菌或化脓球菌之侵入，或子宫实质炎之波及。

症状 有恶寒、发热、脉搏细数、恶心、呕吐之前驱症状，次则腹下部膨隆剧痛，有顽固便秘，大便时剧痛更甚，小便困难，如炎性渗出物被吸收，则诸症消退，若渗出物化脓，则热度增高，而自溃排脓。

疗法 以诱导消炎为目的。

取穴 上髎、中髎、血海、足三里、三阴交、商丘、太白。

用强刺激法针治。

护理 本病必须由专科医师作消炎杀菌之处置，针术作为助治。

预后 不一定。

四、子宫癌肿（崩漏）

原因 真相未明，或有遗传，或分娩过多，房劳，子宫转位等之续发，多发生于35岁以上妇女。

症状 本病大多发生于子宫颈。初无所觉，渐渐白带增加，有如脓汁而有恶臭，间或流血，每于交接劳动通便等而发作；子宫部时作疼痛，向骶骨部腰部骨盆深部放散。重者如刺如割，尿意频数，大便或秘或溏泄，时作恶心呕吐，呈恶液质及淋巴腺肿，至后并发腹膜炎或肾炎、肾脏脓肿、尿毒症，败血症等而亡。

疗法 本病不适宜针术治疗，但亦无其他有特效之治法，镭锭照射，亦只轻症收效，但此种设备，不能普及各地。编者曾试用灸治数例，有痛苦解除者，有减轻者，亦有无效者，在同道中亦有用灸法收效者，以病例不多，不能确定灸法与镭锭收同等效用，姑述编者之灸法如下：

取穴 小腹部，关元、中极、曲骨。骶骨部，次髎、中髎、下髎、腰俞。穴上敷少许麝香，上覆一分厚之蒜片，用大艾炷各灸三五壮，觉灼痛难忍时去蒜片，以不致起泡为原则，先灸腹部，继灸骶部，各穴同时着火，初灸三炷，多则发热体疲；如无反应，可加为五炷，间日或二、三日灸一次，痛与流出液（有血、有污液）逐渐减少，痉痛渐减。如见灸后流出液猝然停止，灸炷亦须减少或暂停灸治，因不正常之停止，蓄积于中，久必崩溃也。编者有灸至二十余次而痛苦解除者，虽有不效，但仍可试验。

五、子宫肌肿

原因 真因未明，有谓由卵巢变化关系，患者多35岁以上之已婚妇女。

症状 本病之主征为出血，疼痛，下腹部压重三点。出血、初为月经过多，持续十日或半月以上，渐为不定时之多量出血，或断断续续，致患者呈高度贫血症状，疼痛每见于月经时，在腹下部作紧张性之阵缩，同时下腹膨满，骨盆内感觉重滞，压迫膀胱直肠，大小便困难，带下增多。

疗法　以旺盛血行，促进组织调整为目的。

取穴　次髎（深针）、中极、蠡沟、三阴交、行间。

中髎（深针）、曲骨、中都、交信、太冲。

每日轮取作轻刺激之针治，并用艾条灸治，须作长久治疗，贫血、衰弱，每日用艾条灸治膈俞、脾俞、关元。

六、子宫痉挛（小腹冲痛）

原因　本病多发于神经素质之人，或癔病，贫血，下肢寒冷，精神感动等为其诱因。

症状　本病为子宫起激剧收缩痉挛之症状，起初有下腹膨满，紧张，压重，隐痛等之前驱症，或竟突然在骨盆内发痉挛性之剧痛，有一球状物向上腹逆升，重症能升至胃上心窝部引起呕吐，其痛如刺如绞，往往陷于人事不省，四肢厥冷，极形严重，约数分钟或数十分钟而消退，有一日反复发作数次者。

取穴　次髎、中髎、天枢、气海、归来、曲骨、三阴交。

在发作时行强刺激之针治，并作留针法，静止时用中刺激，兼用艾条灸治。

护理　在发作时期，宜与中药方剂并治。

预后　多良好，惟易反复。

七、子宫出血（血崩）

原因　子宫肌肿，子宫内膜炎，子宫实质炎等诱因，或因卵巢囊肿，卵巢炎，输卵管炎，子宫周围炎等而来者，其他心脏病、肝脏病，肾脏病等之慢性疾患，由郁血已久而来者。

症状　为因某种原因，发作一时的多量出血，持续数日不止，因此突然贫血、心悸、慌乱、肢冷、脉细、眩晕等相继发生。

疗法　用反射法行收缩子宫达止血之目的。

取穴　三阴交、隐白，用小艾炷直接灸治三五壮。

有体已衰弱，经灸治止血后，经一日半日复有少量出血者，灸关元、气海、三阴交各五十壮。

护理　绝对安静，卧而不动，服用中药云南参三七细末，每次一钱至二钱，较一切之止血针剂为有效。

预后　多良。

八、卵　巢　炎

原因　本病分急性、慢性，急性多由淋病、感冒、产褥热、腹膜炎、子宫内外膜炎，各种中毒与传染病等之续发。慢性由急性移行，或房事过度，阴道炎等而引发者。

症状　本病之急性者，在患侧之卵巢部发生剧痛、恶寒发热、恶心欲吐、食欲缺乏、大便秘结、睡眠不安。慢性者，卵巢部感觉胀重或疼痛，直立动作时，或月经期及排便时，其痛增剧，有时放散至腰骶部或下肢部；月经则不规则。

疗法　用反射及诱导法，以调整血行消退炎肿为目的。

急性取穴　天枢、带脉、三阴交，用强刺激针治。

慢性取穴　气海俞、大肠俞、天枢、中注、带脉、外陵、三阴交，用中刺激针治，并用艾条灸治。

护理　安静，禁止交接，多行温水浴。

预后　急性者易愈，慢性者须多治。

第三节　其他妇科疾患

一、乳腺炎（乳痈）

原因　多为授乳之妇人，由于乳房皲裂，外伤咬伤，化脓菌侵入乳腺而发炎肿。

症状　乳房内生硬结，焮热、潮红、肿胀、疼痛，甚则恶寒发高热而剧痛，化脓外溃。

疗法　初起用反射诱导，冀其炎退肿消为目的。

取穴　膺窗、乳根、肩井、曲泽、上巨虚、太冲。

用强刺激法针之，如已有化脓现象，应由外科医师早行切开法，收口可速。

护理　本病应由专医用消炎杀菌剂治疗，如离市区遥远，药物急切难得时，可应用针治。如与药剂并用，收效更速。

预后　多良；有时引起乳腺萎缩。

二、乳　房　痛

原因　乳房部之神经痛，乳汁过多、外伤、贫血、生殖器病、癔病等之引发。

症状　乳房部发生疼痛。

疗法　以镇痛为目的。

取穴　肝俞、库房、膺窗、乳根、膻中、天池、少海。

用强刺激针治。

预后　多良。

三、妊娠呕吐（恶阻）

原因　真因未明，有谓由于子宫之反射的刺激，引起交感神经之兴奋；有谓系妊娠毒素关系；总之神经质者，较一般之妊娠为烈。

症状　本病之主征为妊娠呕吐。从受孕二三月起，嫌忌食物与食物气味，容易发生呕吐，精神兴奋，头痛，失眠。经久不愈，形成营养不良，重者见食物即呕，甚作搐搦，人事不省等严重症状。

疗法　予子宫机能之镇静，与抑制迷走神经之兴奋为目的。

取穴　风池、肝俞、大肠俞、次髎、膻中、不容、中注。

天柱、胆俞、小肠俞、中髎、中庭、承满、带脉。

每日轮取，作中刺激针治兼留针法。

护理　有与专科医家作药物治疗必要。轻症则自愈，毋须治疗。

预后　多良。

四、习惯性流产（小产）

原因 本因颇多，梅毒、淋病、卵巢病、全身贫血、子宫后屈、子宫内外膜炎、子宫发育不全、骨盆狭隘、药剂中毒、精神感动、劳动过度、房欲不节等皆能发生。

症状 为每次妊娠发生流产，受孕一二月之流产，与月经多量无异样，卵块随血液排出，有阵缩，多数不注意为流产，四、五月之流产，先作腰酸腹痛，继则出血流产。

疗法 在妊娠前预作旺盛子宫及卵巢之机能，及强壮之疗法。

取穴 命门、肾俞、阳关、关元俞、气海、关元、水道、足三里、三阴交。

每日或间日用艾条灸治，或作轻刺激之针法。

护理 除去其原因，腰腹常保持温暖，既孕后，上穴亦常予灸治。

五、月经困难（痛经）

原因 本病有机质的病变与官能的病症之分，前者为子宫异状，子宫发育不全，子宫口狭窄，子宫内肿疡，子宫内外膜炎，或卵巢炎，输卵管炎等之波及而发；后者为癔病，神经衰弱，贫血，子宫寒冷等而致。

症状 月经前或月经时，下腹疼痛，有波及腰背诸部；稍重者，食欲减退、倦怠、头痛、手足冷；重者，恶心、呕吐，至月经终止而渐轻快。

疗法 以促进局部之血行与镇痛为目的。

取穴 关元、中极、大巨、水道、血海、三阴交。

用艾条灸治，或用中刺激之针治及留针法。

本病针法，编者每于月经来前四五日开始作间日针治，至月经将终时，约针治四五次，至下期经前，复照上穴针治四五次，至第三月往往不再有疼痛等症状，仍再针治三四次，月经即照常。

护理 腰腹部保温，略进葡萄酒或姜糖汤之类。

预后 机质的收效不良，但患者占少数。

六、月经闭止（停经、倒经）

原因 萎黄病、腺病质、结核、糖尿病、肾病、药剂中毒、肥胖病、精神病、生殖器疾患、子宫疾患、精神剧变、恐惧受孕等而致。

症状 本病为月经至期而无月经，或中途闭止、全身倦怠、心悸亢进、头痛、腰痛、胸闷、胃胀、食欲不振、恶心、呕吐等。每因衄血、咯血、吐血等而诸症轻快。此名代偿性月经，俗名倒经。

疗法 以强壮、旺盛子宫卵巢之机能为目的。

取穴 命门、关元俞、次髎、关元、带脉、地机。

阳关、肾俞、中髎、中极、中注、三阴交。

每日或间日轮取作轻刺激之针治，与艾条灸治，持续治疗。

第七章 小儿科病

一、小儿惊厥（客忤）

原因 本病为小儿特有之疾患。其诱因为恐怖、惊愕、蛔虫反射之刺激；其他胃肠病、耳内之异物、生齿障碍、脑疾患、尿毒、传染病、泻痢、便秘、消化不良、肺炎等之续发。

症状 本病之发作，殆与癫痫无异。初作鸦叫声，旋即咬牙，两目上视，发作强直性或发作性痉挛，或作痉挛性呼吸，全身冷汗，甚至皮肤厥冷，人事不省。一日间反复数次。

疗法 以镇静神经机能为目的，兼用诱导法。

取穴 百会、风池、身柱、手三里、合谷、足三里、行间。

用28号短针作浅针重刺激法。

护理 应另由专科医予以药物治疗。

预后 多良。如因尿毒及热性传染病而来者，则不一定。

二、百日咳（顿咳）

原因 本病亦为小儿特有之疾患。为感染百日咳杆菌之所致。7岁以内之小儿最多。春秋两季为流行期。

症状 本病初期一、二周间，咳嗽、声音嘶嗄、鼻流清涕，类似感冒，渐次发作如母鸡啼叫样之痉挛性咳嗽，连续数十声，致面红耳赤，呕呛不已，甚有口鼻血出，一日发四、五次，稍重者十余次，重者数十次不等。

疗法 以镇咳诱导为目的。

取穴 风池、大椎、风门、天突、上脘、太渊、足三里。

天柱、身柱、肺俞、俞府、中脘、经渠、丰隆。

每日轮针一次，用28号针，浅针作中刺激。

护理 注意室内空气流通与室温调节。有健康儿童，务必隔离。

预后 多良。有热性病并发症者不良。

三、脊髓灰白质炎（小儿麻痹症）（下肢痿废）

原因 本病多五岁以下之小儿。其真因不明，大抵由于恶性热病、急性耳下腺炎、梅毒、外伤等之引起脑皮质发生炎症所致。

症状 猝然神志倦怠、发热、恶心、呕吐、昏睡，不省人事，同时发生全身痉挛。经过数日而热退缓解。醒后则下肢麻痹，行动不能，肌肉渐次瘦削。

疗法 以刺激中枢，引起兴奋为目的。

取穴 风池、大椎、中枢、肾俞、天枢、足三里。

天柱、身柱、命门、三焦俞、气海、阳陵。

每日轮用浅刺法或用皮肤针在穴之上下线上捶击之。

护理　于针刺之外，兼用按摩治疗。

预后　视病体强弱新久与医疗适宜与否，而不一定。

〔附〕腺　　病

原因　病原为结核菌之侵袭，而居处卑湿、营养不良、运动不足为其诱因。

症状　本病以颈部之淋巴腺肿胀为显著，其他头部湿疹、皮肤苔癣痒疹、中耳炎、眼睑炎、流鼻涕等，面色苍白，有时面部如浮肿状，有为瘦削细长，体质则一概薄弱。如任其进行，则发生脊髓痨、股关节炎等。

疗法　以旺盛全身机能、促进营养吸收为目的。

取穴　身柱、膈俞、脾俞、天枢、关元、足三里。每日用艾条灸治，持续数月。

护理　作适度之户外运动，改善饮食。

预后　多良。

第八章　内分泌障碍

一、甲状腺肥大（瘿气）

原因　本病之真因不明。最初殆由于受副肾及其他内分泌腺之变化影响，而引起甲状腺机能之变化，渐次交感神经之机能为之旺盛，其结果致发生分泌障碍。而遗传、身体过劳、生殖器异状、贫血、外伤为其诱因。

症状　本病之主征为甲状腺肿胀，颈部肥大而柔软，心悸亢进，其波动传达全胸廓，脉搏一分钟达百二十至百五六十，眼球突出如蛙眼，上肢震颤，渐波及全身，时常出汗，精神异常。

疗法　以镇静颈交感神经之机能，抑制甲状腺之分泌过多，刺激生殖腺传达反射等为目的。

取穴　风池、大椎、大杼、天突、水突、命门、中渚。

天柱、身柱、风门、廉泉、人迎、阳关、带脉。

每日轮换用中刺激针治，并于项部及肩胛部用皮肤针。

预后　本病初起，即予适当之治疗，可望收效。重症多不良。

二、黏液水肿

原因 本病由于甲状腺痿废，失去机能之故。患者多30岁以上，女子较多。

症状 本病发生殊徐缓，初不显著，只有食欲不振、月经不调、嗜卧、易忘，渐次皮肤中蓄积黏液，有似浮肿而肥厚，但按之不留压痕，与水肿不同；尤以颜面肌肤之肥厚为甚。眼睑肿胀，颊部下垂，口唇隆起，容貌丑恶，为本病显著之特征。项肌、手足背肌仅干燥而肥厚。

疗法 与上条甲状腺肥大之取穴相同，而予轻之刺激。并由专门医师用药剂治疗。

三、指端肥厚

原因 本病为大脑下垂体增大，其前叶之细胞发生增殖，因而内分泌机能亢进之所致。患者多中年人，女较男多。

症状 以指趾之端肥大为特征，鼻与口唇、颐部皆肥厚而突出，时有头痛、眩晕、呕吐等脑内压亢进之症状。

疗法 本病非针灸之适应证，现时亦无相当之效方，但以经过缓慢，无生命危险。

四、爱迪生氏病（黑疸）

原因 本病为肾上腺结核或萎缩而起之病变，致内分泌缺乏而引起。

症状　本病之主征为皮肤及口唇黏膜等变为青铜色，或黑色、琥珀色，尤以身体暴露部分及乳房、腋窝、阴部为甚，食欲不振，恶心呕吐，下痢，全身倦怠。

疗法　作刺激肾上腺治疗。

取穴　三焦俞、肾俞，作深针二寸左右；脊中、悬枢，针三五分；天枢、腹结，针五分。

第九章　新陈代谢病

一、糖尿病（消渴）

原因　真因不明，血液中含有多量葡萄糖为主因。其诱因为精神兴奋、过劳、癫痫、癔病、外伤性神经疾患而发，或为遗传，而美食、安逸、肥胖病者，易得此病。

症状　本病主征为尿量特多，尿色澄清如井泉水，尿中含有糖分，味甘而有苹果气，有很多泡沫浮于尿上，久不消失。患者烦渴异常，时时饮水，或时时饥饿，食量大增，倍于常人，身体倦怠，皮肤枯燥而痒，肌肉渐失，眼睛无神或有翳膜，重症每陷于昏睡。

疗法　用反射诱导调整肝脏脾脏之机能为目的。

取穴　肺俞、肝俞、脾俞、肾俞、廉泉、中脘、关元、太渊、神门、三阴交、然谷。

间日用中刺激针治一次；命门与关元，日用艾条灸治。

护理　本病应由专科医用药物治疗为主，针术为辅。

预后　轻症得愈，重者每陷于昏睡而亡。

二、尿　　崩

原因　真因未明，有谓脑下垂体病之变化疾患。

症状　本病主征为尿量特多，与糖尿病所有症状类似，但尿中不含糖分为异，口虽渴而唾液则多。

疗法　以调整肾机能为目的。

取穴　三焦俞、肾俞、气海俞、关元。

间日用中刺激之针治，并日用艾条灸治。

护理　菜蔬中尽量减少盐分，减少蛋白质食物，并由专医作药物治疗。

预后　多良。收效殊缓。

第十章 五官器病

第一节 眼疾患

一、结膜充血（赤目）

原因 光线刺激、视神经衰弱、头盖窝内之郁血、饮酒过多等，总之为极度刺激视神经而致。

症状 本病为结膜充血，眼球微痛，泪液及分泌物增多。

疗法 用诱导法调整局部血行为目的。

取穴 风池、攒竹、睛明、太阳、合谷、光明。

用中刺激之针治。

护理 以硼酸水或淡盐水洗涤，以纱布夹棉花护目，避免冷风与强光之刺激，不宜食辛辣之品。

预后 佳良。

二、夜盲（雀盲）

原因 本病于眼底无何等之机质障碍。多数为营养不良、神经衰弱、肝病、产前产后贫血与一般发育不足者为多。

症状 本病于日光光度不足时，忽来视力衰弱，殆如盲人；若于强灯光下，则视力较增。平时结膜干燥，或有轻微之炎性。

疗法 以促进营养之吸收为目的。

取穴 肝俞、胆俞、风池、睛明、合谷、足三里。

魂门、阳纲、完骨、攒竹、手三里、光明。

每日或间日轮换针治，用轻刺激，背部诸穴并行灸治。

护理 多服鸡肝、鱼肝油、鳗鱼等食物。

三、眼睑缘炎（烂弦风）

原因 结核、腺病质、遗传梅毒、眼睑不洁、贫血等。

症状 上下眼睑之边缘发炎。溃疡性者，眼睑湿润不洁；鳞屑性者，有糠粃性痂皮附着眼缘。本病往往经数年或十数年不愈。

疗法 以调整局部之血行及消炎为目的。

取穴 攒竹、睛明、四白、瞳子髎、大小骨空。眼睑边缘用针尖点刺放血。

上四穴作中刺激之针治，大小骨空用小炷灸七壮。

外治 用热硼酸水洗涤清洁，外涂黄汞油膏。

四、泪囊炎（眼漏）

原因 由于沙眼、结膜炎、鼻黏膜炎、或鼻泪管之狭窄而起。

症状 有急慢性之分：急性者，多由慢性之续发，泪囊部疼痛、发赤、肿胀，经二三日而溃破排脓，每成瘘孔。慢性者，泪囊部稍隆起，流泪，压之有黏性脓液，不易治愈。

疗法 以调整局部之血行及消炎为目的。

取穴 攒竹、睛明、四白、阳白、肝俞、三焦俞、角孙。

上四穴用轻刺激针治，下三穴用小艾炷各灸五壮，每日或间日施行一次，持续一月以上。局部用温硼酸水洗涤（冷者不宜）保持清洁。

五、颗粒性结膜炎（沙眼）

原因 为真因不明之眼传染病。由于使用有沙眼者洗面巾之传染。

症状 有急性慢性之分：急性者，眼睑结膜，显著红肿，将眼睑反转视之，其赘殖之乳头间有带黄灰色之小颗粒状散布，眼球结膜亦发潮红肿胀，羞光流泪，灼热，有异物刺激感。慢性者上眼睑结膜有散在性之灰白色颗粒，下眼睑较少，渐次眼睑内赘殖之乳头增大，颗粒消散，变为溃疡状，发痒感不舒，视力减退，或发生角膜翳、角膜溃疡。

疗法 以调整局部血行消炎为目的。

取穴 阳白、攒竹、瞳子髎、风池、肝俞、听宫、光明、地五会。

间日用中刺激之针治，并每日灸听宫、肝俞各三小炷。用温硼酸水洗涤二次。

第二节　耳鼻疾患

一、中耳炎（聤耳）

原因　本病为鼻、咽喉之急性发炎、感冒及其他各种之热性病、传染病等之续发。

症状　本病之急性者，有恶寒发热之前驱症状，耳翼发赤，外听道肿痛；经一、二日至数日，鼓膜穿孔，流出脓液乃感轻快，肿痛消退。在小儿往往以热度过高而有谵语、呕吐、痉挛等重笃症状，经一周以上而消退。本病有时与乳突炎并发（旧称耳后发）则症情较重；或移行为慢性中耳炎，时有少量臭气之分泌液，随体力之转移而增减，但无痛感。

疗法　以诱导法消炎为目的。

取穴　风池、翳风、耳门、曲池、合谷。

用强刺激针治之。

护理　本病应由专医用消炎治疗，针术只作助治。编者治慢性中耳炎，用川连末一钱，麝香一分，浸高粱酒一两，经一周时滤出，夜露二次，密贮瓶中，滴入耳内，数次即愈。此症乡僻之处患者较多，可置用之。

预后　多良。

二、副鼻窦炎（脑漏）

原因　急性传染病、流行性感冒、急性鼻炎、梅毒、龋齿、外伤、异物或寄生虫之刺激、或新生鼻茸等，皆为本病之引发。

症状 本病主征为鼻内恶臭，嗅觉减退，有黏液脓样或脓样之鼻汁，分泌外滴，患部有压重感，或疼痛。重症时，鼻根、眼窝发钝痛，眉毛上方之神经亦痛。以其所侵部位，有上颚窦蓄脓症与前额窦蓄脓症之别。在治疗上则相同。

疗法 以诱导法消炎为目的。

取穴 风池、肩中俞、上星、迎香、手三里、合谷。

间日作中刺激之针治。并于膈俞、上星行中炷之直接灸五或七壮。

护理 本病殊顽固，初起应间与专医作药物消炎治疗；如经久不愈，须用外科手术。

预后 早经适当之治疗者良，否则经年难愈。

三、急性及慢性鼻炎（鼻渊）

原因 本病为鼻黏膜发炎。其诱因为感冒、麻疹、伤寒、百日咳、药剂中毒等。

症状 本病无显著之前驱症状，突然恶寒、发热、头痛，鼻中灼热，有瘙痒感，黏膜发赤肿胀，鼻闭塞，频作喷嚏，流出稀薄之鼻汁，病势增进时，则为黄色之脓汁，嗅觉减退，鼻音重浊，鼻根部有压重之酸痛。失治则移行于慢性，虽病状消退而鼻液常有外流，往往经年不愈。

疗法 以诱导消炎为目的。

取穴　风池、天柱、上星、迎香、合谷，用中刺激之针治，上星并用灸治。

如久久不愈，取百会、通天、上星、风门，用灸治法。

护理　出行时用口鼻罩保温，避免冷风刺激。

预后　多灸皆收良效。

四、衄血（鼻衄）

原因　打扑、动脉硬化、血友病等血管系及造血器官之疾病；或有因肾病、心瓣膜病等之郁血；或麻疹、流行性感冒、传染病、头部郁血、结核初期、饮酒过多、月经闭止、脑充血等而发。

症状　本病通常为一侧之鼻孔流血；有时两侧为多量之流血，因而引起急性脑贫血、头痛、眩晕、耳鸣、颜面苍白、全身倦怠等重症情况。

疗法　以调整血行及促使鼻腔血管之收缩为目的。

取穴　风池、肩中俞、上星、合谷、足三里、太冲，作强刺激之针治，尤以两肢之穴加强刺激。如血仍不止时，可用中炷直接灸治之。

护理　仰卧安静，前额部可用冷水罨之。惟久后体力衰退时，可能引起前额头痛。

预后　良。

第十一章 传 染 病

第一节 十大传染病

一、赤痢 附（疫痢）

原因 本病之病原为赤痢杆菌，多存在大肠内及粪便中。其传染径路为饮食物、手指、衣服、寝具、尤其为食器，大都由蝇作媒介，从口腔侵入而致病。多在夏秋季令流行。

症状 本病经传染后三日至五日之潜伏期后，发生消化障碍，有腥臭之下痢，体温升至38℃乃至40℃，烦渴，呕恶，屡作腹痛排便，便中混有多量之黏液，里急后重，非常不畅。首先为白色黏液状之排泄物，渐次为血便，一日五六次至数十次。恶性者为脓性黏液血便，或坏疽性之黑色血便，或肉汁样血便，即旧称五色痢；赤痢之疼痛，多在左肠骨窝，以其部为被细菌所侵而成为浸润与硬结也；病势进行，则沿大肠之径路，皆有压痛；最后发生中毒状态与心脏衰弱而趋于危险。

疫痢亦有大肠菌属之赤痢菌、疫痢菌等之侵入大肠而发。患者多为三至六岁之小儿。流行于夏秋，突然发生倦怠、腹痛、呕恶、发热，在半天中由38℃升至40℃以上之高热。排便初为三四次之软便，不消化便，带有黏液，有恶臭；旋为稀薄黄色或绿色之黏液便，间有微量之血液脓汁等，约一昼夜五六次。往往陷于昏睡痉挛、肢冷、肤紫，重病仅一二日间因心脏麻痹而亡。

疗法　本病，尤以疫痢症，应速送医院隔离，由专医治疗。

疫痢：于行药物治疗中，在大椎、身柱两穴位上，每点用小艾炷（如米粒大）灸五或七炷，作为助治，有减低热度、增进抗力之效。

赤痢：由专医治疗之外，可取大肠俞、中膂俞、合谷、足三里，作强刺激之针治，作为助治，可减低里急后重之症状，并有抑制病症进行之效。但在体力未至十分衰弱时有效。针术对于各种急性病症之有效，大都如是。及体力已衰，针术即不发生效用。

预后　疫痢重症，往往在一二日内死亡。能经过三四日者，大抵得救。赤痢之死亡多为恶性者。

消毒　排泄物，用石灰乳消毒。接触物，用煮沸或消毒药液消毒。必须防止传播。

二、霍　乱

原因　本病流行于夏期，因感染霍乱弧菌而发生。其诱因为饮食物之不注意卫生，与夏令摄生法之忽视、露天睡眠感冒等。

症状　突然作多量之呕吐与泻利为主征。吐泻之物，都为含有灰色絮状之水液，如米泔水样。脉搏细数或无，体温下降，口内灼热干渴，眼窝凹陷，颧骨及鼻梁突起，声音低嗄，四肢冷而指纹瘪，皮肤苍白而带青紫色，四肢发麻，尤以腓肠肌发作痉挛，尿量甚少。病症发作极速，恶化亦速。

疗法 此病死亡至速。平时应作霍乱预防注射。发现此病，必须立即隔离，速作盐水注射。

消毒 排泄物与用具等，同上条，速作严密消毒，防止传播。

按：在作盐水注射与其他药物治疗时，如症情呈严重，同时可于神阙穴作大艾炷（如半枚枣核大，下填食盐）灸治二、三百壮。此为霍乱急救疗法，效果甚佳，以其有强心与增加抗力止吐泻之效。在不妨碍盐水注射之施治上，可试用之。于腓肠肌之痉挛频作时，可取承山穴，用针刺入，可以使之缓解，亦为助治之一法。

在以前，民间于夏秋霍乱流行时，病发每由针灸医于手足十指及委中、尺泽放血，针上脘、中脘、气海、天枢、足三里、承山等穴，每能止泻止吐止转筋，收到良效。但因吐泻失水过多，体力已衰，虽与针治已无效果；有经验之针灸医，能敢用神阙、关元作大炷多壮之灸治，还可挽救。近年一致采用盐水注射后，针与灸，只可作为助治；离城市遥远之地，盐水一时不及置备时，亦可作针灸之治疗，故附述备作参考。

三、鼠　　疫

原因 本病为鼠疫菌先由鼠族流行，从其排泄物撒播病毒，从人之损伤部分侵入感染。

症状 本病之潜伏期，三至七日，此后则倦怠、眩晕、恶心、不思食、旋即恶寒、战栗发热，体温升至40℃以上，全身疼痛、呕吐、眼球充血，各处之淋巴腺肿胀，苦痛不堪，重者神昏谵语，数日即转归不治。亦有经三、四日后体温下降，而诸症消退。亦有淋巴腺肿发生化脓自溃，有侵入肺脏发生肺炎症状而急速死亡。亦有皮肤发生豆大之斑发赤肿胀，化为脓包，成为坏疽性溃疡。如鼠疫菌侵入血中，即成败血病，称为败血性鼠疫。

疗法　急速隔离，由专医用新药治疗。

编者于本病无直接治疗经验，曾于抗战前数年中，得福建某地学习针灸者之询问：谓其地附近百里内，鼠疫盛行，死亡甚多，要求指示针灸及药物治法，其时编者仅凭针刺放血可以分泄毒质之理想，复函告以在每个淋巴肿块上用三棱针刺放黑血，敷上中药之紫金锭（方附编末）并内服三分，日服二、三次，并在尺泽委中部放血，针曲池、合谷、外关、三里、内庭，诸穴，与十宣放血，后数月得其报告，谓经过放血等针治者，都未死亡，痊愈甚多，嗣后又得别处针灸同志之针治报告针灸治效，上述人名地址已忘，不能举出佐证，但确属事实，其时尚无青霉素等新药，每见书报记载，流行时死亡率甚大。今有新药注射，及预防新药与人民注重预防，常作杀鼠运动，此病遂少发现，此处提出过去针治放血治法，绝非炫奇，为供针灸学者之参考，备不虞之试用耳。

预后　侵入肺脏者多不良，败血性者，一发即死。

消毒　所有患者之排泄物、衣服、接触物、家室等，必须迅速消毒。

四、流行性脑脊髓膜炎（急惊风）

原因 由于流行性脑脊髓膜炎双球菌之传染，病毒多在咽喉头及脑脊髓液中，其传染径路，由于患者之唾涕痰沫，及使用器物而传播。流行于秋冬寒冷季节。

症状 初为恶寒战栗发热，体温升达39℃～40℃，同时头痛、呕吐、神识不清、口噤、不言语、瞳孔左右大小不同，眼球作斜视，项部强直，背脊反张，皮肤知觉过敏，下肢肌肉收缩，腹肌亦收缩而陷没如舟底；在经过中，体温升降不一，脉搏初缓后数，每随体温而增减，口唇面部发匍行疹，往往在一二周中发生心脏麻痹而死；亦有淹缠至六七周，终因衰弱而不治；亦有半日数日间而亡者，殊不一致。如在一二周内体温下降，诸症渐退，则有向愈希望，但往往残留手足麻痹，或聋哑，或白痴等残废症状。

疗法 本病应由专医治疗，可以针术作助治。

消毒 衣服及室内等物作严密消毒。

编者对于此症之针术治疗，原无师承与文献可据，二十年前在无锡南门应诊并推行针术时，城乡流行本病，有洛社学习针术之张南田函告，该区脑膜炎流行，死亡相继，都不及或无力送医院抽脊水治疗，询问有无治法。编者凭针术有降低脑压与镇痉之效，覆以从颈椎七节至胸椎九节每节一针，作泻法（其时论补泻）自项侧风池穴起至脊侧胆俞穴止各泻一针，前胸线为璇玑膻中上中下三脘气海，侧胸线俞府至步廊各泻一针，其他上肢、曲池、合谷、外关、十井，下肢委中、承山、昆仑、行间、内庭各泻一针，并灌服紫金锭，嘱其试行。嗣得报告，谓病起即针，一次而热退痉止，稍迟者二次，一周以上者有愈有不愈，全活数百名。因此曾将此法向学针术者传布，此后，历年得到治愈报告者甚多，近年社中亦针治过经用青霉素、链霉素而效不著者数名。针术于此病实有帮助，编者主张用新药作主治，不用抽脊水手术而代以针术，一定可缩短病程，减少死亡。

第二节　其他之传染病

一、麻　疹

原因　本病之真因未明，近谓滤过性病毒，人类都有此病之感受性，一经发生，终身不再发，受病发生期每在二三岁时，秋末冬初之温暖季节最流行。

症状　本病传染后之潜伏期，通常十日内外，经数日之倦怠、恶寒发热、结膜充血、流泪、羞明、咳嗽、音嘶、热度更升，咽喉部黏膜发赤，有广泛性之斑点状，颊部内之黏膜发内疹，约二三日间，体温高至40℃，一昼夜间，口腔内及皮肤发疹；先由颜面，颈部前胸背部上肢而后下肢；一日半内波及全身，并发支气管炎，再经二日体温渐降，疹色渐退，诸症轻减。如疹子发现之后，未及一日而疹色骤然隐退者，为内陷，引起肺炎症至严重，必使之再透发乃得保全。

疗法 本病应由专医治疗，非针术适应证。

消毒 排泄物、接触物、房室，应皆消毒。

按本病不适合针灸治疗，但小儿抗力薄弱，往往疹透不足或透而隐没，每致肺炎而亡，编者在川中曾兼行内科（原习中医内科）医，应用新药磺胺剂，兼于身柱关元二点用小艾炷直接灸治七壮，可加强抗力，不半日而疹复起，可作麻疹隐没之帮助。

二、疟　疾

原因 本病为感染疟原虫而发之传染病，每由蚊刺螫而传染。

症状 为有定期性之间歇寒热，先为恶寒战栗，约十数分钟至数十分钟，继而全身灼热、头痛、身痛，或呕吐，约2～3小时或4～5小时而汗出热退。

疗法 本病用规宁治疗，每多即行全愈，亦有因体弱而服规宁数日不愈者。在针灸术之应用上，取大椎（或陶道）、间使、后溪、复溜，于病之发作前1～2小时针治之，每多一次即愈，普通二三次而愈，近年经多数之针灸医证明，已公认针术对疟疾有效。编者对此症用针治，往往只取陶道一穴，用中刺激，使其酸感传达至第六、七胸椎处，而后出针，往往一针而愈，其因体力关系而不能感传至七椎时，则须针二次，有体力已衰，药物与针治久不效者，须加取脾俞肾俞命门关元用艾条灸治，作强壮疗法乃得愈，在临床上每治不爽，于此提供试用。

三、感冒（伤风）

原因 由于抵抗力薄弱，血管运动神经太薄弱，每遇寒风、湿冷、季候剧变、衣服保温不足等而引起。

症状 头痛、鼻塞、恶寒、发热，约38℃，食欲不振、全身违和、倦怠，并随黏膜之抵抗力薄弱部分，而有轻度之炎症如鼻炎、咽头炎、支气管炎等，往往经一二周乃愈。

疗法 以加强抵抗力，促进发汗机能，并对主诉症作诱导为目的。

取穴 风池、肺俞、身柱、外关，为主穴。用轻刺激针法。

鼻炎症状：加取上星、合谷。

咽头炎症状：加取液门、鱼际。

支气管炎：加太渊、尺泽。

其他：凡易于感冒，每日取风门、肺俞、足三里，用艾条灸治，持续一月以上，即不发生。

四、流行性感冒（风温）

原因 为流行性感冒杆菌，由空气中散布而传染。

症状 经二三日之潜伏期，突然恶寒、战栗、发热、头痛、全身筋骨痛，热度虽高，而脉搏不数，单纯者兼有咽燥、烦渴、干咳音嘶、间有衄血或血痰；呼吸型者则兼鼻塞流涕、喷嚏不止，眉间重痛、耳鸣耳痛等。胃肠型者则兼有呕吐烦渴、便秘或泻等。神经型者则兼有呕吐昏迷谵妄项强背反张等。大抵经过一周以后，体温下降，诸症渐退，其间有并发肺炎者，则异常险恶。

疗法 本病应由专医用药物作主治，以针术随其症状取穴，解其毒素所刺激之神经诸症，如头痛取风池、首临泣、攒竹、头维等。筋骨痛取曲池、外关、阳陵、昆仑等。衄血取合谷。鼻塞取上星。干咳取太渊。咽喉痛取鱼际。呕吐取中脘足三里。便秘或泻取天枢。神昏谵语取间使、内庭等。背反张者取大椎、身柱、至阳等。视其症情之重要者先针之。尤以能退身热之大椎、身柱、曲池、合谷、三里、内庭等先针之，作为药物之助治。

五、麻风（大麻风）

原因 为接触有大麻风菌存在之衣服用具等而后从皮肤中侵入，潜伏期有数年之久，为慢性传染病。

症状 本病发作极缓，依其症状有结节性与神经性、混合性三类：

结节性者：病毒专侵皮肤，在颜面及四肢内侧背臀等部，发生红色斑状之纹，大小不等，敏感瘙痒，渐成结节，复再溃烂，颜面皮肤肥厚肿胀而有光泽，尤以眉部鼻部唇部为甚，眉毛脱落，口唇外翻，面貌特殊如狮子颜。

神经性者：病毒专侵神经，在四肢皮肤，肘膝手足背，生灰白色或暗褐色之斑纹，大小不一，初敏感而渐麻木，知觉亡失，渐次该部神经发炎，肌肉萎缩，运动发生障碍，其屡受侵害者为颜面及手足各肌，颜面肌麻痹萎缩，容貌痴呆，眼睑下唇外翻，泪涎外溢，手则发生震颤，拇指球小指球及骨间肌萎缩瘦削，手指屈曲如鹰爪，渐次侵及上下肢，运动障碍。

混合性者：则两者之症状，皆有发现。

疗法 本病应作隔离治疗，在新药中迄无有效之药品。

编者按本病初期用针放血法及灸法，颇有效果，同志况干五君收效之诊例甚多，著有大麻风针灸疗法，于兹介绍作为参考。

附录一 针灸治疗分类摘要

本篇录自《针灸集成》，计分三节：一、内景篇；二、外景篇；三、杂病篇。所列病症之取穴，皆为金、元、明、清时代之名针灸家之经验集成，不论病因，只从症状处方，为针灸家古今一贯之传统疗法。取穴偏重远隔治疗，良以肢末之诱导或反射法，较直接刺激之效果为大也。录此供同志作临床之参考。

内 景 篇

（一）精 梦遗泄精：心俞、白环俞、膏肓俞、肾俞、中极、关元、三阴交，或针或灸。无梦泄精：肾俞、关元、中极灸之。精溢失精：中极、大赫、然谷、太冲针之。精浊自流：中极、关元、三阴交、肾俞灸之。虚劳失精：大赫、中封灸之。

（二）气 一切气疾必取气海或针或灸之。气逆：尺泽、商丘、太白、三阴交针之。噫气上逆：太渊、神门针之。短气：大陵、尺泽针之（属气实者）；大椎、肺俞、神阙、肝俞、鱼际灸之（属气虚者）。少气：间使、神门、大陵、少冲、足三里、下廉、行间、然谷、至阴、肝俞、气海，或针或灸之。上气：太冲灸之。欠气：通里、内庭针之。气急食不消：太仓灸之。冷气脐下痛：关元灸百壮。

（三）神　精神萎靡：关元、膏肓灸之。善恐心惕惕：然谷、内关、阴陵泉、侠溪、行间针灸之。心澹澹大动：大陵、三里针之。健忘：列缺、心俞、神门、中脘、三里、少海、百会，或针或灸。失志痴骇：神门、中冲、鬼眼、鸠尾、百会、后溪、大钟灸之。妄言妄笑：神门、内关、鸠尾、丰隆针之。

（四）血　衄血吐血下血：隐白、大陵、神门、太溪针之。衄血不止：囟门、上星、大椎、瘂门俱灸之；或以三棱针于气冲出血之，再针合谷、内庭、三里、照海。吐血：针风府、大椎、膻中、上脘、中脘、气海、关元、三里；或灸大陵。呕血：上脘、大陵、曲泽、神门、鱼际针之。大便血：关脉芤。大便出血数斗者，膈俞伤者：灸膈俞。咳血：列缺、三里、肺俞、百劳、乳根、风门、肺俞针之。虚劳吐血：中脘、肺俞、三里灸之。口鼻出血不止：上星灸之。下血不止：脐心对过脊骨上灸七壮。

（五）梦　惊悸不眠：阴交针之。烦不得卧：浮郄针之。沉困睡多：无名指第三节尖，屈指取之，灸一壮。胆寒不得睡：窍阴针灸之。多梦善惊：神门、心俞、内庭针之。

（六）声音　卒然无音：天突针之。厥气走喉不能言：照海针之。喉痹卒瘖：丰隆针之。暴喑：合谷针之，天鼎、间使亦针之。

（七）言语　喑不能言：合谷、涌泉、阳交、通谷、大椎、支沟针之。舌强难言：通里针之。舌缓不能言：瘂门针之。舌下肿难言：廉泉刺之。

（八）津液 多汗：先泻合谷，次补复溜。少汗：先补合谷，次泻复溜。盗汗：阴郄、五里、间使、中极、气海针之。盗汗不止：阴郄泻之。虚损盗汗：百劳、肺俞灸之。伤寒汗不出：合谷、复溜，俱针泻之。

（九）痰饮 痰饮：诸凡痰饮，必取丰隆、中脘。胸中痰饮不食：巨阙、足三里灸之。溢饮：中脘灸之。痰饮久患不愈：膏肓穴灸之，愈多愈妙。

（十）胞宫 月经不调：中极、三阴交、肾俞针之。月经断绝：中极、三阴交、肾俞、合谷、四满、三里针灸之。崩漏不止：血海、阴谷、三阴交、行间、太冲、中极针灸之。赤白带下：中极、肾俞、三阴交、章门、行间针灸之。白带：中极、气海、委中针之。白带：曲骨、承灵、中极针灸之。

（十一）虫 劳瘵：膏肓、鬼眼、四花穴灸之。

（十二）小便 癃闭：照海、大敦、委阳、大钟、行间、委中、阴陵、石门针之。小便淋闭：关元、三阴交、阴谷、阴陵、气海、太溪针之。石淋：关元、气海、大敦针之。气淋：气海、关元针之。血淋：阴陵、关元、气冲针之。小便滑数：中极灸，肾俞、阴陵、气海、阴谷、三阴交针之。遗尿不禁：阴陵、阳陵、大敦、曲骨针灸之。茎中痛：行间灸之，中极、太溪、三阴交、复溜针之。白浊：肾俞灸之，章门、曲泉、关元、三阴交针之。妇人阴中痛：阴陵泉针灸之。妇人转脬不得尿：曲骨、关元针灸之。

（十三）大便 渴饮泄泻：大椎灸三五壮。泄泻久年不愈：百会灸五七壮。久泄痢：天枢、气海灸之。

泄痢不止：神阙灸七壮，关元灸三十壮。溏泄：脐中、三阴交灸之，以多为妙。飧泄：阴陵、巨虚、上廉、太冲灸之。泄泻如水，肢冷脉绝，腹痛短气：气海灸百壮。下痢血脓腹痛：丹田、复溜、小肠俞、天枢、腹哀灸之。冷痢：关元灸五十壮。里急后重：合谷、外关针之。痢不止：合谷、三里、阴陵泉、中脘、关元、天枢、神阙、中极针灸之。一切下痢：凡诸下痢，皆可灸大都五壮，商丘、阴陵各三壮。大便闭塞：照海、支沟、太白针之。大便不通：二间、承山、太白、大钟、三里、涌泉，昆仑、照海、章门、气海针之。妇人产后二便不通：气海、足三里、关元、三阴交、阴谷针之。

外景篇

（一）头 眩晕：神庭、上星、囟会、前顶、后顶、脑空、风池、阳谷、大都、至阴、金门、申脉、足三里，随宜针灸之。眩晕怕寒：春夏常著棉帽。百会、上星、风池、丰隆针灸之。偏正头痛：丝竹空、风池、合谷、中脘、解溪、足三里针之。正头痛：百会、上星、神庭、太阳、合谷针之。肾厥头痛：关元灸百壮。厥逆头痛，齿亦痛：曲鬓灸七壮。痰厥头痛：丰隆针之。头风头痛：百会针，囟会、前顶、上星、百会灸之。头风：上星、前顶、百会、阳谷、合谷、关冲、昆仑针灸之。头痛项强脊反折：承浆先泻后补，风府针之。头风面目赤：通里、前溪针之。头风眩晕：

合谷、丰隆、解溪、风池。头项强直：风府针灸之。头项俱痛：百会、后顶、合谷针之。眉棱骨痛：攒竹、合谷、神庭、头维、解溪针之。脑痛脑冷脑旋：囟会针之。

（二）面 面肿：水分灸之。面痒肿：迎香、合谷针之。颊肿：颊车、合谷针之。面目臃肿：肘内血络及陷谷多刺出血。

（三）目 眼睛痛：风府、风池、通里、合谷、申脉、照海、大敦、窍阴、至阴针之。目赤肿翳羞明隐涩：上星、百会、攒竹、丝竹空、睛明、瞳子髎、太阳、合谷针之，内迎香刺出血（即鼻孔以草茎刺出血）。目暴赤肿痛：睛明、合谷、太阳（出血）、上星、光明、地五会。诸障翳：睛明、四白、太阳、百会、商阳、厉兑、光明各出血，合谷、三里、光明、肝俞各灸之。胬肉攀睛：睛明、风池、期门、太阳针出血。烂弦风：大小骨空各灸七壮，以口吹火灭，于弦眶刺出血。迎风冷泪：临泣、合谷针之，大小骨空各灸七壮，口吹火灭。青盲：巨髎灸之，肝俞、命门、商阳针之。目昏暗：三里灸之，承泣、肝俞、瞳子髎针之。雀目：神庭、上星、前顶、百会。睛明出血：或灸肝俞、照海。暴盲不见物：攒竹、太阳、前顶、上星、内迎香，俱斜出血。睛肿痛睛欲出：八关（即十指间歧缝处）各刺出血。眼戴上：第二椎骨、第五椎骨上各灸七壮，一齐着火。眼痒疼：光明、五会针之。眼毛倒睫：丝竹空针之。白翳：临泣、肝俞灸之，或肝俞灸七壮，第九椎节上灸七壮，合谷、外关、睛明针之。目赤肤翳：太渊、侠溪、攒竹、风池针之。赤翳：攒竹、后溪、液门针之。目眦急痛：三间针之。目眶上下黑：尺泽针三分。

（四）耳　耳鸣：百会、听宫、耳门、络却、液门、中渚、阳谷、商阳、肾俞、前谷、完骨、临泣、偏历、合谷、大陵、太溪、金门针灸之。耳聋：中渚、外关、禾髎、听会、听宫、合谷、商阳、中冲针之。聤耳流脓水：耳门、翳风、合谷针之。暴聋：天牖、四渎针之。重听：耳门、风池、侠溪、翳风、听会、听宫针之（灸暴聋法：用苍术长七分者，一头切平，一头削尖，塞耳内，于平头处灸七壮，耳内觉甚热，即效）。

（五）鼻　鼻流清涕：上星灸二七壮，又针人中、风府；不愈再针百会、风池、风门、大椎。鼻塞不闻香臭：迎香、上星、合谷针之；不愈灸人中、百劳、风府、前谷。鼻流臭秽：上星、曲差、合谷、迎香、人中针灸之。鼻涕多：囟会、前顶、迎香灸之。鼻中息肉：风池、风府、禾髎、迎香、人中针灸之。久病流涕不禁：百会灸之。鼻衄：参观内景篇血部。

（六）口　口干：尺泽、曲泽、大陵、三间、少商、商阳针之。消渴：水沟、承浆、金津、玉液、曲池、劳宫、太冲、行间、商丘、然谷、隐白针灸之。唇干有涎：下廉针之。唇干咽不下：三间：少商针之。唇动如虫行：水沟针灸之。唇肿：迎香针之。口噤不开：颊车针之，支沟、外关、列缺、厉兑针灸之。

（七）舌　舌肿难言：廉泉、金津、玉液合以三棱针出血，天突、少商、然谷、风府针之。舌卷：液门、二间针之。舌纵涎下：阴谷针灸之。舌急：瘂门针之，少商、鱼际、中冲、阴谷、然谷针之。舌缓：风府针之，太渊、内庭、合谷、冲阳、三阴交针之。舌肿如猪胞：舌下两旁针出血，以蒲黄末满掺舌上。

（八）齿 齿痛：合谷针之。上齿痛：人中、太渊、吕细、足三里、内庭针之。下齿痛：承浆、合谷、颊车针之。

（九）咽喉 喉闭：少商、合谷、尺泽针之，关冲、窍阴亦针之。咽痹：内有恶血者砭出恶血自愈。缠喉疯：少商、合谷、风府、上星针之。喉痹：神门、尺泽、大陵、前谷针之。丰隆、涌泉、关冲、少商、隐白针之。喉咽闭塞：照海、曲池、合谷针之。乳蛾：少商、禾谷、玉液、金津针出血。喉痛：风府针之。累年喉痹：男左女右大指甲第一节灸二三壮。咽食不下：膻中灸之。咽外肿：液门针之。喉中如梗：间使、三间针之。咽肿：中渚、太溪针之。

（十）颈项 项强：承浆、风府针之。颈项强痛：通天、百会、风池、完骨、瘂门、大杼针之。颈项痛：后溪针之。颈肿：合谷、曲池针之。项强反折：合谷、承浆、风府针之。

（十一）背 脊膂强痛：人中针之。肩背疼：手三里针之，肩颙、天井、曲池、阳谷针之。背痛连肩：五枢、昆仑、悬钟、肩井、胛缝针之。脊强浑身痛：瘂门针灸之。背疼：膏肓、肩井针之。背肩酸疼：风门、肩井、中渚、支沟、后溪、腕骨、委中针之。背强直：人中、风府、肺俞针灸之。背拘急：经渠针之。背肩相引：二间、商阳、委中、昆仑针灸之。胁与脊引痛：肝俞针灸之。

（十二）胸 九种心痛：间使、灵道、公孙、太冲、足三里、阴陵针灸之。卒心痛：然谷、上脘、气海、涌泉、间使、支沟、足三里、大敦、独阴针灸之。胃脘痛：足三里针灸之。膺酸痛：魂门针灸之。心中痛：内关针灸之。心痛引背：京骨、昆仑针之；不已，再针然谷、委阳。心痹痛：巨阙、上脘、中脘针灸之。厥心痛：京骨、昆仑针灸之；不已，再针灸然谷、大都、太白、太溪、行间、太冲、鱼际。虫心痛：上脘、中脘、阴都灸之。血心痛：期门针灸之。伤寒结胸：支沟、间使、行间、阿是穴针之（附结胸灸法：用巴豆十粒去皮研细，黄连末一钱，以津唾和成饼，填脐中以艾灸其上，俟腹中有声，其病去矣。不拘壮数。灸了以手帕浸温汤拭之，以免生疮）。胸痞满：涌泉、太溪、中冲、大陵、隐白、太白、少冲、神门针灸之。缺盆痛：太渊、商阳、足临泣针灸之。胸满：经渠、阳溪、后溪、三间、间使、阳陵、三里、曲泉、足临泣针灸之。胸痹：太渊针灸之。胸胁痛：天井、支沟、间使、大陵、三里、太白、丘墟、阳辅针灸之。胸中澹澹：间使针灸之。胸满支肿：内关针之，膈俞灸之。肿胁满引腹：下廉、丘墟、侠溪、肾俞针灸之。胸中寒：膻中灸之。心胸痛：曲泽、内关、大陵针灸之（一切心腹胸胁腰背苦痛，川椒为细末，醋和作饼贴痛处，用艾烧之，知痛而止）。

（十三）胁 胁痛：悬钟、窍阴、外关、三里、支沟、章门、中封、阳陵、行间、期门、阴陵针灸之。胁引胸痛不可忍：期门、章门、行间、丘墟、涌泉、支沟、胆俞针灸之。胁胸胀痛：公孙、三里、太冲、三阴交针灸之。腰胁痛：环跳、至阴、太白、阳辅针灸之。胁肋痛：支沟、外关、曲池针之。两胁痛：窍阴、大敦、行间针灸之。胁满：章门、阳谷、腕骨、支沟、膈俞、申脉针灸之。胁与脊引：肝俞针灸之。

（十四）乳 妒乳：太渊针之。乳痛：膺窗、乳根、巨虚、下廉、复溜、太冲针之。乳痈痛：足三里针之。无乳：膻中灸之，少泽针之。引肿痛：足临泣针之。

（十五）腹 腹痛：内关、支沟、照海、巨阙、足三里针之。脐腹痛：阴陵、太冲、足三里、支沟、中脘、关元、天枢、公孙、三阴交、阴谷针灸之。腹中切痛：公孙针灸之。脐中痛溏泄：神阙灸之。积痛：气海、中脘、隐白针灸之。肠鸣泄泻：水分、天枢、神阙灸之。小腹痛：阴市、承山、下廉、复溜、中封、大敦、关元、肾俞等穴针灸之。小腹急痛不可忍：灸足第二指中节下横纹当中灸五壮。凡小肠气、外肾吊疝气、卒心痛皆宜之。

（十六）腰 腰痛：肾俞灸之。腰屈不能伸：委中针之出血。腰痛不得俯仰：人中、环跳、委中针之。肾虚腰痛：肾俞灸之，肩井、委中针之。挫闪腰痛：环跳、委中、昆仑、尺泽、阳陵、下髎针之。腰强痛：命门、昆仑、志室、行间、复溜针之。腰如坐水中：

阳辅灸之。腰疼难动：委中、行间、风市针之。

（十七）手 五指拘挛：二间、前谷针灸之。五指痛：阳池、外关、合谷针灸之。两手拘挛偏枯：大陵灸之。肘挛筋急：尺泽针刺之。手臂痛不能举动：曲池、尺泽、肩颙、手三里、少海、太渊、阳溪、阳谷、阳池、前谷、合谷、液门、外关、腕骨针之。臂寒：尺泽、神门灸之。臂内廉痛：太渊针之。臂腕侧痛：阳谷针之。手腕摇动：曲泽针灸之。手腕无力：列缺针灸之。肘臂手指不能屈：曲池、三里、外关、中渚针灸之。手臂冷痛：肩井、曲池、下廉灸之。手臂麻木不仁：天井、曲池、外关、经渠、支沟、阳溪、腕骨、上廉、合谷针灸之。手指拘急：曲池、阳谷、合谷针灸之。手热：劳宫、曲池、曲泽、内关、列缺、经渠、太渊、中冲、少冲针之。手臂红肿：曲池、通里、中渚、合谷、手三里、液门针之。掌中热：列缺、经渠、太渊、劳宫针之。肩臂不可举动：曲池、肩颙、巨骨、清冷渊、关冲针灸之。腋肘肿：尺泽、小海、间使、大陵针之。腋下肿：阳辅、丘墟、临泣针之。肩臂烦疼：肩颙、肩井、曲池针之。臂酸挛：肘髎、尺泽、前谷、后溪针灸之。两肩胛痛：肩井、支沟针灸之。腕痛：阳溪、曲池、腕骨针灸之。肘臂腕痛：前谷、液门、中渚针之。

（十八）足 腿膝挛痛：风市、阳陵、曲泉、昆仑针灸之。髀胫急痛：风市、中渎、阳关、悬钟针灸之。足萎不收：复溜针灸之。膝痛足厥：环跳、悬钟、居髎、委中针灸之。髀痛胫酸：阳陵泉、绝骨、中封、临泣、足三里、阳辅针之。膝内廉痛：膝关、太冲、中封针之。膝外廉痛：侠溪、阳关、阳陵针之。足腕痛：昆仑、太溪、申脉、丘墟、商丘、照海、太冲、解溪针灸之。足指尽痛：涌泉、然谷针灸之。膝中痛：犊鼻针之。膝肿：足三里以火针刺之，再针行间。脚弱瘦削：三里、绝骨针灸之。两腿如冰：阴市灸之。腰脚痛：环跳、风市、阴市、委中、承山、昆仑、申脉针灸之。股膝内痛：委中、三里、三阴交针之。腿膝酸疼：环跳、肩井、三里、阳陵、丘墟针之。脚膝痛：委中、三里、曲泉、阳陵、风市、昆仑、解溪针之。脚胻麻木：环跳、风市针之。足麻痹：环跳、阴陵、阳辅、太溪、至阴针灸之。髀枢痛：环跳、阳陵、丘墟针之。足寒热：三里、委中、阳陵、复溜、然谷、行间、中封、大都、隐白针之。足寒如冰：肾俞灸之。胻酸：承山、金门灸之。足胻寒：复溜、申脉、厉兑针灸之。足挛：肾俞、阳陵、阳辅、绝骨针灸之。脚肿：承山、昆仑、然谷、委中、下廉、风市针灸之。腿肿：承山、昆仑针灸之。足缓：阳陵、绝骨、太冲、丘墟针灸之。脚弱：委中、三里、承山针灸之。两膝红肿痛：膝关、委中、三里、阴市针之。穿跟草鞋风：昆仑、丘墟、照海、商丘针之。足不能行：三里、曲泉、委中、阳辅、三阴交、复溜、冲阳、然谷、申脉、行间、脾俞针灸之。脚腕酸：委中、昆仑针灸之。足心痛：昆仑针灸之。脚转筋：承山针灸之。脚气：风府、伏兔、犊鼻、三里、上廉、下廉、绝骨，依次灸之。

（十九）皮　癜疯：左右手中指节宛宛中灸三五壮。疬疡：同上。遍身如虫行：肘尖灸七壮，曲池、神门、合谷、三阴交针之。

（廿）肉　赘疣：左右手中指节宛宛中灸三五壮，支正亦灸之，于其上亦灸三五壮。

（廿一）脉　伤寒六脉俱无：复溜、合谷、中极、支沟、巨阙、气冲各灸七壮，又气海多灸之。干呕不止，四肢厥冷脉绝：间使灸三十壮。

（廿二）筋　筋挛骨痛：魂门针灸之。膝曲筋急不能舒：曲泉针灸之。筋急不能行：内踝筋急灸内踝三十壮，外踝筋急灸外踝三十壮。膝筋挛急不开：委阳灸二七壮。筋痿由于肝热：补行间，泻太冲。筋挛阴缩痛：中封灸五十壮。

（廿三）骨　脊膂膝痛：人中针之。筋挛骨痛：魂门针灸之。骨软无力：大杼灸之。

（廿四）前阴　寒疝腹痛：阴市、太溪、肝俞灸之。疝瘕痛：照海灸三五壮，阴陵、太溪、丘墟针灸之。卒疝：丘墟、大敦、阴市、血海针灸之。癞疝：曲泉、中封、太冲、商丘针灸之。痃癖小腹下痛：太溪、三里、阴陵、曲泉、脾俞、三阴交针灸之。肠癖癞疝小肠痛：通谷灸五十壮，束骨、大肠俞针灸之。偏坠木肾：归来、大敦、三阴交灸之。阴疝：太冲、大敦灸之。阴入腹：大敦、关元灸之。小便数：肾俞、关元灸之。阴肿：曲泉、太溪、大敦、肾俞、三阴交针灸之。阴茎痛：阴陵、曲泉、行间、太冲、阴谷、肾俞、中极、三阴交、大敦、太溪等针灸之。遗精：

肾俞灸之。转胞不溺或淋漓：关元针灸之。白浊：肾俞、关元、三阴交针灸之。寒热气淋：阴陵泉针之。小便黄赤：三阴交、太溪、肾俞、气海、膀胱俞、关元针之。小便赤如血：大陵、关元针之。阴缩痛：中封针之。膀胱气：委中、委阳针灸之。小肠气上冲欲死：风府、气海、独阴灸之，各七壮。木肾大如升不痛：大敦、三阴交针灸之。木肾红肿痛：然谷、阑门针之。诸疝：关元灸三七壮，大敦灸七壮（灸疝法：以草杆量患人口两角长，折如三角形，以一角当脐心，两角在脐之下傍角处是穴。左灸右，右灸左，四十壮）。

（廿五）后阴 痔疼：承山、长强针灸之。痔痛：承筋、飞扬、委中、承扶、攒竹、会阴。商丘等针灸之。脱肛：大肠俞、百会、长强、肩井、合谷、气冲针灸之。痔漏：以附子末津唾和作饼子如钱大，安漏上以艾火灸令微热，干则易新饼，日灸数枚，至内肉平始已。暴泄：隐白针灸之。洞漏：肾俞、天枢灸之。溏泄：太冲、三阴交针之，神阙灸之。泄不止：神阙灸之。痢疾：曲泉、太溪、太冲、太白、脾俞、小肠俞针之。便血：承山、复溜、太冲、太白针灸之。大便不禁：大肠俞、关元灸之。大便下重：承山、解溪、太白、带脉针灸之。肠风：尾闾尽骨处灸百壮。肛脱不收：百会、尾闾灸七壮，脐中灸随年数。血痔：承山、复溜灸之。久痔：二白、承山、长强灸之（灸痔法：除上法治疗外，于对脐脊中灸七壮，各开一寸再灸七壮）。

杂　病　篇

（一）风　中风痰盛，声如曳锯：气海、关元灸二三百壮，或能救之。卒中风㖞斜涎塞不省：听会、颊车、地仓、百会、肩髃、曲池、风市、三里、绝骨、耳前、发际、大椎、风池等灸之。中风目戴上视：丝竹空灸之，第二椎骨、第五椎骨上各灸七壮，一齐下火。口眼㖞斜：听会、颊车、地仓灸之，向右㖞者，于左㖞陷中灸之，反者反之。半身不遂：百会、囟会、风池、肩髃、曲池、合谷、环跳、三里、风市，绝骨灸之。口噤不开：人中、合谷、颊车、百会针之，或灸翳风。失音不语：痖门、人中、天突、涌泉、神门、支沟、风府等针之。脊反折：哑门、风府针之。风痫惊痫：风池、百会、尺泽、少冲针灸之。

中风宜灸各经之井穴。

中风中府之预兆：手足或麻或疼，良久乃已，此将中府之候，宜灸百会、曲鬓、肩髃、曲池、风市、三里、绝骨。

中风中脏之预兆：凡觉心中慌乱，神思不怡，或手足麻痹，此将中脏之候，宜灸百会、风池、大椎、肩井、曲池、间使、三里。

骨痹：太溪、委中针灸之。筋痹：太冲、阳陵针灸之。脉痹：大陵、少海针灸之。肉痹：太白、三里针灸之。皮痹：太渊、合谷针灸之。

（二）寒　伤寒头痛寒热：一日针风府；二日针

内庭；三日针足临泣；四日针隐白；五日针太溪；六日针中封，在表刺三阳经穴，在里刺三阴经穴；六日过经未汗，刺期门。〔注意〕一日二日等，非一定指日数言，其在太阳经，则刺风府，在阳明经，则刺内庭，在少阳经，则刺临泣；惟将满一周，尚未得汗，则刺期门。治伤寒，不外汗吐下三大法，今分述于下：

伤寒大热不止：曲池、绝骨、陷谷针之，又二间、内庭、前谷、通谷、液门、侠溪针之。伤寒头痛：合谷、攒竹针之。伤寒汗不出：合谷针之，又风池、鱼际、经渠、二间针之。伤寒汗多：内庭、复溜针之。伤寒头痛太阳证：完骨、京骨针之。伤寒头痛阳明证：合谷、冲阳针之。伤寒头痛少阳证：阳池、丘墟、风府、风池针之。伤寒结胸：先使人于心蔽骨下正痛处左畔揉之，以毫针刺左畔，再针左支沟，左间使，左行间，右亦依上法刺之，缓缓呼吸渐渐停针立愈。伤寒胸痛：期门、大陵针之。伤寒胁痛：支沟、阳陵针之。伤寒身热：陷谷、吕细、三里、复溜、侠溪、公孙、太白、委中、涌泉针之。伤寒寒热：风池、少海、鱼际、少冲、合谷、复溜、临泣、太白针之。伤寒余热不尽：曲池、三里、合谷、内庭、太冲针之。伤寒大便秘：照海、章门针之。伤寒小便不通：阴谷、阴陵泉针之。伤寒发狂：百劳、间使、合谷、复溜针之。伤寒不省人事：中渚、三里针之。伤寒阴毒危极：脐中灸二三百壮，气海关元，亦灸二三百壮。伤寒阴证玉茎缩入：令人捉住，于茎口灸三壮。伤寒六脉俱无：复溜、合谷、中极，支沟、巨阙、气冲灸之。伤寒手足厥冷：大都针灸之。伤寒热退后再热：风门、合谷、行间针之。伤寒悲恐：太冲、内庭、少冲、通里针之。伤寒项强目瞑：风门、委中、太冲、内庭、三里、三阴交针之。角弓反张：天突先针，次针膻中、太冲、肝俞、委中、昆仑、大椎、百会。

（三）湿 湿病用艾灸，惟湿痹及湿热脚气痿证宜施针通经络之气为佳。

（四）火 骨蒸劳热：膏肓、三里灸之。骨蒸劳热：形象未脱者，四花穴灸之。体热劳嗽：魄户灸之。两手大热，如在火中：涌泉灸三五壮。骨蒸热板齿干燥：大椎灸之。身热如火，足冷如冰：阳辅灸之。心烦：神门、阳溪、鱼际、腕骨、少商、解溪、公孙、太白、至阴针之。烦渴心热：曲泽针之。心烦怔忡：鱼际针之。虚烦口干：肺俞针灸之。烦闷不卧：太渊、公孙、隐白、肺俞、阴陵、三阴交针灸之。胃热不良：下廉针灸之。嗜卧不言：膈俞针灸之。胃热：绝骨针灸之。

（五）内伤 胃弱不思饮食：三里、三阴交针灸之。三焦邪热不嗜食：关元灸之。全不思饮：然谷针出血。饥不能食，饮食不下：章门、期门针灸之。饮食不多，心腹膨胀，面色萎黄：中脘灸之。食多身瘦：先取脾俞，后取章门，太仓针灸之。饮食不下，膈塞不通，邪在胃脘：上脘、下脘针灸之。胃病饮食不下：三里针灸之。呕吐宿汁，吞酸嘈杂：章门、神阙针灸之。

（六）虚劳 五劳羸瘦：足三里针灸之。体热劳嗽：魄户针灸之。虚劳骨蒸盗汗：阴郄针灸之。真气不足：气海灸之。虚劳百证：膏肓、四花、腰俞、皆宜灸之，然宜于阳虚证。

（七）咳喘 咳嗽有痰：天突、肺俞、丰隆针灸之。咳嗽上气，多吐冷痰：肺俞灸五十壮，咳嗽声破喉嘶：天突针灸之。久患喘嗽，夜不得卧：膏肓灸之。久嗽：膏肓肺俞灸之。伤寒咳甚：天突灸二七壮。喘急：肺俞、天突、足三里灸之。哮喘：肺俞、天突、膻中、璇玑、俞府、乳根、气海灸之。咳喘不得卧：云门、太渊针之。喘满痰实：太溪、丰隆针之。气逆发哕：膻中、中脘、肺俞、三里、行间针灸之。呃逆：中脘、膻中、期门、关元灸之，直骨穴灸之。咳逆不止：乳根二穴灸之，或气海灸之，或灸大椎，如年壮（肺胀痰嗽不得卧但可一边眠者左侧灸右足三阴交，右侧灸左足三阴交）。咳嗽：列缺、经渠、尺泽、三里、昆仑、肺俞等针灸之。咳引两胁痛：肝俞针之。咳引腰尻痛：鱼际针之。（附灸哮喘断根法：以细索套颈，量鸠尾骨尖，其两端旋后脊骨上索尽处是穴，灸七壮或三七壮。）

（八）呕吐 善呕有苦水：三里、阳陵泉针之。吐食不化：上脘、中脘、下脘针灸。反胃：膏肓灸百壮，膻中、三里灸七壮，（又）灸肩井五七壮。朝食暮吐：心俞、膈俞、膻中、巨阙、中脘灸之。五噎五膈：天突、膻中、心俞、上脘、中脘、下脘、脾俞、胃俞、通关、中魁、大陵、三里针灸之。呕吐不纳：曲泽、通里、劳宫、阳陵、太溪、照海、太冲、大都、隐白、通谷、胃俞、肺俞等穴针灸之。呕逆：大陵针灸之。呕哕：太渊针之。干呕无度不止，肢厥脉绝：尺泽、大陵灸三壮，乳下一寸三十壮，间使三壮。

（九）胀满 腹中膨胀：内庭针灸之。单膨胀：水分针一寸五分，复灸五十壮，三阴交灸、复溜、中封、公孙、太白针之。胀满：中脘、三里针灸之。心腹胀满：绝骨、内庭针灸之。胃腹膨胀气鸣：合谷、三里、期门针之。腹坚大：三里、阴陵、丘墟、解溪、期门、冲阳、水分、神阙、膀胱俞针灸之。小腹胀满：中封、然谷、内庭、大敦针之。

（十）浮肿 浑身卒肿，面浮肿大：曲池、合谷、三里、内庭、行间、三阴交针之，内踝下白肉际灸三壮。四肢面目浮肿：照海、人中、合谷、三里、绝骨、曲池、中脘、腕骨、脾俞、胃俞、三阴交针之。浮肿膨胀：脾俞、胃俞、大肠俞、膀胱俞、水分、中脘、三里、小肠俞、针灸之。水肿气胀满：复溜、神阙针之。四肢及面胸腹皆浮肿：水分、气海灸百壮。

（十一）积聚 心积伏梁：上脘、三里针灸之。肺积息贲：巨阙、期门针灸之。肾积奔豚：中极、章门针灸之，又气海灸百壮，期门灸三壮，独阴灸五壮，章门灸百壮。气块冷气：气海灸之。心下如冰：中脘、百会针灸之。痃积成块：肺俞灸百壮，期门灸三壮。小腹积聚：肾俞灸以年壮，肺俞、大肠俞、肝俞、太冲各灸七壮。腹中积聚，气行上下：中极灸百壮，悬枢灸三壮（在第十三椎下）。痞块：于块之头中尾各针一针，各灸二三七壮，再于痞根穴（在十二椎下两旁各开三寸半）多灸之。

（十二）黄疸 黄疸：至阳、百劳、三里、中脘针灸之。食疸：三里、神门、间使、列缺针之。酒疸：公孙、胆俞、至阳、委中、腕骨、中脘、神门、小肠俞针之。女劳疸：公孙、关元、至阳、肾俞、然谷各灸三壮（三十六种黄疸灸法：先灸肺俞、心俞、各三壮，次灸合谷三壮，次灸气海百壮，中脘针之）。

（十三）疟疾 久疟不愈：大椎针之复灸之。温疟：中脘、大椎针之。痎疟寒热：后溪、合谷针之。寒疟：三间针之。疟热多寒少：间使、三里针之灸之。疟寒多热少：复溜、大椎灸之。久疟不食：公孙、内庭、厉兑针灸之，“足太阳疟”先寒后热，汗出不已，刺金门。“足少阳疟”寒热心惕汗多，刺侠溪。“足阳明疟”寒久乃热，汗出喜见火光刺冲阳。“足太阴疟”寒出善呕，呕已乃衰，刺公孙。“足少阴疟”呕吐甚，欲闭户而居，刺大钟。“足厥阴疟”少腹满，小便不利，须刺太冲。疟母：章门针而灸之。

（十四）温疫 虾蟆瘟：少商、合谷、尺泽、委中、太阳等穴，针刺出血。大头瘟：少商、商阳、合谷、曲池、尺泽、委中、厉兑针刺出血。

（十五）霍乱 干霍乱：委中针刺出血，十指井穴针刺出血。霍乱吐泻不止垂死：天枢、气海、中脘灸数十百壮。霍乱吐泻转筋：中脘、阴陵、承山、阳辅、太白、大都、中封、昆仑针之。霍乱干呕：间使灸七壮，不愈再灸之。霍乱闷乱：脐中灸七壮，建里针而灸之，三焦俞、合谷、太冲、关冲、中脘等穴针之。霍乱暴泄：大都、昆仑、期门、阴陵、中脘针之。霍乱将死胸尚暖者：脐中以盐填满灸二七壮，气海百壮，大敦七壮。

（十六）癫痫 心邪癫狂：攒竹、尺泽、间使、阳溪针灸之。癫狂：曲池灸七壮，少海、间使、阳溪、阳谷、大陵、合谷、鱼际、腕骨、神门、液门、肺俞、行间、京骨各灸之，冲阳灸百壮。癫痫：百会、神门各灸七壮，鬼眼三壮，阳溪、间使三十壮，神门心俞百壮，肺俞百壮，申脉、尺泽、太冲、曲池各七壮。狂言：太渊、阳溪、下廉、昆仑针灸之。狂言不乐：大陵针灸之。多言：百会针灸之。喜笑：水沟、列缺、阳溪、大陵针之。善哭：百会、水沟针之。卒狂：间使、合谷、后溪针之。狂走：风府、阳谷针之。发狂：少海、间使、神门、合谷、后溪、复溜、丝竹空针之。呆痴：神门、少商、涌泉、心俞针灸之。发狂，登高而歌，弃衣而走：神门、后溪、冲阳针之。羊痫：天井、巨阙、百会、神庭、涌泉、大椎各灸之，又于第九椎下灸三壮：牛痫：鸠尾、大椎各灸三壮。马痫：仆参、风府、脐中、金门、百会、神庭各灸之。犬痫：劳宫、申脉灸三壮。鸡痫：灵道灸三壮，金门针之，足临泣、内庭各灸三壮。猪痫：昆仑、仆参、涌泉、劳宫、水沟、百会、率谷、腕骨、内踝尖各灸三壮。五痫吐沫：后溪、神门、心俞、鬼眼、灸百壮，间使灸三壮。目向上视不识人：囟会、巨阙、行间灸之。

附癫狂、神志失常针灸十三要穴：

一、“人中穴”，二、“少商穴入三分”，三、“隐白穴入二分”，四、“大陵穴入半寸”，五、“申脉穴火针三分”，六、“风府穴入二分”，七、“颊车穴入五分”，八、“承浆穴入三分”，九、“劳宫穴入二分”，十、“上星穴入二分”，十一、“会阴穴入三分”，十二、“曲池穴火针五分”，十三、“舌下中缝刺出血”。

凡男女或歌、或笑、或哭、或吟、或多言、或久默、或朝夕嗔怒、或昼夜妄行、如狂如癫，依上穴次第针之，再针间使后溪。

（十七）妇人 月经不调：气海、中极、带脉、肾俞、三阴交针灸之。月经过时不止：隐白针之。下经如冰，来无定时：关元灸之。漏下不止：太冲、三阴交针灸之。血崩：气海、大敦、阴谷、太冲、然谷、三阴交、中极针之。无嗣：关元灸三十壮，或灸阴交、石关、关元、中极、商丘、涌泉、筑宾。滑胎：关元左右各开二寸灸五十壮，或中极傍各开三寸灸之。难产催生，及下死胎：太冲补，合谷补，三阴交泻之。横生手先出：足小趾尖灸三壮。胞衣不下：三阴交、中极、照海、内关、昆仑针之。产后血晕：三里、三阴交、支沟、神门关元针之。赤白带下：曲骨灸七壮，太冲、关元、复溜、天枢灸百壮。干血痨：曲池、支沟、三里、三阴交针灸之。产后痨：百劳、肾俞、风门、中极、气海、三阴交针灸之。无乳：膻中灸之，少泽补之。产后血块痛：曲泉、复溜、三里、气海、关元针之。

（十八）小儿 脐风撮口口噤：然谷针三分，灸三壮。惊痫：鬼眼穴灸之（即二手足大拇指相并缚之，于爪甲下灸之，少商隐白灸之）余参观癫痫门。惊风：腕骨针之。脱肛：百会灸七壮，长强灸三壮。惊风危急难救：两乳头下黑肉上三壮。泻痢：神阙灸之。冷痢：脐下二寸灸之。吐乳：膻中下一寸六分，名中庭灸五壮。吐沫尸厥：巨阙七壮，中脘五十壮灸之。角弓反张：百会灸七壮，天突灸三壮。夜啼：百会灸三壮。脐肿：对脐脊骨上灸三壮或七壮。口蚀龈臭秽：劳宫灸一壮。肾胀偏坠：关元灸三壮，大敦灸七壮。偏身生疮：曲池、合谷、三里、绝骨、膝眼针之。遗尿：气海百壮，大敦三壮。羸瘦食不化：胃俞、长谷（脐旁二寸）灸七壮。

（十九）疡肿 “痈疽、毒肿”初起于肿处止灸三七壮，已溃或化毒危急，灸骑竹马穴。“疔肿在面部”于合谷、足三里、神门针灸之。“疔肿在手部”灸曲池七壮。“疔肿在背部”肩井、三里、委中、临泣、行间、通里、少海、太冲针灸之，并灸骑竹马穴。痈疽发背，初起不痛者：以蒜片着疮顶处以艾灸之，不痛灸之痛，痛者灸至不痛为止，附骨疽：于间使后一寸，灸如年壮。疮疥：肺俞、神门、大陵、曲池针之。马刀侠瘿：绝骨、神门灸之。热风瘾疹：曲池、曲泽、合谷、列缺、肺俞、鱼际、神门、内关针之。皮风痒疮：曲池灸二百壮，神门、合谷灸三七壮。瘰疬：百劳灸三七壮至百壮，肘尖百壮，瘰疬之第一核以针贯核正中用雄黄末拌艾灸之。

《灸治篇》

牙风疼（又名臂间穴）

位置 从中指之尖至掌后腕横纹止之长度，分折为四，以其一折自横纹直对肘窝尺泽引量，当一折尽处之两筋间；病左灸左穴，病右灸右穴。

疗法 灸五壮至七壮。

主治 系感冒而发之齿神经痛，疔疮肿痛。

癫痫

位置 第一胸椎上至尾闾尖端之中央。

疗法 每节各灸七壮。

主治 小儿之癫痫。

中风不语

位置 第二胸椎骨上与第五胸椎上之二穴。

疗法 灸七壮，上下同时灸为良。

主治 中风之言语不能者。

咳嗽

位置 以纸绳从两乳头环绕一周，胸前背后之绳无上下高低，绳之当脊骨中央点是穴。

疗法 灸五壮。

主治 咳嗽。

傅　尸　痨

位置　第一日心俞之上下各一寸，左右四穴。第二日肺俞之上下各一寸，左右四穴。第三日肝俞之上下各一寸，左右四穴。第四日厥阴俞之上下各一寸，左右四穴。第五日肾俞之上下各一寸，左右四穴。第六日三焦俞之上下各一寸，左右四穴。依上之顺序灸六日而止。

疗法　灸七壮。

主治　寄生虫。

疝　　气

位置　量口吻之广二倍之长度，折成三角，其一角当脐之正中，他两角垂于脐下，两角处为灸点。

疗法　灸十四壮。

主治　一切疝病。

瘰　　疬

位置　量口吻之广度，折为二，折处点墨，复于腕横纹之中央作假点，以口吻广度之中央墨点置于假点上，上下左右之尽处点之，总共四穴。

疗法　灸五壮。

主治　瘰疬。

咳　　逆

位置　乳头之直下第七肋与第八肋之中央陷中。

疗法 灸七壮。

主治 呃逆（打呃之奇穴）胸膜炎。

卒 癫 病

位置 阴茎之上，宛宛中。

疗法 灸三壮。

主治 心脏麻痹，脑溢血，脑贫血。

囟 门 不 合

位置 脐上，脐下，各五分，二穴。

疗法 灸三壮。

主治 小儿囟门不合。

小 儿 雀 目

位置 拇指第二节外侧横纹头（桡骨侧）。

疗法 灸三壮，针二分。

主治 小儿夜盲症。

小 儿 痟 瘦

位置 自尾闾骨之尖端，直上三寸陷中。

疗法 灸三壮至十五壮。

主治 小儿肠炎、消化不良、脱肛、羸瘦。

小 儿 灸 癖

位置 以纸绳围小儿脐之正中一周，前后无上下高低，绳下当脊骨正中之处点穴。

疗法 灸二十壮。

主治 小儿慢性胃弱。

盐 哮

位置 小指头尖上，男左女右取之。

疗法 灸五壮至七壮。

主治 百日咳。

腹中气块

从块之上际一穴，刺针，灸七壮。块之下际一穴，再自块中一穴刺针，不问其块之经穴，只须于块之上下及左右刺针，最后则于块之正中刺针，若块不消散，则于块下之一穴灸十五壮，其块必散。

诸疮灸法

头部二穴：诸疮发于头部面部者，以纸绳自耳尖上横平眉毛，绕头一周，量其长度而切断之，以此绳之中央当头之下，绕颈而下垂于背脊，绳之尽处作假点，再以中指中节之指寸，按于假点，左右各半用墨点之。疮生于头面之左者，灸左一点，五十壮，右则灸右。

手部二穴：凡诸疮生于手部者，于肩颙穴点墨，以纸绳于墨点引伸至中指尖切断，再如上法于背脊上取得假点，仍如上法以中指寸取得灸点，灸五十壮。左患灸左，右患灸右。

背腹二穴：从大椎之上至尾闾骨尖端止为背部，

自天突穴至曲骨为腹部，两胁亦属于腹部，凡诸疮生于腹背胁部者，以纸绳当两乳头正中绕胸廓一周，即以此绳如上法在背脊取得假点与灸点，灸五十壮。

足胫二穴：凡诸疮生于足胫部者，以患者之足相并，两内踝骨接触，以纸绳量蹠之周围，以此长度如上法在背脊取得假点与灸点，如上法灸五十壮。

附录二 备查药方

犀黄： 系结于牛之肝胆中，状如鸡子黄，入水则硬。有消炎杀菌之作用。

千金苇茎汤： 煎服。治咳嗽，咯痰如脓，有腐败臭（旧名肺痈）。

苇茎（即芦根）四两，薏苡仁一两，丝瓜仁一两，桃仁（去皮尖）五十粒，清水煎服。

芥菜卤：治病同上。系春初腌芥菜之卤汁。每次饮约五十至一百西西可治肺脓疡（旧称肺痈）。

十枣丸： 治渗出性胸膜炎及水肿。

制芫花、制甘遂、制大戟，同样分量研细为丸，如黄豆大小，每服五粒至十粒，用大黑枣煮汤送服。服后要泻，药性剧烈，体弱者不能用。

金钱草： 能利小便，治砂淋、石淋（即肾、膀胱结石）。系生于田野潮润处之草，叶作尖圆形，有一寸大小，叶柄寸余，每节相对生二叶，节之距离寸半至二寸，即于节上分枝叉，但非每节分枝。叶与枝柄皆嫩绿色。于七、八月间在枝节间开三角尖瓣小黄花。每节二叶，花亦二朵。用法：采鲜草三、四两煎汤饮。干者（草药铺中有售）半两至一两煎汤饮。无毒无味，干者略带清香气。

锡类散： 治白喉、扁桃腺炎、牙龈溃烂、口腔炎等。

象牙屑（焙研）三分，珍珠三分，真青黛六分，冰片三厘，壁钱二十个（要在泥土上，内有壁蟢子者），犀黄五厘，人指甲（焙研）五厘，共研极细，小磁瓶收贮，闭塞勿泄气，每用少许，吹患处。

甘麦大枣汤：治癔病。

甘草三钱，小麦三两，大黑枣十枚，煎服。

牛黄夺命散：治肺水肿（中医名马脾风）。

白牵牛子（炒）五钱，黑牵牛子（炒）五钱，生大黄一两，槟榔二钱五分，共研细末，三岁儿每服二钱，用白蜜调服。服后泻出如痰之黏液。

黄汞油膏：黄汞一至三分、白凡士林一两调和。

硼酸水：硼酸五分、温开水一两化和。

紫金锭：解诸毒，疗疮肿，利关窍，治百病。

山慈菇二两（姜汁洗，去净皮毛，焙干），五倍子一两（拣净），千金子一两（用白仁者，去壳，油净），朱砂二分，雄黄二分，麝香二分，红芽大戟一两五分（去芦根，酒煮），各研细末，秤准，用糯米粥浆和合为锭，每锭潮时重一钱。每服半锭或至一锭，重病二锭。服后或吐或泻。孕妇忌服。

七液丹：主治一切高热，如伤寒、副伤寒、痢疾、咽喉炎症。

鲜佩兰叶、鲜荷叶、鲜侧柏叶、鲜薄荷、鲜藿香、鲜苏叶、鲜萝卜汁。

上药七味，各三十两生打绞汁，和入制滑石粉、生大黄粉中。

滑石十二斤，以甘草一斤十四两煎汁，飞漂滑石；

生大黄一斤十四两。

作丸时加鲜藕一斤捣汁，陈酒二斤拌和为丸。每服三钱，用水化和吞服；或以八钱煎水饮之。

龙虎丸：主治癫狂病。

巴霜三分，西黄三分，白砒三分，朱砂一分，糯米粉为糊做四十粒，每服二小粒。服丸后，必上吐或下泻。每日一次，连服四五日。服后精神困疲，以淡粥调养之。必忌牛羊猪肉百天。不忌则不易愈，愈亦必复发。

62